Global Health General Theory

국제보건총론

용태순 · 김소윤 · 강선주 · 김명선 · 김시우
김혜랑 · 노다솔 · 이동현 · 이명근 · 이유리
이자경 · 이훈상 · 정혜진 · 최영순 공 저

계축문화사

머리말

안녕하세요? 공동대표저자 용태순, 김소윤입니다.

먼저 출판에 힘을 실어주신 손명세 라이트펀드 이사장님, 김의숙 연세대학교 간호대학 명예교수님께 감사드립니다. 그리고 공동집필해주신 강선주, 김명선, 김시우, 김혜랑, 노다솔, 이동현, 이명근, 이유리, 이자경, 이훈상, 정혜진, 최영순 교수님을 비롯한 분들께 감사의 말씀 드립니다.

국제보건은 열대의학에서부터 시작되어 공중보건, 역학, 의학, 간호학 뿐 아니라 정치학, 사회학 등의 포괄적이고 복합적인 접근을 요구하는 학문 영역입니다. 이러한 국제보건이 오랫동안 발전되어 오고 후학들이 양성되면서, 국제보건 관련된 여러 분야를 총체적이고 세부적으로 다룬 교재가 필요한 시점이 되었습니다.

금번 저희가 발간한 '국제보건총론'은 국제보건의 개념에서부터 질병부담과 건강의 사회경제환경적 결정요인, 국가보건의료체계, 인권 및 난민 문제, 감염 및 비감염성 질환, 성생식보건, 영양, 상해 및 사고와 관련된 내용을 담고 있습니다. 더 나아가 국제보건을 공부하고 연구하는 후학들의 지적 역량과 사업 수행 역량을 함양하고자 하였습니다.

본 교재가 국제보건을 전공하고 공부하는 후속 세대들에게 유익한 교재로 활용될 수 있기를 기대합니다. 아울러 국내외 국제보건 및 보건분야에 좋은 발전을 가져와 향후 국제보건총론 교재개정판에 담을 수 있기를 기원합니다. 감사합니다.

2023년 7월

연세대학교 의과대학 교수, 국제보건의료학회 이사장 용 태 순
연세대학교 보건대학원 교수, 국제보건의료학회 편집위원장 김 소 윤

국제보건 발간을 기념하며

안녕하십니까, 현재 RIGHT Foundation(국제보건기술연구기금)의 이사장이며 연세대학교 의과대학 명예교수인 손명세입니다.

연세대학교 보건대학원 국제보건학과의 여러 교수님들의 노고와 헌신을 통해 '국제보건총론'이 출판됨을 진심으로 축하드립니다.

지난 2015년 UN이 지속가능발전목표, SDGs를 발표하면서 가장 중요하게 강조한 것 중 하나는 세계를 향한 지속가능발전은 타인에 대한 이해를 바탕으로 공감과 배려를 통해 다양한 이해관계자들이 함께 공존하고 공생하는 세계시민이라는 의식 속에서 이루어질 수 있다는 것입니다.

국제보건의 영역은 이러한 관점에서 단순히 지금 세대의 보건의료의 문제를 해결하는 것에서 그치지 않고 우리의 다음 세대가 함께 누리고 나아가야 할 보건의료의 문제를 해결하기 위해 서로가 조화와 균형을 이루도록 협력해 나아가는 방향성을 모색하는 것이라고 볼 수 있습니다.

또한 COVID-19의 위기와 이에 대한 극복을 통한 Post COVID-19의 시대적 변화는 보건의료의 영역을 넘어 다양한 환경과 사회를 모두 포괄하는 보건의료의 지속가능한 발전을 향한 위기와 도약의 기회를 동시에 가져왔습니다.

앞으로 다가올 수 있는 다양한 글로벌 보건의료의 위기 속에서 지속가능한 발전과 보편적 건강보장의 달성을 위한 노력은 단순히 한 국가의 측면을 넘어 국제적인 노력과 협력을 통해 초국가적 보건의료문제에 대한 접근과 해결을 위한 방향성으로 변화해 가고 있습니다.

이에 따라 다양한 전문가들의 이론과 경험적 지식을 통해 출판되는 국제보건은 이러한 측면에서 국제보건의 쟁점과 논의사항에 대하여 공중보건, 위생, 역학, 의학, 간호 등의 보건의료영역 전반을 통합하여 보건의료영역의 지속가능발전을 깊이 있게 논의할 수 있는 기회를 제공할 수 있을 것이라고 생각합니다.

다시 한번 국제보건총론의 출판을 축하드립니다.

2023년 7월

연세대학교 의과대학 명예교수 손 명 세

국제보건 발간에 즈음하여

안녕하십니까. 연세대학교 간호대학 명예교수 김의숙입니다.

먼저 연세대학교 보건대학원 국제보건학과의 "국제보건" 출판을 진심으로 축하합니다.

연세대학교 보건대학원은 1967년에 우리나라 최초로 보건학 교육과정을 개설하였고 한국전쟁 후 국가의 하부기반이 초토화된 상황에서 인구집단 대상으로 전염병 예방과 모자보건 및 가족계획 등의 사업을 통해 우리나라 보건학을 선도하였습니다. 특히 우리나라가 저개발국가로서 선진국의 원조를 받아 모자보건사업을 수행하였을 때, 연세대학교 보건대학원 가족계획연구소는 해외원조 모자보건사업의 통로 역할을 하기도 하였습니다.

국제보건이라는 학문은 지역사회 중심의 건강사업으로 실행되어야 하는 융합적 접근의 증거기반이 필요로 합니다. 국제보건을 학습한 보건의료인들은 팀 접근으로 지역주민의 보건의료이용을 증진하도록 하여 질병을 예방하고 주민의 건강관리 역량을 증진해야 합니다. 국제보건에 대한 이해를 갖고 현장에서 사명을 감당하기 위해서는 지역사회 또는 국가가 처한 상황에 대한 분석과 지역사회 건강요구 평가를 통해 해결해야 할 우선순위 문제를 도출하고 궁극적으로 지역보건체계 강화를 중심으로 접근을 해야 합니다.

국가의 경계를 넘어서 건강을 결정하는 사회적 요인에 대한 이해와 생애주기별 건강문제와 취약계층의 건강문제를 해결하고자 국제연합을 중심으로 지속가능한 발전목표를 통해 보편적 건강보장을 달성하기 위해서 지구촌에 모든 시민과 국가들이 함께 노력하고 있습니다. 국제보건을 책으로 처음 접하는 분들에게 이 교재는 마치 세계여행을 떠나듯이 다양한 국가의 사례를 담고 있는 이 교재를 운송수단으로 하여 흥미롭게 국제보건 경험을 할 것입니다. 한편 국제보건 현장을 먼저 경험한 분들에게는 다시금 국제보건의 제반 쟁점에 대하여 이론적인 토대를 구축하는 기회가 될 것으로 확신합니다,

국내 여러 보건대학원 또는 보건학 전공 학생들에게 단순한 번역서가 아닌 여러 전문가들의 현장 경험과 이론적 토대 위에 심혈을 기울여 준비한 책이 출판되도록 집필에 참여하신 전문가들의 노고에 감사를 전합니다. 아울러 이 교재가 우리나라 국제보건 교육의 향상을 위해 크게 이바지하길 기원합니다. 감사합니다.

2023년 7월

연세대학교 간호대학 명예교수 김 의 숙

목 차

PART I 국제보건의 개념 / 김소윤 · 최영순 ······ 1

1. 국제보건의 개념과 특징 ······ 3
   1) 국제보건의 개념 / 3
   2) 국제보건의 역사 / 6
   3) 국제개발협력의 논의 / 8
2. 국제보건의 가치와 철학 ······ 10
   1) 평등권 / 10
   2) 민주주의 원칙: 세계시민의식 / 11
   3) 인권의 보호 / 12
3. 21세기 국제보건의 변화와 전략 ······ 13
   1) MDGs에서 SDGs까지 / 13
   2) COVID-19와 WHO의 변화 / 15

PART II 질병부담과 건강의 사회경제환경적 결정요인 / 이유리 · 김시우 ······ 19

1. 질병부담과 건강의 결정요인 개념 ······ 21
   1) 질병부담의 개념 / 21
   2) 건강의 결정요인 개념 / 22
2. 질병부담 현황 ······ 23
   1) 세계적 질병부담 현황 / 23
   2) 질병의 분류 / 23
   3) 보건 정보의 출처 / 24
   4) 지속가능발전목표의 보건지표 / 25
3. 건강을 결정하는 요인 ······ 28
   1) 건강의 사회적 결정요인(SDH) / 28

2) 보건 관련 SDGs의 건강의 결정요인(SDH) / 29
3) Health in All Policies(HiAP)와 SDGs / 31
4) 건강의 결정요인 해결을 위한 노력 / 34
4. 향후 과제 ········ 37

PART Ⅲ 보건의료체계 강화 접근 / 이훈상 · 강선주 ········ 41

1. 보건의료체계의 이해 ········ 43
1) 보건의료체계의 개념 / 43
2) 보건의료체계의 기능과 유형 / 44
2. 보건의료체계의 구성요소와 보건의료체계 강화 접근 ········ 45
1) 보건의료체계 구성요소 / 45
2) 보건의료체계 강화 접근 / 49
3. 보건의료 전달체계 및 일차보건의료와 지역사회기반의 접근 ········ 50
1) 보건의료서비스 전달체계 ········ 50
2) 일차보건의료와 지역사회기반 보건 접근의 교훈 ········ 52
4. 보편적 건강보장과 지속가능한 발전목표 ········ 54
1) 보건의료체계강화 접근과 지속가능한 발전목표 / 54
2) 보편적 건강보장의 개념과 보장성 확대의 노력 / 55
3) 보편적 건강보장을 통한 보건의료체계 강화의 SDGs 달성에 대한 기여 / 56
5. 국제보건사업의 효과성 증진을 위한 보건의료체계 강화 접근 ········ 58
1) 보건의료체계 강화를 위한 국제보건사업 수행 전략 / 58
2) 보건의료체계 강화와 원조 효과성 / 58
6. 보건의료체계 강화 성공사례 ········ 60
1) 캄보디아 감염병 관리체계 강화 / 60
7. 보건의료체계 강화의 향후 도전과 과제 ········ 62

PART Ⅳ 국제보건과 재난, 난민, 강제 이주민과 인도적 지원 / 이명근 · 강선주 ··· 67

1. 서론 ········ 69

2. 재난의 유형과 재난단계별 보건의료 요구 ······ 71
1) 재난의 유형 ······ 71
2) 재난의 단계별 보건의료 요구 ······ 72
3. 지속가능한 발전목표와 인도적 지원 ······ 73
1) 인도적 지원 관련 SDGs 세부목표 / 74
2) 난민과 강제 이주민의 글로벌 현황 / 76
4. 난민과 강제 이주민에 대한 인도적 지원 ······ 78
1) 우리나라 인도적 지원의 법적 근거 / 78
2) 우리나라 인도적 지원에 관한 정책과 전략문서 / 80
3) 우리나라의 인도적 지원 현황 / 80
4) 우리나라의 인도적 지원과 글로벌 협력 / 83
5. 인도적 지원 사례 ······ 84
1) 난민 인정 현황 / 84
2) 해외긴급구호대 / 85
6. 향후 과제 ······ 86

PART V 감염성 질환 / 용태순 · 이동현 ······ 91

1. 감염성 질환의 개념과 특성 ······ 93
1) 감염성 질환의 정의와 동향 / 93
2) 감염성 질환의 위험요소와 영향 / 97
2. 주요 감염성 질환의 현황 ······ 98
1) 감염성 질환과 SDGs / 98
2) 주요 감염성 질환에 대한 국제현황 / 99
3. 신종 감염성 질환의 발생과 글로벌안보구상의 대두 ······ 106
1) 신종 감염성 질환의 대유행과 WHO의 대응 / 106
2) 신종 감염성 질환의 대응을 위한 글로벌보건안보의 시작 / 108
4. 향후 과제 ······ 109
1) 감염성 질환의 감소를 위한 노력 / 109

2) 감염성 질환에 대한 국제보건 관점의 노력 / 110

PART Ⅵ 비감염성 질환 / 이동현 ······ 113

1. 비감염성 질환의 개념과 특성 ······ 115
1) 비감염성 질환의 정의와 동향 / 115
2) 비감염성 질환의 위험요소와 영향 / 118
2. 주요 비감염성 질환의 현황 ······ 119
1) 비감염성 질환과 SDGs / 119
2) 주요 비감염성 질환에 대한 국제현황 / 120
3. 비감염성 질환의 문제와 해결 전략 ······ 127
1) 우리나라의 해결 전략 / 127
2) 글로벌 대응 / 127
4. 성공 사례 ······ 128
1) 글로벌 대응 / 128
2) 우리나라의 사례 / 129
5. 향후 과제 ······ 130
1) 비감염성 질환의 감소를 위한 노력 / 130
2) 비감염성 질환에 대한 국제보건 관점의 노력 / 131

PART Ⅶ 상해와 사고 / 강선주 · 노다솔 ······ 135

1. 상해의 기본 개념과 특성 ······ 137
1) 상해의 개념 / 137
2) 상해와 글로벌 질병부담의 관계 / 138
2. 상해와 지속가능한 발전목표 ······ 141
1) 상해 관련 지속가능한 발전목표와 지표 / 141
2) 도로 안전 관련 지표 / 143
3. 글로벌 도로 교통 상해와 질병부담 현황 ······ 146
1) 도로 교통 상해로 인한 질병부담 추이 / 146

2) 저개발국가의 도로 교통 상해와 질병부담 현황 / 148
3) 우리나라의 도로 교통 상해와 질병부담 현황 / 148
4) 도로 교통 상해와 미국의 현황 / 149
4. 베트남 성공 사례 ······ 150
5. 상해 관련 SDG3 도전 과제와 해결 전략 ······ 152

PART Ⅷ 성과 재생산 모성, 신생아, 어린이, 청소년 보건 / 이자경 · 강선주 ··· 155

1. RMNCAH의 목표 청중은 누구인가? ······ 158
2. RMNCAH에서 다루는 문제들은 어떤 것들이 있는가? ······ 159
1) 모성 사망 / 159
2) 아동 사망 / 160
3) 사산 / 161
4) 고출산 / 163
5) 어린이 영양상태 / 163
6) 청소년 건강 / 164
3. SDGs와 RMNCAH ······ 164
4. 증거 기반 중재를 위한 RMNCAH ······ 167
1) 3지연 모델 기반 문제 분석 / 167
2) 중재의 범위와 대상 / 170

PART Ⅸ 식량안보와 영양 / 김혜랑 ······ 179

1. 국제영양의 기본 개념과 특성 ······ 181
1) 식량안보 / 182
2) 식량안보와 영양의 개념적 틀 / 183
2. 지속가능한 발전목표와 영양 ······ 184
1) SDG2와 영양지표 / 185
2) SDG2 영양지표 현황 / 187
3) SDG2와 다른 SDGs와의 연관성 / 190

3. 식량영양안보와 영양개선 대응전략 ···· 191
1) 식량안보와 영양 분석 / 191
2) 식량안보와 영양개선 대응 / 194
4. 국제적 대응 사례 ···· 198
1) 지역사회 기반 영양 패키지 사업 / 198
5. 향후 과제 ···· 200

PART X 국제보건 분야 경력개발 / 김명선 · 이유리 · 정혜진 ···· 205

1. 국제보건 경력개발 개요 ···· 208
2. 국제보건 기관 분야별 진로 탐색 ···· 210
1) 국제기구(IO) / 210
2) 한국 공공기관(GO) / 215
3) 비정부기구(NGO) / 218
4) 기타 / 222
3. 진로개발 사례 ···· 224
4. 진로 전망 ···· 226
1) 보건 분야 국제개발협력 규모 / 226
2) 관련 학과 및 기관 현황 / 228
3) 향후 전망 / 230
5. 국제보건 분야 진로 모색 시 고려할 점 ···· 230

PART XI 국제보건연구와 국제보건사업 평가 / 김시우 · 강선주 ···· 235

1. 근거기반 국제보건의 개념과 특성 ···· 237
2. 국제보건사업과 국제보건연구의 관계 ···· 239
1) 국제보건사업의 기획, 수행 및 평가 단계 / 239
2) 국제보건사업과 연구수행의 필요성 / 239
3) 연구수행 절차와 윤리적 문제 / 240
4) 연구에 사용되는 자료의 유형 / 241

5) 표준화된 지표의 선택과 한계 / 241
3. 국제보건연구의 유형 242
1) 일반적인 연구 유형 / 242
2) 현장 중심의 실행 연구 / 243
3) 국제보건사업 현장과 연구 질문 / 244
4) 국제보건사업의 모니터링과 평가 및 현장 중심 실행 연구의 관계 / 246
4. 국제보건사업과 국제보건연구 사례 249
1) 인구집단의 건강 개선 / 249
2) 정책 설계 / 250
3) 보건서비스 제공 강화 / 251
4) 지역사회와 수혜자 역량 강화 / 252
5. 향후 과제 252

찾아보기 257
공저자 소개 263

표목차

[표 2-1] SDGs 목표 3: 건강 관련 세부 지표 ······ 26
[표 2-2] 건강의 사회적 결정요인(SDH)과 보건관련 지속가능발전목표(SDGs) ······ 31
[표 2-3] 주요 국가의 HiAP 적용 사례 ······ 32
[표 2-4] 주요 국제보건 문서의 HiAP 전략 방향 ······ 34
[표 2-5] 수단의 건강의 사회적 결정요인 관련 보건부 이외의 협력 사례 ······ 36
[표 3-1] 보건의료체계의 구성요소를 증진하기 위한 우선순위 ······ 48
[표 3-2] 원조 효과성 원칙과 보건의료체계 강화 국제보건 프로그램의 관계 ······ 59
[표 3-3] KOICA 캄보디아 GHSA 지원사업 개요 ······ 60
[표 4-1] 난민의 체류 단계별 건강 문제의 우선순위 ······ 73
[표 4-2] 인도주의와 관련된 SDGs와 세부목표 ······ 75
[표 4-3] 클러스터 분야와 주도하는 UN 기관 ······ 78
[표 4-4] 제3차 국제개발협력 종합기본계획(2021-2025)의 인도적 지원 주요 정책 방향 ·· 81
[표 4-5] 인도적 지원 실적(2011-2020) ······ 82
[표 4-6] 인도적 지원 사업 상위 10개 수혜 국가 ······ 83
[표 4-7] 연도별 난민 인정자 현황 ······ 84
[표 4-8] 대한민국 해외긴급구호대(KDRT) 파견 실적 ······ 85
[표 5-1] SDGs 감염성 질환 대응 관련 목표 ······ 96
[표 6-1] Best Buy 정책의 방향성 ······ 129
[표 7-1] 상해와 폭력과 관련되는 SDGs 세부 지표 ······ 143
[표 7-2] 도로 안전 지표(Road Safety Indicators) ······ 145
[표 7-3] 교통사고 현황(2010-2019) ······ 149
[표 8-1] SDG 2번 및 5번과 RMNCAH와의 관련성 ······ 166
[표 8-2] 효과적인 중재 패키지 활동들(주된 활동들에 추가할 수 있음) ······ 173
[표 9-1] 식량안보의 4가지 구성요소 ······ 182

[표 9-2] 세계보건기구의 공중보건 영양 개선 목표 ········ 185
[표 9-3] SDG2의 식량영양안보 관련 세부목표와 지표 ········ 186
[표 9-4] 급성 영양불량 평가지표와 기준 ········ 195
[표 10-1] 국제보건 핵심역량 ········ 209
[표 10-2] 국제보건 기관 분류 ········ 221
[표 10-3] 국내 보건대학원의 국제보건학전공 및 교과목 운영현황 ········ 229
[표 11-1] 현장 중심 실행 연구의 목적, 연구 질문과 연구 방법의 예 ········ 248
[표 11-2] 현장 중심 실행 연구에 유용한 정보 ········ 249

그림목차

[그림 2-1] 건강을 결정하는 4가지 요소(Lalonde 보고서) ········· 22
[그림 2-2] 세계적 질병부담 ········· 24
[그림 2-3] 원인별 질병부담 ········· 25
[그림 2-4] 건강지도 ········· 29
[그림 2-5] 지속가능발전목표의 보건 목표 ········· 30
[그림 2-6] 모든 정책의 건강 관련 수평적 및 수직적 거버넌스 ········· 36
[그림 3-1] 보건의료체계의 기능과 목표 ········· 44
[그림 3-2] WHO 보건의료체계 구성요소 ········· 46
[그림 3-3] WHO 보건의료체계 구성요소의 상호관계 ········· 49
[그림 3-4] 모자보건 증진을 위한 보건의료체계 강화 접근의 틀 ········· 50
[그림 3-5] 가나 군단위 의료전원 및 지역보건 관리체계 ········· 52
[그림 3-6] 일차보건의료체계의 일부로서 지역사회보건요원 하위체계 ········· 53
[그림 3-7] 사람 중심의 통합적 보건의료서비스 제공체계 ········· 54
[그림 3-8] 지속가능한 발전목표(SDGs) 달성을 위한 변혁적 보건의료체계 접근의 틀 ····· 55
[그림 3-9] 보편적 건강보장(UHC) 확대를 위한 전략적 방향 ········· 56
[그림 3-10] 보건의료체계 강화에 의한 UHC 달성 ········· 57
[그림 4-1] 맥락-분쟁-우발상황에서 인도주의와 개발 연계 모델 ········· 74
[그림 4-2] 글로벌 난민과 강제 이주민 등 분포 ········· 77
[그림 4-3] 강제 이주민 발생 국가와 수용 국가 ········· 77
[그림 4-4] UNHCR의 인도적 지원과 클러스터 접근 방식 ········· 79
[그림 4-5] 인도적 지원 방식과 지원 규모 추이 ········· 82
[그림 5-1] 주요 감염성 질환의 감소추세(2000년에서 2015년까지) ········· 94
[그림 5-2] 결핵 발생의 국제적인 동향 ········· 99
[그림 5-3] 2019년 결핵환자의 사망률(HIV 양성 환자는 제외) ········· 100

[그림 5-4] 2020년 말라리아 환자 발생 국가 ··· 102
[그림 5-5] HIV/AIDS 감염자 수(1990년에서 2020년까지) ··· 104
[그림 5-6] WHO의 감염성 질환 대응단계 ··· 108
[그림 6-1] 2008년에서 2030년까지의 지역별 사망원인 예측 ··· 117
[그림 6-2] 당뇨병 발생의 국제적인 동향 ··· 124
[그림 6-3] 치매 발생에 따른 환자 수 증가와 비용 ··· 125
[그림 6-4] 치매 발생에 따른 사회경제적 부담 ··· 126
[그림 7-1] 상해에 대한 연령교정 장애보정생존년수(DALY) 성별 비율(1990-2017) ··· 139
[그림 7-2] 연령보정 DALY 비율과 연령대별 상해 순위(1990-2019) ··· 140
[그림 7-3] 도로 안전 관련 지속가능한 발전목표와 구체적인 목표(Target) ··· 144
[그림 7-4] 인구 10만 명당 도로 교통 사망자 수와 사망률 추이(2000-2016) ··· 146
[그림 7-5] 인구 10만 명당 자동차 수와 도로 교통 사망률 추이(2000-2016) ··· 147
[그림 7-6] 국가별 인구비, 도로 교통 사망률, 등록 차량률(2016년 기준) ··· 148
[그림 7-7] 베트남의 도로 교통사고 사망자 수 추이(2007-2016) ··· 151
[그림 8-1] UNIGME의 2018년 아동사망률 ··· 161
[그림 8-2] 2018년 기준 5세 미만 아동 사망 요인 ··· 162
[그림 8-3] 2015년 기준 사산 발생 국가 ··· 162
[그림 8-4] 1990-2018년의 5세 미만 아동의 영양상태 ··· 164
[그림 8-5] 3 Delay Model ··· 168
[그림 8-6] 3지연 모델 기반 문제나무와 목표나무 ··· 168
[그림 8-7] 돌봄의 연속선 기반 각 단계별 필수 모자보건 서비스 ··· 170
[그림 8-8] 보건의료전달체계 개념에서의 모성사망의 이차적인 3가지 지연모델 ··· 172
[그림 8-9] 보건시스템 강화와 RMNCAH 변화이론 ··· 175
[그림 9-1] 식량안보와 영양의 개념적 틀 ··· 183
[그림 9-2] 영양(공급) 부족(PoU) 현황 ··· 187
[그림 9-3] 중등도 혹은 심각한 수준의 식량 불안에 처해 있는 인구(PoSFI) 현황 ··· 188
[그림 9-4] 5세 미만 아동의 영양불량 및 가임기여성의 빈혈 유병률 ··· 189
[그림 9-5] 5세 미만 아동 중 저성장(stunting) 분포 ··· 189

[그림 9-6] 5세 미만 아동 중 소모(wasting) 분포 ··· 190
[그림 9-7] 식량영양안보와 지속가능발전목표(SDGs) ··· 191
[그림 9-8] 식량안보 분석 틀 ··· 192
[그림 9-9] 동부 아프리카 지역의 식량불안의 주요 요인 ··· 193
[그림 9-10] CBNP 수행 전략 및 중재 개요 ··· 199
[그림 9-11] 마을 영양 액션 플랜의 예 ··· 199
[그림 10-1] 보건 분야 국제개발협력 세계 현황 ··· 226
[그림 10-2] 보건 분야 ODA 지원 형태 ··· 227
[그림 10-3] 보건 분야의 향후 성장 가능성 ··· 228
[그림 11-1] 근거기반 의사결정에 영향을 주는 영역 ··· 238
[그림 11-2] 연구수행 절차 ··· 240
[그림 11-3] Implementation Research의 연속선 ··· 245
[그림 11-4] 국제보건사업의 M & E와 현장 중심 실행 연구의 관계 ··· 247

PART

I

국제보건의 개념

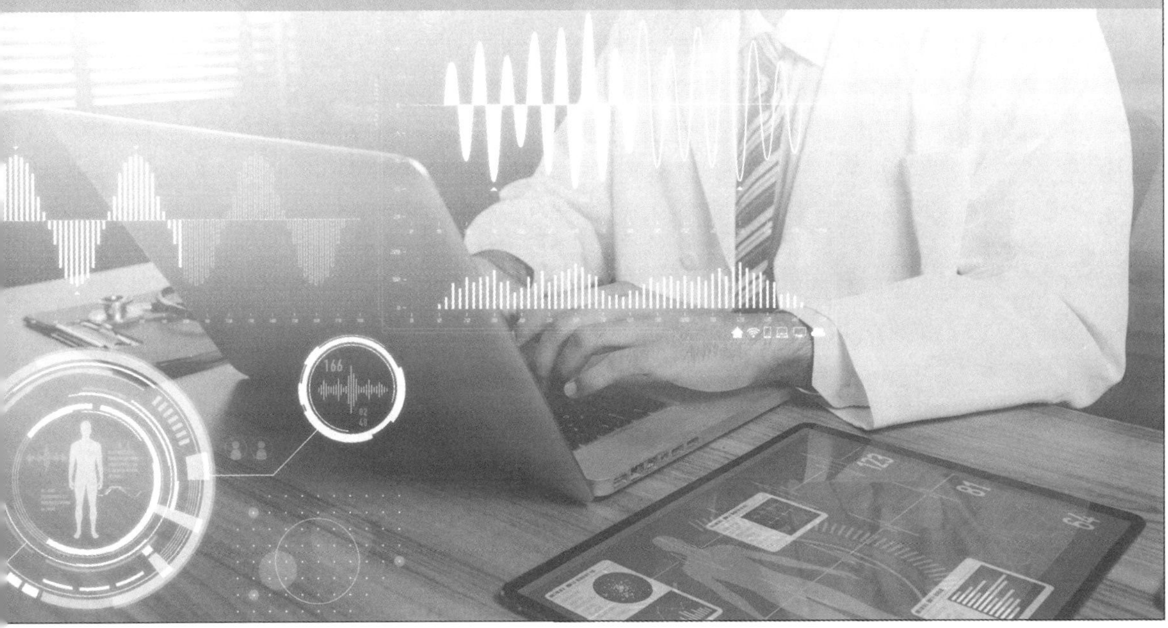

제1장

국제보건의 개념

학습목표

1. 국제보건의 개념과 특징을 설명할 수 있다.
2. 국제보건의 철학적 가치와 국제보건과 관련한 주요한 방향성을 이해할 수 있다.
3. 국제보건에 대한 도전 과제들과 효과적인 전략들을 이해하고 적용할 수 있다.
4. 국제적 맥락에서 국제보건에 대한 목표들과 다양한 방향성을 설명할 수 있다.

약 어

UNICEF United Nations International Children's Emergency Fund
UNFPA United Nations Population Fund
UNDP United Nations Development Programme
UNEP UN Environment Programme
GNP Gross National Product
GDP Gross domestic product
ODA Official Development Assistance
UDHR Universal Declaration of Human Rights

1 국제보건의 개념과 특징

1) 국제보건의 개념

국제보건의 개념을 정의하기에 앞서, 보건의 개념에 대해 살펴보기로 한다. 보건이란 '국민의 건강을 보호・유지・증진을 위한 전문적이며 다양한 활동'이라고 정의할 수 있다. 이 건강에 대한 논의는 많이 이루어지고 있으나, 세계적으로 객관적이며 폭넓은 의미로 사용되고 있는 세계보건기구(WHO : World Health Organization)의 정의를 살펴본다. WHO에서는 "건강이란 질병이 없거나 허약하지 않을 뿐만 아니라 육체적・정신적・

사회적 및 영적 안녕이 역동적이며 완전한 상태를 말한다."고 정의하고 있다. 즉, 건강은 인간 생존에서 주요 조건이며 안녕과 행복에서 전제 조건이다. 전 세계 국가들은 국민의 건강 유지 증진을 위해 자국의 특성에 맞게 보건정책을 수립하고 운영하고 있다.

전 세계 인류의 건강을 보호하기 위해 1948년에 세계보건기구(WHO)가 창립되었으며, 1949년 세계인권선언에서는 모든 인간이 건강할 권리를 제창하였다. 1990년에 세계정상회담에서는 아동건강의 중요성을 인식하고 여성 권리와 아동 건강의 상관관계를 인정하였다. 2000년 MDGs 8개 목표 중 목표 4, 아동사망률 감소, 목표 5, 모성건강, 목표 6, 에이즈, 말라리아 등 전염병 퇴치가 보건의료 영역의 주요 목표가 되었고, 국제보건 영역에서 개발협력(Official Development Assistance, ODA)과 원조(Development Assistance for Health, DAH)에서 참조가 되었다. 이후 2016년부터 2030년까지 유엔(Unite Nation, UN)의 공통 목표인 SDGs(Sustainable Development Goals) 전체 17개 목표 중 3번(Good Health)에서는 기존의 MDGS 3개 목표인 모성사망 감소, 5세 미만 사망 감소, 감염병 퇴치에 더해 세부적인 목표가 추가되었는데, 건강보험 등 건강보장의 강화(Universal Health Coverage), 신종감염병, NTD, 만성질환(Non Communicable Disease, NCD), 환경 등이다. SDGs 목표 3. 건강한 삶과 모든 세대의 복지 증진(Goal 3. Good Health and Well-Being)의 세부적인 목표는 다음과 같다. 3.1. 2030년까지 전세계 산모사망률을 인구 10만명 당 70명으로 감소시키고, 3.2. 2030년까지 전 세계 출생인구 1000명 당 신생아 사망자는 최소 12명, 5세 미만 사망자는 25명까지 낮추고, 3.3. 2030년까지 AIDS, 결핵, 말라리아. 소외열대질환 등 전염병의 대규모 확산을 근절하고, 간염. 수인성 질환 및 기타 감염성질환을 퇴치하며, 3.4. 2030년까지 예방과 치료를 통해 비감염성질환으로 인한 조기 사망률을 1/3로 줄이고, 정신건강과 웰빙을 증진하고, 3.5. 마약 남용 및 유해한 알코올 사용을 포함한 약물 오남용의 예방과 치료를 강화하고, 3.6. 2020년까지 전 세계 교통사고 사상자 수를 절반으로 줄이며, 3.7. 2030년까지 가족계획, 정보 및 교육 등을 포함한 성·생식보건 서비스에 대한 보편적 접근과 생식보건을 국가 전략 및 프로그램에 통합하는 것을 보장한다.

현재, 보건 분야는 점차 세분화 다양화되고 있으나, 통상 전염병관리·환경위생, 보건통계·모자보건·산업보건·보건교육·학교보건 등이 포함되고, 정신보건·영양보건, 보건간호·보건행정·공해·국민의료 및 건강보험 등 국민 건강에 관련된 전체 보건영역 활동을 포함한 세부적이고 효용성 있는 연구가 추진되고 있다.

이 보건 분야는 의료와 공중보건 부문으로 구분할 수 있다. 여기에서 의료는 특정 개인 대상 보건으로서, 각 분야 의사, 한의사, 치과의사, 간호사, 물리치료사 등 보건의료인이 예방, 진단, 치료 관련 의료를 제공하여, 개인과 가정의 건강 보호 유지 증진에 도움을 주는 행위[1)]이다.

그렇다면 국제보건(Global Health)이란 무엇인가? 결론부터 이야기 하자면 국제보건 역시 보건이다. 다만, '자신과 가족이 국적을 둔 국가의 테두리 또는 범위를 벗어나 인류 전체 건강을 보장하기 위한 국적을 초월한 의료 활동과 지역사회 제반 보건문제 해결을 시도하는 보건활동'이다. 그 시대와 상황의 변화에 따라 자국의 보건 즉, 의료, 공중보건과 마찬가지로 국제보건, 그리고 국가 간 보건 개념과 영역 역시 변화・확장되며 현재에 이르고 있고, 앞으로도 그러할 것이다. 2019년 12월 이후 현재까지 나타난 COVD-19 상황에 대한 국가수준, 국제기구인 WHO와 세계수준 대처 방식을 살펴보면 이해가 빠를 것이다. 정리를 하자면, 국제보건 및 국가 간 보건 분야에서는 전 세계 특정 국가의 국민과 지역사회 주민이 당면한 건강 불평등 문제와 이를 해결하기 위해 필요한 자원 문제를 어떻게 해결할 것인가 하는 데에 초점을 두어야 하는 것이 특징이라고 하겠다.

한편, 위에서 살펴 본 SDGs 목표 3. 건강한 삶과 모든 세대의 복지 증진(Goal 3. Good Health and Well-Being) 세부 목표 모두 정신건강과 완전히 분리할 수 없이 광범위하며 밀접하게 연결되어 있다고 하겠다.

WHO Mental Health Report(2020) 정의에 따르면, 정신건강은 인간의 가장 본질적인 가치로서 느끼고 생각하고 행동하는 방식에 영향을 미치며, 능력, 의사결정, 인간관계 형성에서 주요한 요인이다. 신체건강과 마찬가지로 정신이 건강한 개인은 스스로 배우고 일하며 자기 능력을 잘 알고 스트레스에 적절한 대처가 가능하며 적극적이다. 이와 같은 현상은 지역사회에서도 동일하게 적용되어 국가 사회경제 발전과도 밀접한 연관성이 있다. 반면, 정신건강에 문제가 발생했을 때 적절한 지지 및 지원을 받을 수 있는 기회를 상실하게 될 뿐 아니라 자존감은 물론 행복감마저 약화될 수 있다. 즉, 정신건강에 문제가 발생하였을 때에는 생활에 광범위하게 영향을 받을 수 있는데, 개인의 생각, 감정, 그리고 행동을 변화시켜 신체적, 사회적 및 영적 건강마저 해칠 수 있기에 관리가 필요하다.

우리 인간은 모두 신체와 더불어 정신이 건강하게 존재하길 원하지만, 건강한 상태로

1) 의료를 제공받는 개인의 건강은 다양한 요인, 즉, 사회경제적, 환경적 요인들과 관련되어 있기에, 개인에게 제공하는 의료 자체는 제한적일 수 있음

살아야 한다고 강요할 수 없다. 또한 건강을 강요한다고 해서 건강할 수 있는 것 역시 아니다. 그럼에도 개인과 가족에게 정신건강 문제가 발생하게 되면 경제적 부담은 물론 사회에서 배척, 거부 및 차별까지 경험하게 되는 현실이다. 정신건강 역시 신체건강 문제와 같은 측면에서 치료받아야 할 필수적인 권리임에도 사회적인 태도와 반응으로 인해 상처를 받을 수 있다. 개인이 정신 건강 문제가 있는 경우 기본적인 가치가 무시되는 상황에 처하게 되어 필요한 지지를 받을 기본적인 권리마저 무시당하고 사회적 고립감을 경험하고 학업, 업무 및 직업 현장에서 상당한 방해를 받을 수 있다. 이러한 현실에서 개인의 정신건강 문제는 결국 가족, 지역사회 및 국가의 안녕에 광범위하게 영향을 미칠 수 밖에 없다. 따라서, 정신건강 문제는 개인과 가족의 문제가 아닌 국가 사회에서 해결해야 할 과제이며, 국제보건 영역에서도 주요하게 다루어야 할 과제이다.

여기에서, 한 가지 정리할 것은 국제보건(Global Health)과 세계보건 즉, 국가 간 보건(International Health)의 혼재 사용이다. 이 두 가지 용어를 완벽하게 분리할 수는 없겠으나, 최근 들어서 세계보건, 즉 국가 간 보건(International Health)은 주로 저소득 국가 국민의 보건문제에 대한 논의에서 사용되고 있다.

2) 국제보건의 역사

국제보건, 국제 간 보건이란 단어가 주는 느낌에서 특별한 무엇인가를 떠올릴 수도 있겠으나, 국제보건의 역사는 유구하다. 유사 이래 새로운 분야가 전혀 아니라는 것이다. 오래전부터 이주, 무역 등을 위한 사람의 이동과 함께 전염병을 옮기고 확산시키기도 했다.

유럽의 경우 1800년대 중반에 콜레라, 페스트, 황열병 및 여타 유행성 감염성 질환을 예방하거나 대응하기 위한 협동조약을 맺기도 했었다고 한다. 한편 1900년대 초반에는 국제법[2)]에서 마약판매, 주류판매, 직업보건·안전과 식수오염 문제에 대해 논의하기 시

2) 국가 간 협의에 따라 국가 간 권리·의무를 규정한 국제사회 법으로서, 통상 30년 전쟁 종결과 베스트팔렌 조약을 현대 국제법의 시초로 봄. 이러한 국제 체제를 두고 17세기 이래 로마법의 jus(ius) gentium(만민법)이라고 칭하기도 하였는데, 이는 외국인 상호간이나 외국인과 로마시민 간 분쟁을 해결하기 위한 법으로 로마 국내법에 불과했음. 이후 Law of nation/droit des gens로 대체되었으며, 이후 1780년에 제레미 벤담이 〈도덕 및 입법의 원리 서설〉에서 최초로 international law라는 용어를 사용하였고, 19세기 중반을 지나면서 일반적인 용어로 정착됨. 영어로는 Law among Nations, transnational law, 독일에서는 Völkerrecht, 프랑스에서는 Droit internationalm, Droit des gens이라고 불림

작했었다. 이제 국제보건 및 국가 간 보건의 변천 과정을 살펴보기로 한다.

(1) 제국주의 시대의 국가 간 보건(International Health in the of Imperialism)

제국주의(帝國主義, Imperialism)는 강국이 강한 경제력과 군사력을 앞세워 정치, 경제 및 문화적 지배력을 타국으로 확대하려는 사상과 그러한 사상을 바탕으로 한 정책이다. 이 비정상적인 행태는 17세기 후반 유럽에서 시작되어 20세기 초에 걸쳐 나타난 인간의 가장 이기적이고 모순적인 행태를 반영하는 국가 체제일 것이다. 당시에는 강대국이 약소국을 식민지화하게 되고, 지배국과 피지배국 사이에 정상적, 비정상적 이동이 활발할 수밖에 없었다. 여기에서 착취 등에 대해서는 논외로 하고, 국가 간 교역으로 발생하는 건강문제 해결을 위한 보건활동을 중심으로 살펴보고자 한다. 당시 국가 간 보건(International Health)은 '식민의학', '선교의학'으로 불리며 지배국의 권력 행사 또는 이익추구를 위한 일정 도구였다. 이 시대 국가 간 보건활동은 당연히 많은 한계가 노정된 행태로 이루어졌음이 자명한 사실이다.

(2) 20세기 냉전과 탈 냉전시대 국제보건

20세기 초・중반까지 이어진 독재주의 시대에 국제보건은 특정국, 즉 지배국의 착취 또는 이익 창출을 위한 수단이 되었다고 할 수 있다. 20세기 제1차, 2차 세계대전이 끝난 이후 1945년 10월 '국제연합(United Nations, 國際聯合, UN)이 탄생했다. 제2차 세계대전이 종식되면서 미국과 소련을 중심으로 형성된 정체성 및 정치적 대립관계인 '냉전'이라는 신조어가 등장했다. 냉전시대는 미국 중심의 서유럽 자본주의 국가와 소련 중심의 동유럽 공산주의 정권으로 완벽히 분리된 구도이다.

냉전시대에는 국제기구인 UN, WHO를 중심으로 약물관리, 전염성 질환 통제 활동을 하게 되었다. WHO는 1946년 61개국이 참여해 세계보건기구헌장에 서명하였다, 이 서명 이후 1948년에 26개 회원국의 비준을 거쳐 정식으로 WHO가 발족하였으며, 1923년에 설립한 국제연맹(League of Nations) 산하 보건기구와 1909년 파리에서 개설한 국제공중보건사무소 업무를 이어받아 세계 인류 건강문제 해결을 위한 구체적인 계획 수립 및 업무를 실행하고 있다. WHO에서는 세계국가의 참여와 참여 국가의 지리적 위치를 감안하여 분권적 운영 시스템을 도입하였으며, 권역별 관리 운영과 활동을 강조하였다. 이러한 활동 결과 2000년대 들어서 전 세계 253개국 중에서 193개 국가가 회원국으로 참여하며 영향력과 활동반경을 넓히며 현재에 이르고 있다. 냉전시대는 1980년대 들어서 국제정세 다극화에 따라 점차 소멸의 조짐을 보이다가, 1990년 독일 통일과 함께 완전히 막을 내렸다. 냉전의 종식과 함께 국제보건은 새로운 국면을 맞게 되는데, 원조 결정 정책에 주요 기준이었던 체제의 대립 종식에 기인했다. 이에, 세계 국가와 국제기구를 중심으로 민주주의, 사회경제 평등, 인권, 환경, 평화, 시민사회 등 인간 생존에서 고유한 가치실현을 목표로 정책과 실행 방향성이 제시되었다. 즉, 전 세계 인류의 건강보장을 목표로 다양한 주체가 협력하는 국제보건의 기본 프레임이 구축되는 시기라고 할 수 있다. 국제기구와 더불어 다양한 비정부기구의 출현으로 각국은 주권국가의 범위를 초월하여 다양하고 실제적인 지원이 이루어지는 국가 간 보건이 시작된 시기라고 할 수 있다.

(3) 21세기의 국제보건

21세기 들어 세계보건기구(WHO)의 역할이 점차 세분화·전문화되어, 회원국 대상 보건관련 최신 정보와 자료 제공, 기술적 자문 업무를 추진하고 있다. 또한 보건사업 장·단기 전략 및 지침을 마련해 제공하는 역할도 충실히 하고 있다. 이외 국제연합(UN) 산하 유엔아동기금(UNICEF), 유엔인구활동기금(UNFPA), 유엔개발계획(UNDP), 유엔환경계획(UNEP)이 있고, 국제보건과 관련된 국가원조, 기술원조, 국제협력 등 다양한 활동을 하고 있다. 20세기 중반까지 국제개발 원조 활동은 세계국가의 농촌 지역을 포함한 전국단위 질병관리와 질병예방 활동보다는 저소득 국가의 보건의료 인프라 구축에 집중하였다.

3) 국제개발협력의 논의

국제개발을 보다 정확하게 이해하고 개념 정의를 위해서 단어를 살펴보면, '국제'는 International이며, '국가 간, 지구 상 나라'라는 뜻이다. 또한, '개발'은 Development인데, '감추어져 있던 것, 싸여있던 것, 가려져 있던 것이 드러남, 또는 풀어짐'을 뜻한다. 이 어원을 중심으로 의미를 확장하면 '땅을 일구거나 천연자원 등을 보다 쓸모 있게 만드는 것, 가진 재능을 더 잘 발휘하도록 돕는 일, 혹은, 산업, 경제, 정치 상황을 인류를 위해 보다 나은 상태로 만드는 제반 활동'으로 정리할 수 있다. 즉, 국제개발은 국가 간의 개발을 위한 협의를 말하며, 이 지구 상 전체국가가 국민의 인간다운 삶을 보장하고, 기본적인 삶의 영위에 적합한 환경을 마련하는 것이다. 다시 말해, 인간으로서 기본적인 삶의 조건과 행복을 보장하기 위한 필수적·근본적인 요소를 바람직한 방향으로 발전·발달시키는 것이며, 이 활동에 장애가 되는 요소를 제거하거나 교정해가는 것이다.

국제개발과 국제보건은 완전히 분리되는 개념이 아니다. 국제개발에는 공적개발원조(Official Development Assistance, ODA), 건강 예방·유지·증진과 건강 불평등 해소를 목표로 진행하는 국제보건 분야, 교육에서 보편적 기회 제공이 목표인 국제교육 분야, 식량부족에 기인한 기아상태 및 영양문제 해결을 위한 국제농업, 자유롭고 평등한 경제활동 보장을 위한 목표로 실행하는 국제경제 분야 등 다양한 부문의 가능성 실현을 지향하는 활동이다. 따라서 국제보건은 국제개발이라는 큰 틀 내에서 인식을 확장하고 논의를 진행해야 하는 것이다.

1980년대 경제학자 Mahbob ul Haq, 그리고 Amartya K. Sen(1999)와 국내학자 신좌섭(2013)은 국제개발에서 초점은 인간중심이 되어야 한다고 주장했다. 유엔(UN) 산하 유엔개발계획(UNDP)에서는 1990년부터 매년 각 국가의 교육수준, 1인당 실질국민소득, 평균수명 등을 기준으로 국가의 삶의 질을 점수로 계량화하여 매년 인간개발보고서(Human Development Index, HDI)를 발간 제시하고 있다. 이는 국제개발이 경제의 양적 성장뿐만 아니라 인간 존재로서 성장을 '발전'기준으로 삼아야 한다는 인식 하에 전 세계 국민의 상태를 비교 분석해 제시하고 있다. 이 결과 보고서는 전 세계적인 다양한 문제점을 확인하고 과제를 발견하는 주요한 지표로서 사용되고 있다. 이 지표는 소득·교육·빈곤·실업·환경·건강 등 인간 생활에 관련된 기본 요소들을 기초로 생활에서 느끼는 행복감까지도 측정한다. 이 인간개발지수는 기대여명, 여성·육아정책 등 비물질적인 요소까지 측정 대상으로 삼는다는 점에서 국민총생산(GNP)과는 구별되며, 인간의 행복과 발전이 완전히 소득수준과 비례하는 것이 아니라 소득을 어떻게 사용하느냐에 따라 다르다는 것을 보여주는 지표로서도 인정받고 있다. 2009년 이전에는 장수 및 보건수준은 기대수명, 교육수준은 성인 문해율과 총취학률, 생활수준은 1인당 GDP를 지표로 작성되었으나, 2010년부터 새로운 지표가 도입되어 교육수준은 평균교육연수와 기대교육연수, 생활수준은 1인당 GNI를 지표로 산출하고 있다.

2 국제보건의 가치와 철학

「국제개발협력기본법」 제3조 기본정신 및 목표를 살펴보면 '① 국제개발협력은 개발도상국의 빈곤감소, 여성·아동·장애인·청소년의 인권향상, 양성평등 실현, 지속가능한 발전 및 인도주의를 실현하고 개발도상국과의 경제협력관계를 증진하며 국제사회의 평화와 번영을 추구하는 것을 기본정신으로 한다.'로 적시하고 있다. 이에 따라 기본정신과 목표를 실현할 철학적 가치를 평등권, 민주 세계시민, 인권이라고 구분할 수 있다.

1) 평등권

국제보건을 포함한 국제개발에서 중요한 가치는 지구상 존재하는 국가의 국민이 모두 평등 사회를 실현하는 것이다. ODA를 포함한 국제개발과 국제보건에서도 자국의 특성을 고려한 평등성을 기본이 된다고 하겠다. 평등에는 ① 기회평등, ② 조건평등, ③ 결과나 산출에서 평등 세 가지 형태가 있다. 평등 실현이 특정 집단에 대한 구체적 '혜택'을 전제로 할 때, 역시 집단 간 논쟁이 불거진다. 개인의 타고난 특성과 환경 등 불평등한 현실 조건을 고려할 때, 기계적으로 '같은 것을 같게' 취급하는 것은 평등을 실현하는 관념으로서 한계가 있다. 따라서 그 대안으로 최종적인 상태의 평등을 추구하는 '결과의 평등'과, 출발점의 불평등을 사회적으로 보완함으로써 평등한 결과를 도모하는 '기회의 평등'이 제기된다. 결과의 평등과 기회의 평등은 기존의 불평등을 보정하기 위해 불이익을 받는 일부 집단에게 구체적 혜택을 제공하는 수단을 고려하게 된다.

(1) **기회평등** : 국민이 소속되어 있는 사회집단의 제도나 사회적 위치에 접근할 수 있는 평등성. 즉 성별, 종교, 문화, 경제적 차이와 무관하게 대학에 입학할 수 있는 평등과 같은 것이다.

(2) **조건평등** : 국민이 소속되어 있는 사회집단의 삶의 조건에서 평등. 즉 소득에서 평등과 같은 것이다. 조건의 평등이 없다면 기회의 평등을 실현하는 것이 불가능하다. 동일한 능력을 가진 개인이 획득한 특별한 혜택을 받는 기회 평등 옹호자들은 성공을 거둔 한 세대에서 다음 세대로 전달할 수 있다는 이점을 무시한다. 조건의 불평등은 기회의 평등을 방해한다. 모든 사람들이 동일지점에서 출발하는 것이 아니기 때문이다.

(3) **결과평등** : 이는 평등에서 시발점이다. 불평등을 해결하기 위해 다양한 사회집단에 각기 다른 정책이나 과정을 적용하는 것이다. 예를 들면, 교육과 직업 등 선발에서 여성, 흑인, 혹은 도시 내 빈민에게 유리하도록 차별하는 것은 조건의 불평등을 상쇄하는 것이다. 그렇지 않으면 기회의 평등이 무의미해질 것이다. 사회적 평등은 무계급성과는 동의어가 아니다. 계급의 정의는 분야별로 다양하다. 이 계급의 철폐 자체로 모든 사회적 불평등을 해결할 수 있는 것만은 아니다.

2) 민주주의 원칙: 세계시민의식

민주주의 사회의 구성원이 민주시민, 즉 전 세계시민이다. 민주주의는 국가의 주권이 국민에게 있고 국민을 위하여 정치를 행하는 제도, 또는 그러한 정치를 지향하는 사상이다. 민주주의에는 직접민주주의와 대의민주주의가 있다. 그러나 일부국가는 정부의 형태가 민주주의든 아니든 사회적・경제적 평등에 주로 관심을 기울이는 민주주의도 있다. 이와 같이 민주주의 방식은 여러 형태가 있을 수 있으나 기본원칙은 동일하다.

민주주의로서 필요불가결한 요소는 다음 여섯 가지이다. 첫째, 국민은 선거권을 통하여 권한을 행사할 수 있어야 한다. 둘째, 선거에서 최소 2개 이상의 정당이 강령과 후보를 내세울 수 있어야 한다. 셋째, 국가는 모든 구성원의 민권(民權)을 보장하여야 하는데, 이 민권에는 출판・결사・언론의 자유가 포함되며 적법절차 없이 국민을 체포・구금할 수 없다. 넷째, 정부의 시책은 국민의 복리증진을 위한 것이어야 한다. 다섯째, 국가는 효율적인 지도력과 책임 있는 비판을 보장하여야 한다. 정부의 관리들은 계속적으로 의회와 언론에서 반대의견을 들을 수 있어야 하고, 모든 시민은 독립된 사법제도의 보호를 받아야 한다. 여섯째, 정권교체는 평화적 방법으로 이루어져야 한다.

국제보건 부문에서 주요한 가치는 전 세계시민을 위한 보편적 기본서비스(Universal Basic Service)는 무료 또는 저렴하게 제공되어야 한다는 시민인식이다. 이 보편적 기본서비스는 모든 지역・국가의 시민・국민과 거주자에게 공적 영역에서 무조건 무료 또는 저렴하게 제공해야 하는 기본적인 공공서비스이다. 여기에서 '보편적(Universal)'이라는 의미는 모든 사람이 지불 능력과 상관없이 자신의 필요를 충족하기 위해서 충분한 서비스를 받을 권리가 있다는 것이다. '기본(Basic)'이라는 의미는 사람들이 자신의 필요를 충족할 수 있는 필수적이고(최소라기보다) 충분한 서비스를 의미하며 '서비스(Service)'는 집단적으로 창출되어 공익에 기여하는 활동을 의미한다고 할 수 있다.

3) 인권의 보호

세계인권선언(UDHR)은 오늘날 건강권을 논의하는데 좋은 출발점이 될 수 있음에도 그에 대한 보건의료적 관점의 논의는 매우 부족하였다. UDHR은 건강권의 담론을 확장하는데 많은 기여를 할 수 있다. 첫째, UDHR은 건강권의 법적·사회적 토대를 놓는다. 선언 제25조 제1항에서 경제 및 사회적 권리와 보건이라는 개념을 함께 묶어 설명할 뿐 아니라 인간 누구에게나 본인과 그 가족이 건강하게 살 수 있는 권리가 있다고 명시한다. 여기에는 음식, 의복, 주거, 의료 및 필요한 사회 서비스를 모두 포함하고 있다. 다시 말해 UDHR은 각종 경제, 시민, 사회, 정치 그리고 문화적 권리의 맥락에서 불가분적, 상호의존적 그리고 상호연관적인 차원에서 인권의 하나로 건강권을 도출한다. 둘째, UDHR은 건강권의 실현과 제도적이고 사회적인 이행을 추동한다. 오늘날 우리가 인권의 의무이행자(duty-bearer)는 누구이고 어떤 자세를 견지해야 할지에 대한 답을 찾고자 할 때 UDHR은 '모든 개인과 사회의 각 기관은' 권리에 대한 책임이 있으며 이러한 권리들의 현실화를 위해 '국가적 노력과 국제적 협력'이 필요함을 명시한다. 아울러 UDHR은 경제적, 사회적, 문화적 권리의 실현 여부는 가용할 수 있는 자원에 따라 조건부적이라고 지적한다. 물론 모든 권리는 자신의 권리뿐 아니라 타인의 자유, 공공질서의 유지, 사회적 윤리 그리고 민주사회 전반의 복지를 확보하기 위해 제한될 수 있지만 건강이라는 본질적 권리가 사회 안에서 최대한으로 실현되는 방안을 UDHR은 모색한다. 마지막으로 UDHR은 평등과 비차별 원칙을 통해 어느 개인이 아닌 우리 모두의 건강권 실현을 지향한다. UDHR에 포함되어 있는 '비차별 조항(non-discrimination clause)'과 '법 앞에서의 평등(equality before the law)' 그리고 '법 앞에서의 동등한 보호(equal protection of the law)'는 이에 대한 선언적 규정들이다. 특히, '법 앞에서의 평등'과 '법 앞에서의 동등한 보호'는 인권법의 맥락에서 개인의 사회적 지위에 입각한 차별에만 획일적으로 집중했던 것에서 탈피하여 차별의 다양한 양태를 고려할 수 있게 해주며 비차별 원칙을 언급하는 부분에서는 경제적 빈부에 따른 차별을 금하고 있다는 점에서 건강 불평등(health inequalities)에 대한 보건학적 논의와 강하게 결합될 수 있다. 물론 UDHR 이외에도 건강권을 세밀하게 보장하는 국제법규들이 있다. 또한 UDHR은 조약이 아니라 선언이기 때문에 구속력이 없다는 반론도 가능하다. 그러나 법적 규범들의 구속력이 더 강해진다고 해서 기본권들이 더 많이 실현된다고 보기도 어렵다. 그러므로 UDHR이 오늘날 사회에서 추구해야 할 보편적인 가치들에 대한 이념적 지표로 영향을 준다는 점은 부인하기 어렵다. 뿐만아니라, 수많은 국제법 전문 변호사들은 UDHR이 국가법과 같은 구속력을 가지고 있거나 국제법의 법원인 국제형사재판소 규정 제38조(1)(c)에서 '문명국이 인정하는 법의 일반원칙'을 명기하고 있기 때문에 이것의 일부로서 충분히 구속력이 있음을 강조한다. 비록 UDHR에 어느 정도의 구속력을 부여할지에 대한 보편적 합의는 없으나 UDHR이 경제적·사회적·문화적 권리를 뒷받침하는 근거로는 영향력을 가지고 있다. 실제로 상당수 국가의 성문법에는 UDHR의 권리들이 언급되어 있으며 UN 회원국들은 대부분 ESC 권리를 보호하는 국제 인권법을 보편적으로 따르고 있기 때문이다. 게다가 경제·사회·문화적 권리에 관한 국제협약(International Covenant on Economic, Social and Cultural Rights; ICESCR)을 비준한 국가가 10곳을 넘어섰으며 ESC 권리와 관련된 대표적인 법안들을 심의하는 소원 체제가 2013년 봄부터 시행되었다. 다양한 규범이 혼재하는 현대 사회에서는 법적 구속력과 영향력이 항시 일치하지는 않기 때문에 UDHR을 참조하거나 적극적으로 해석하는 일이 많아지고 있으며, 따라서 건강권을 포함한 사회적 권리의 실현에 UDHR의 의미는 더 커지고 있다.

3 21세기 국제보건의 변화와 전략

1) MDGs에서 SDGs까지

2000년 9월, UN 새천년 정상회의에서 UN총회는 UN새천년선언을 채택하였다. 극한 빈곤의 퇴치를 위한 국제적 협력을 촉구했던 이 선언은 모든 UN회원국들과 전 세계 유수의 개발 연구기관이 정량적 목표에 합의하면서 도출된 최초의 범지구적 전략이었다. 이 선언을 뒷받침하고자 코피 아난 전 유엔사무총장은 8개의 목표를 제시하였다. 이 목표들 2015년을 목표로 설정되었으며 새천년개발목표(MDGs)라 명명되었다.

MDGs의 효과성에 대해서는 주요 논의에서 주제로 다루어졌다. 이에 대한 지지자들은 MDGs에 의해 촉발된 개발 의제들은 극한 빈곤에 대해 전례없는 수준의 국제적 움직임을 주도하였고, 전 세계적으로 빈곤 수준을 50% 이상 감소시켰다고 주장한다. MDGs가 시행되기 이전에 MDGs에 포함된 주제들을 지향하는 개별적인 움직임들은 이미 진행되고 있었다. 다만, 그들의 목표에 대해 국제적 수준에서의 논리 정연한 정리가 되지 않은 상태였다. 한편, 반대편에서는 MDGs가 제시하는 특정 목표를 달성하는 과정이 지역과 주제 모든 면에서 불균형적이었다고 주장한다. 이는 대부분의 국가들이 MDGs의 전체 목표가 아닌, 저소득 계층 지원과 문맹퇴치와 같은 일부 목표만 선별한 '단편적 접근법'을 채택하였기 때문이라고 볼 수 있다. 이는 또한 MDGs가 저개발 국가들(Global South)에 주로 적용되었고 이 과정에서 집단적으로 최소한의 역할만 하였기 때문이기도 하다. 결과적으로 몇몇 비평가들은 MDGs를 선진국들이 개도국을 대상으로 시행하도록 하는 일종의 플랫폼으로 인식하였다.

MDGs와의 극명한 차이점으로 지속가능발전목표(SDGs)는 MDGs의 비판 대상이 되었던 '이미 개발된' 국가와 '개발 중'인 국가라는 이분법적 구분 없이 모든 국가에 보편적으로 적용될 수 있다는 것이다. 그런가 하면 MDGs와 SDGs는 모두 15년을 주기로 하는 국제적 개발 의제라는 공통점을 바탕으로 SDGs에서는 그 내용과 규모가 눈에 띄게 확대되었다. SDGs는 그 자체가 지속가능하면서 지속가능성을 위한 보편적인 발전에 초점을 맞추고 있으며, 환경이라는 주제가 지속가능한 발전의 부가적인 요소 혹은 반대되는 요소가 아니라 다른 모든 목표들을 뒷받침하는 기초가 된다는 것을 보여주고 있다. 결과적으로, MDGs가 빈곤 퇴치라는 지엽적인 주제에 초점이 맞추어져 있었다면, SDGs는 경제, 환경, 그리고 사회를 각각의 경쟁적인 축으로 보지 않고 우리 사회에 내장된 하나의 시스템으로 보는 관점에서의 새로운 주제들, 예를 들어서, 도시, 물과 위생, 에너지, 그리고 기후변화와 같은 주제들이 두드러지게 강조되었다. MDGs와 SDGs의 또 다른 두드러진 차이점은 목표를 만드는 과정이다. SDGs를 도출하는 과정은 그 규모와 목표에서 알 수 있듯이 전례 없이 참여적인 정책 프로세스로 주목을 받았다. SDGs의 초안을 만드는 과정에서 UN은 30개의 의석을 공유하는 70개 국가로 구성된 열린 작업 그룹(OWG)을 조직하고 폭넓은 분야의 이해당사자들을 협상과정에 참여토록 하였다. 결과적으로 개발도상국들이 SDGs에 많은 기여를 할 수 있었으며, 기초 및 광역지방정부를 비롯한 시민사회와 민간부문에서의 저명한 활동가의 의견도 충분히 반영되었다.

17개의 목표로 구성된 지속가능발전목표 SDGs는 2000년부터 2015년까지 빈곤문제 해결을 위한 다양한 차원에서의 국제적 활동을 활발하게 일으켰던 새천년개발목표(MDGs)의 연장선에서 이해할 수 있다. MDGs가 개도국을 중심으로 적용된 반면, SDGs는 모든 UN 회원국들에 공통적으로 적용될 것이며 MDGs에 비해 훨씬 포괄적이고 야심찬 목표라고 볼 수 있다.

SDGs가 성공적으로 적용되기 위해서는 실질적으로 대부분의 이행과 모니터링이 이루어질 각 도시와 그 지방정부에 충분한 권한이 주어져야 한다. 분산적 협력과 수직적으로 통합된 행동들을 통해 지방정부 행위자들의 역량을 최대한으로 끌어올릴 수 있으며 SDGs의 성공적인 이행을 위한 긍정적인 영향력을 발휘할 것이다. 추진사항에 대한 모니터링과 재원마련에 대한 논의는 SDGs의 보편적인 이행과 성공에 있어서의 주요한 과제로 꼽히고 있다.

2) COVID-19와 WHO의 변화

2020년 국제사회는 COVID-19의 세계적 확산을 조속한 백신 개발 및 접종에 대한 기대외에 별 대책 없이 경험하고 있다. 2005년 IHR 등 현 WHO의 세계보건법제가 COVID-19의 위험과 피해를 줄인 객관적 증거가 거의 없다는 점에서 국제사회는 현 WHO의 현 세계보건법에 대한 회의와 함께 미래 감염병의 위험에 효율적이고 능동적으로 대응하기 위한 개혁과 세계보건법의 재구성의 필요성을 절감하고 있다.

발병이 처음 시작된 중국이 WHO에 위험에 대한 늑장 통지와 불충분한 정보 제공으로 국제사회는 더 큰 위험과 희생에 노출되었다. 한 당사국의 의무 위반과 초기 방역 실패가 전세계적 재앙으로 발전할 수 있다는 경험이었다. WHO는 과학적이고 중립적인 입장에서 중국에 투명성과 충분한 정보 제공을 요구했어야 했고, 주저 없이 PHEIC을 결정해야 했으며, 국제사회 대응의 시간 확보를 위해 신속하게 중국 발병지역으로부터 나오는 국제여행을 제한했어야 했다. 현 WHO 체제는 당사국들이 의무를 성실하게 이행하는 경우에만 감염병 등 보건 위험으로부터 국제사회를 보호할 수 있는 규범적 한계와 함께 정치 편향성 논란으로 WHO의 신뢰성을 약화시켰다. 감염병에 대응 역량을 갖춘 국가는 WHO와 국제협력을 무시한 채 실제로 감염병에 대응하는 정부의 조치에 전적으로 의존하고 정부를 과신하는 반면, 그 역량이 부족한 개도국은 WHO의 지침 및 정보와 감독을 신뢰하고 의존할 수밖에 없다. WHO의 예산 확충이나 제도 개선에 대한 당사국들의 협조도 사실 WHO에 대한 신뢰에 달려 있다. 요컨대, WHO에 대한 신뢰 회복이 시급하다. 이제 COVID-19 대유행 상황에서의 경험적 교훈을 바탕으로 WHO 무능과 정치 편향성을 바로잡고 미래 감염병 확산에 대비하기 위하여 PHEIC관련 IHR을 개정에 착수해야 할 때다.

WHO 규범의 실효성 강화와 이행 수단의 확보를 위하여 PHEIC 상황에서 발급되었던 권고 중 공통적 내용과 국제관행의 주요 내용을 규칙조항에 포함하고 보건 위협에 따른 국제여행과 무역의 제한에 대한 표준 및 집행 가이드라인을 마련하며 현재의 유명무실한 제도를 개혁하여야 한다.

어느 당사국의 의무 위반으로 피해를 입은 당사국을 실질적으로 구제할 수 있도록 WHO 분쟁해결 제도를 개혁해야 한다. 피해 당사국의 제소권을 인정하고 강제관할권을 갖는 특별법정의 설치가 필요하다.

사무총장에게 집중된 권한과 정치 편향성의 문제를 바로잡기 위하여 비상위원회의 사무총장이나 특정 당사국으로부터의 독립성과 권한은 강화되어야 하고 그 의사결정 방법도 컨센서스 또는 2/3 다수결 등으로 구체화하여야 한다. 사무총장의 권한에 대한 견제를 위하여 비상위원회에 잘못된 PHEIC의 결정과 권고에 대한 철회권을 비상위원회에 부여할 수 있을 것이다.

WHO 정보수집 권한과 능력을 보완하기 위하여 ① WHO에 사실조사 권한의 부여, ② PHEIC이 결정된 경우 당사국의 제공해야 할 정보에 병원체 생물학적 표본과 GSD 포함, ③ 비당사국 정보 통로의 확대가 필요하다. 인수공통 감염병의 출처 및 확산 관련 정보를 조기에 충분히 확보하기 위해서, WHO는 OIE, FAO, WTO SPS 위원회와 보건 위협 정보 협력을 강화해야 한다.

WHO는 감염병 대응을 위한 충분한 정보를 얻기 위한 목적에 한정하여 비례성의 원칙에 따라 개인정보 및 관련데이터를 보다 적극적으로 수집하여 활용할 필요가 있다.

WHO는 감염병 대응을 위한 필수 물품의 국제무역 제한을 원칙적으로 금지하고 원할한 국제 공급 방안을 마련하여야 한다. 역량강화 사업의 하나로 필수 의료 인력의 양성을 지원하고 필수 의료 인력의 과부족을 해결하기 위한 관련 인력의 자유로운 국제 이동을 보장할 필요가 있다.

WHO는 강대국의 영향력으로부터 독립적으로, 과학적 근거와 평가에만 근거하여, 운영되어야 한다. 한편, 당사국들은 WHO 대응 및 관리 체제에 적극적으로 협력해야 한다.

이러한 WHO의 개혁과 재건은 당사국의 정책 주권과 영토관할권에 대한 제한이 수반된다는 점에서 국제사회의 미래 보건 재앙을 반드시 방지하겠다는 의지와 정치적 결단이 필요하다. 또한, WHO의 역할과 기능 강화는 충분한 예산과 기금 확보, 특히 당사국들의 더욱 많은 기여에 달려있다.

요 약

1. WHO에서는 "건강이란 질병이 없거나 허약하지 않을 뿐만 아니라 육체적 · 정신적 · 사회적 및 영적 안녕이 역동적이며 완전한 상태를 말한다."고 정의하고 있다.
2. 국제보건이란 '자신과 가족이 국적을 둔 국가의 테두리 또는 범위를 벗어나 인류전체 건강을 보장하기 위한 국적을 초월한 의료 활동과 지역사회 제반 보건문제 해결을 시도하는 보건활동'이다.
3. 국제개발에는 공적개발원조(Official Development Assistance, ODA), 건강 예방 · 유지 · 증진과 건강 불평등 해소를 목표로 진행하는 국제보건 분야, 교육에서 보편적 기회 제공이 목표인 국제교육 분야, 식량부족에 기인한 기아상태 및 영양문제 해결을 위한 국제농업, 자유롭고 평등한 경제활동 보장을 위한 목표로 실행하는 국제경제 분야 등 다양한 부문의 가능성 실현을 지향하는 활동이다.
4. 국제보건을 포함한 국제개발에서 중요한 가치는 지구상 존재하는 국가의 국민이 모두 평등 사회를 실현하는 것이다.
5. 국제보건 부문에서 주요한 가치는 전 세계시민을 위한 보편적 기본서비스(Universal Basic Service)는 무료 또는 저렴하게 제공되어야 한다는 시민인식이다.
6. 세계인권선언(UDHR)은 선언 제25조 제1항에서 경제 및 사회적 권리와 보건이라는 개념을 함께 묶어 설명할 뿐 아니라 인간 누구에게나 본인과 그 가족이 건강하게 살 수 있는 권리가 있다고 명시한다.

연습문제

1. MDGs와 SDGs의 차이가 무엇인지 이야기하시오.
2. 국제보건의 문제에 있어서 Global과 International의 차이에 대하여 이야기하시오.

참고문헌

Adam Przeworski, Henry Teune(1970). The Logic of Comparative Social Inquiry. Wiley Interscience.

Angela YChang, et al. (2019). Measuring population ageing: an analysis of the Global Burden of Disease Study 2017, Lancet public health; 4(3):159-167

DongZhao(2021). Epidemiological Features of Cardiovascular Disease in Asia, Journal of the American College of Cardiology: Asia; 1(1):1-13

GBD 2015 Risk Factors Collaborators (2016). Global, regional, and national comparative risk assessment of 79 behavioural, environmental and occupational, and metabolic risks or clusters of risks, 1990-2015: a systematic analysis for the Global Burden of Disease Study 2015. Lancet; 388(10053):1659-1724

Last JM(1988). A Dictionary of Epidemiology. 2nd Ed. New York, NY, Oxford University Press.

Rebecca L. Siegel MPH, Kimberly D. Miller, Hannah E. Fuchs BS, Ahmedin Jemal DVM(2021), Cancer Statistics, 2021, A Cancer Journal for Clinicians; 71(1):7-33

WHO 홈페이지(https://population.un.org/wpp/Maps/). 검색일자: 2022년 4월 20일.

WHO/PAHO 홈페이지(https://www3.paho.org/hq/index.php?option=com_content&view=article&id=8502:2013-the-chronic-care-model&Itemid=1353&lang=en). 검색일자: 2022년 4월 20일.

Winslow CEA(1920). The untilled field of public health. Mod. Med. 2:183.

PART

Ⅱ

질병부담과 건강의 사회경제환경적 결정요인

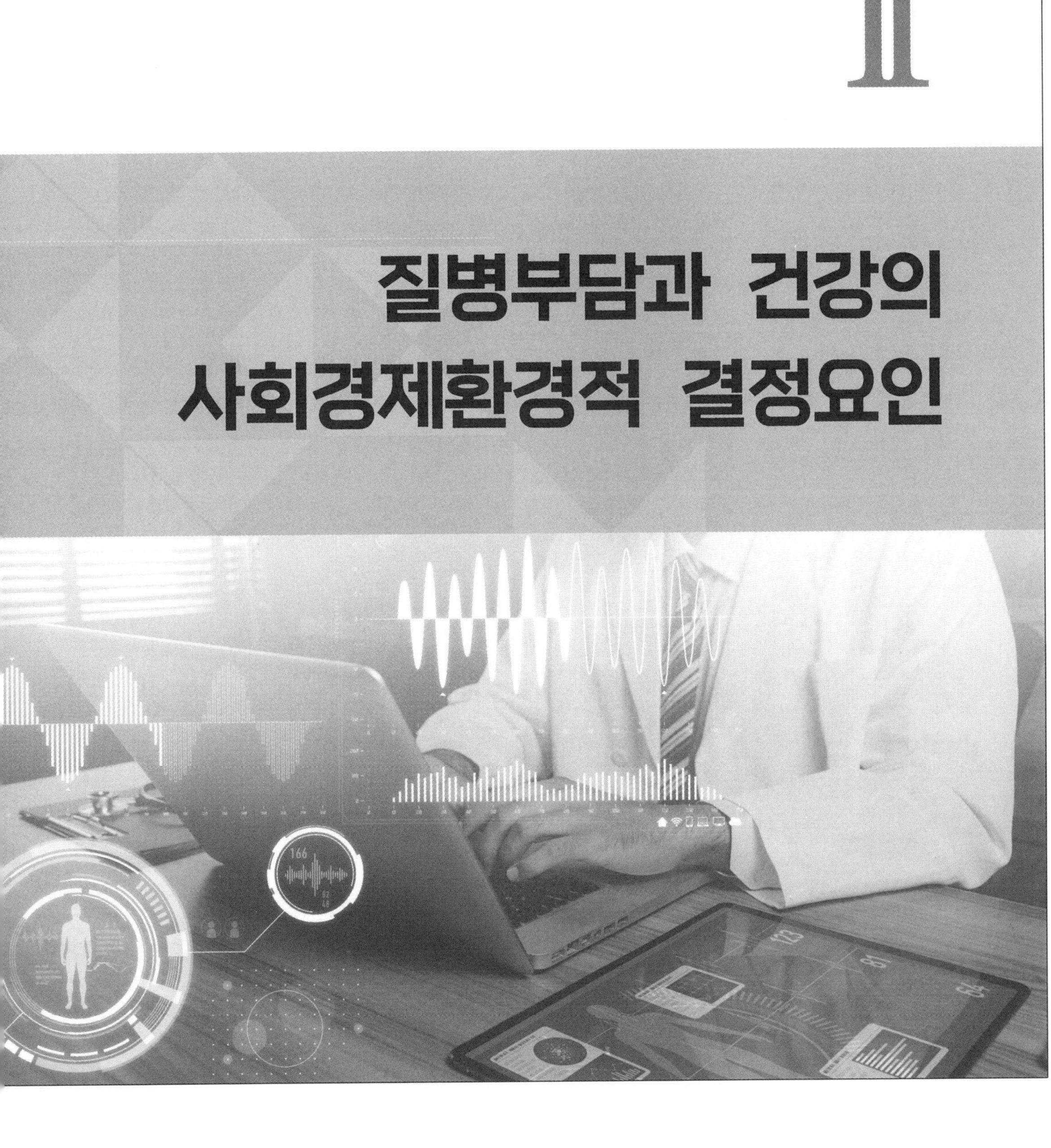

제2장

질병부담과 건강의 사회경제환경적 결정요인

학습목표

1. 질병부담 및 건강의 결정요인 개념과 특성을 설명할 수 있다.
2. 세계적 질병부담 현황을 이해하고, 질병부담 현황 파악의 중요성을 설명할 수 있다.
3. 건강의 결정요인에 기여하기 위한 SDGs 목표를 설명할 수 있다.
4. 건강의 결정요인 관련 도전 과제들과 효과적인 전략들을 이해하고 적용할 수 있다.

약 어

DALYs Disability Adjusted Life Years
YLL Years of Life Lost
YLD Years Lost due to Disability
IHME Institute for Health Metrics and Evaluation
OECD Organisation for Economic Co-operation and Development
SDH Social Determinants of Health
HiAP Health in All Policies
SDGs Sustainable Development Goals

1 질병부담과 건강의 결정요인 개념

1) 질병부담의 개념

질병이나 상해는 하나의 병인이나 단일한 사건에 의한 것이 아니라 과거나 현재 위험요인에 노출되어 발생한다. 전통적으로 건강 수준은 표준화 사망률이나 표준화 유병률로 측정되었으나, 질병 구조의 변천이 반영되지 못하고, 우선순위 설정 및 비용–효과 분석에 바로 적용하기 어려우며 건강상태를 분절적으로 표현한다는 제한점이 대두되었다(윤석준 외, 2000). 2001년, WHO에서는 위험요인에 따른 상병과 사망 모두를 포함하는 단일 건강수준 측정 지표로 질병부담 산출을 제안하였다. 질병부담(Disability Adjusted Life Years, DALYs)은 질병으로 인한 사망, 장애 및 후유증으로 나타난 삶의 부담을 계량화한 개념이다. 해당 질병으로 인한 건강손실을 연수(years)로 표현하는 방법으로 조기사망으로 인해 손실된 연수(Years of Life Lost, YLL)와 비치명적 건강결과인 장애로 인해 손실된 연수(Years Lost due to Disability, YLD)를 합산하여 계산한다.

질병부담을 산출하여 특정 질병부담의 감소 혹은 증가 원인을 파악하고, 연령별, 연도별 특정 질병부담의 차이를 밝힐 수 있다. 또한, 연령별 가장 우선적으로 해결해야 하는 질병을 파악하고, 그 원인과 실패 및 관리에 대한 심층조사를 실시하거나 장기적 건강증진 방안을 마련하는 등 근거기반의 보건정책 수립에 기여할 수 있다.

2) 건강의 결정요인 개념

개인 및 지역사회의 건강에는 많은 요소가 영향을 미친다. 건강한 상태 혹은 건강하지 않은 상태는 주변의 상황과 환경에 의해 결정되기도 한다. 우리가 어디에 거주하는지, 주변 환경 상태가 어떠한지, 유전적 요소, 소득 및 교육수준, 가족 및 친구와의 관계는 어떠한지 등은 모두 건강에 지대한 영향을 미친다. 이렇게 건강을 결정하는 요소를 건강의 결정요인이라고 한다.

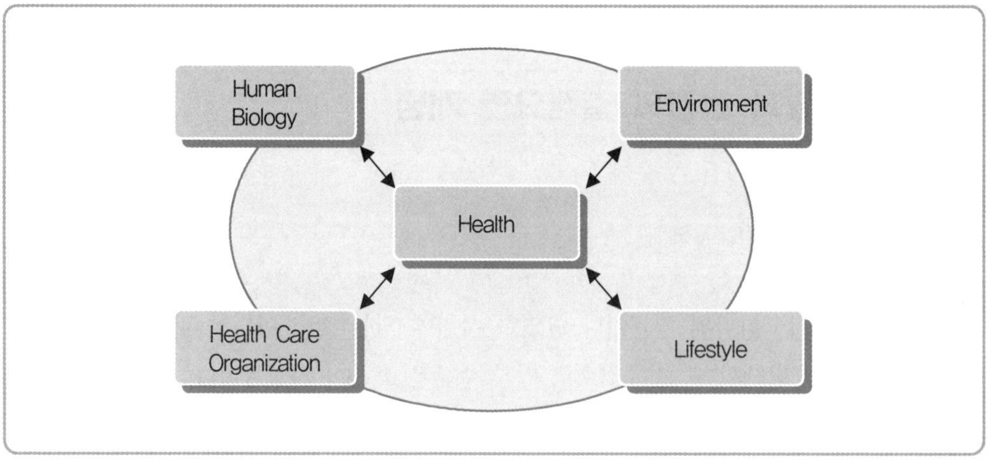

[그림 2-1] 건강을 결정하는 4가지 요소(Lalonde 보고서)

캐나다의 Lalonde 보건복지부장관은 건강을 결정하는 4가지 요소에 유전적 요인, 환경적 요인, 생활습관 요인, 보건의료적 요인이 있다고 하였다. Lalonde 보고서에서는 자신의 건강을 위해 스스로 변할 수 있는 요인인 생활습관 요인을 가장 중요하게 보았다. 하지만, 건강한 생활습관을 습득하기 위한 사회문화적 요소, 경제적 요소 등을 고려하면 개개인을 둘러싸고 있는 환경, 문화, 정책 등의 요인이 건강에 미치는 영향 역시 중요하게 다루어져야 한다. 이렇듯 건강부담은 여러 요인에 의해 영향을 받기 때문에 국제보건사업에서 해당 지역의 건강 결정요인을 이해하고 사업내용에 충분히 포함할 수 있어야 한다.

2 질병부담 현황

1) 세계적 질병부담 현황

보건계량평가연구소(Institute for Health Metrics and Evaluation, IHME)에서는 1990년대 초반부터 세계적 질병부담 현황 연구를 지속해오고 있다. [그림 2-2]는 인구 10만 명당 DALYs를 보여주는 그림으로 국가별 사망률과 이환율 부담 정도를 나타낸다. 많은 유럽, 캐나다, 이스라엘, 대한민국, 대만, 일본, 쿠웨이트, 몰디브, 호주 등의 국가에서는 인구 10만 명당 DALYs가 20,000 미만으로 나타나지만, 저소득 국가인 아프리카 지역에서는 인구 10만 명당 DALYs가 80,000 이상으로 국가의 소득분위에 따라 큰 차이를 보인다.

2) 질병의 분류(NCD, CD etc.)

세계보건기구 및 대부분의 역학 연구에서는 질병을 크게 감염성 질환, 비감염성 질환, 그리고 손상으로 구분한다. 감염성 질환은 세균, 바이러스, 기생충 등의 전염성 요인에 의해 발생하는 질환이고, 비감염성 질환은 전염성 병원체에 의해 유발되지 않는 질병으로 장기간 천천히 만성적으로 진행되는 질환이다. 또한, 손상은 의도적 혹은 비의도적으로 발생하는 신체의 물리적 손상을 이야기한다.

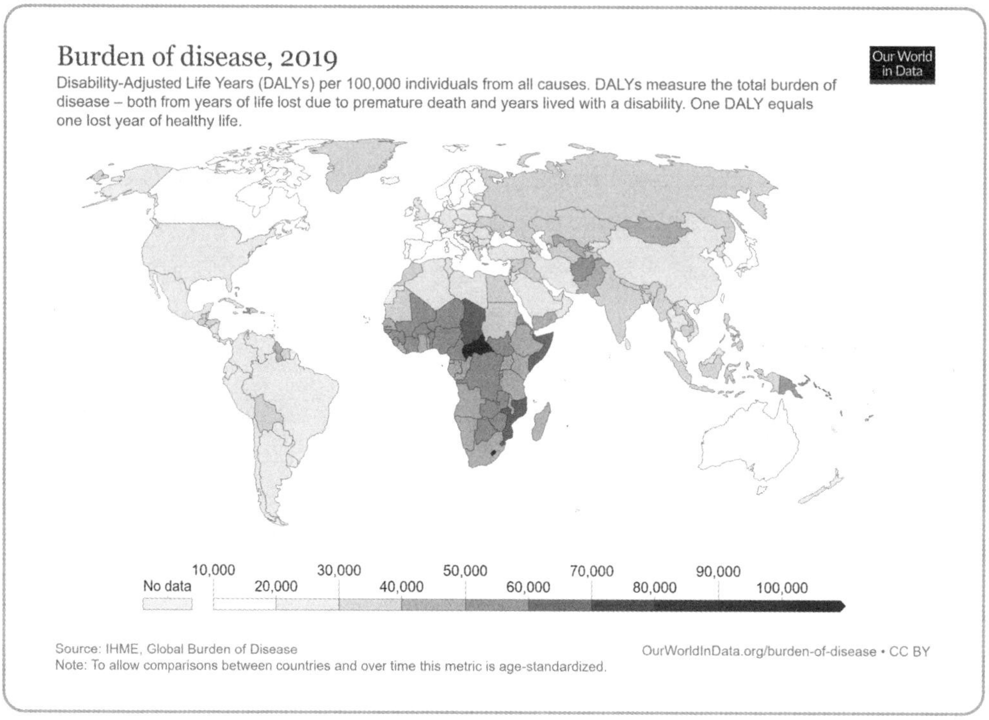

[그림 2-2] 세계적 질병부담

전 세계적으로 소득수준의 증가, 전신건강 및 삶의 기준이 향상된 것에 따라 1990년부터 2019년까지 점차 감염성 질환에서 비감염성 질환으로 질병부담의 원인이 변화하였다. 1990년에 감염성 질환이 약 46%를 차지하였으나, 점차 그 비중이 특히 고소득 국가를 중심으로 줄어들고 있다. 고소득 국가에서는 비감염성 질환이 약 80%를 차지할 정도로 주된 질병이 되었지만, 아직도 많은 저소득 국가에서는 감염성 질환이 약 60%를 차지하여 국가 간 상당한 차이를 엿볼 수 있다.

3) 보건 정보의 출처(OECD Health at a Glance, World Health Statistics etc.)

보건 정보는 다양한 출처를 통해 확인할 수 있다. 인구조사 자료, 건강 현황, 병원 진료 및 진료비 등을 통해 국가별 보건 현황을 손쉽게 파악할 수 있다. 기본 질병 정보를 얻기에 좋은 출처는 세계보건기구(World Health Organization, WHO)의 세계보건통계(World Health Statistics)로 연간 국가별, 질병군별 현황을 제공하고 있다. 경제협력개

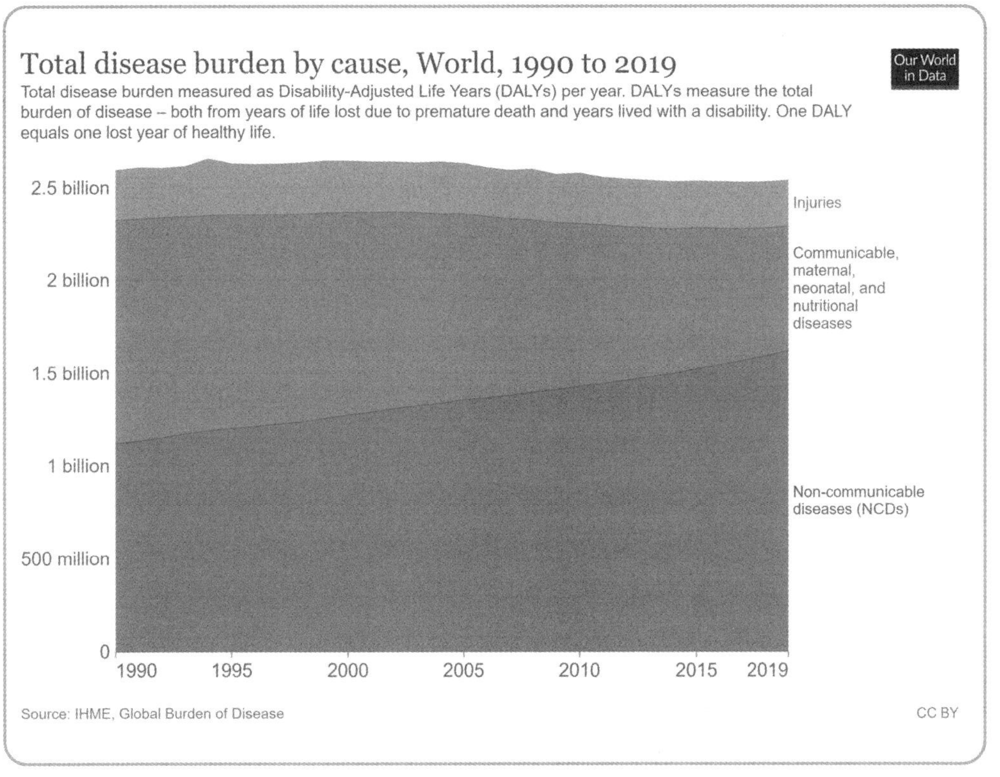

[그림 2-3] 원인별 질병부담

발기구(Organisation for Economic Co-operation and Development, OECD)에서도 OECD 회원국의 보건 현황을 매년 "Health at a Glance"라는 이름으로 최신화하여 제공한다. UN 산하기구, 국제기구 및 각종 논문과 보고서를 통해 중요한 보건 문제에 대한 도움을 얻을 수 있다.

4) 지속가능발전목표의 보건지표

2015년 제70차 UN 총회에서 2030년까지 달성할 인류 공동의 목표로 지속가능발전목표(Sustainable Development Goals, SDGs)를 결의하였다. SDGs는 '단 한 사람도 소외되지 않는다'는 슬로건과 함께 보건 영역을 포함하여 인간, 지구, 번영, 평화, 파트너십의 5개 영역에서 17개 목표와 169개 세부 목표를 제시하였다. SDGs는 2015년까지의 글로벌 의제로 채택되었던 새천년개발목표(Millennium Development Goals, MDGs)보다 포괄적이고, 선진국과 개발도상국 모두를 포함한다는 점에서 발전된 내용을 담고 있다.

보건 분야는 SDGs 목표 3으로 "모든 연령층을 위한 건강한 삶 보장과 복지 증진"을 목표로 한다. 목표 달성 수준을 정량적으로 나타내기 위하여 각 세부목표별 지표를 선정하여 성과를 추적 및 관찰할 수 있도록 하였다. 보건 분야의 세부 목표는 총 13개, 지표는 26개로 아래의 표와 같다. 2015년 이후, UN에서는 국가별 SDGs 달성 현황을 파악하기 위해 매년 "Sustainable Development Goals Report"를 발간하고 있다.

[표 2-1] SDGs 목표 3: 건강 관련 세부 지표

세부목표(13개)	지표(26개)
3.1 2030년까지 전 세계적으로 산모사망 비율을 10만 생명 출산 당 70명 미만으로 감소	3.1.1 산모사망률 (MMR)
	3.1.2 숙련된 보건인력이 진료에 참여한 생명 출산의 비율
3.2 2030년까지 모든 국가의 신생아 사망률을 정상출산 1,000명당 최대 12명 이하가 되도록 하고 5세 이하 유아의 사망률을 정상출산 1,000명당 최대 25명 이하가 되도록 하는 등, 예방 가능한 신생아와 5세 이하 유아 사망 종식	3.2.1 5세 미만 아동 사망률
	3.2.2 신생아 사망률
3.3 2030년까지 AIDS, 결핵, 말라리아 및 열대 풍토성 소외질환 등 전염병을 종식시키고, 간염, 수인성 질병 및 기타 전염성 질병 방지	3.3.1 비감염인구 1,000명당 에이즈 감염자의 수
	3.3.2 연간 1,000명당 결핵 발병 건수
	3.3.3 연군 1,000명당 말라리아 발병 건수
	3.3.4 해당 연도 내 인구 10만 명당 신규 B형 간염 감염자 수
	3.3.5 소외열대성질환에 대한 치료를 요하는 인구 수
3.4 2030년까지 예방 및 치료를 통해 비전염성 질병으로 인한 조기 사망률을 1/3만큼 감소시키고 정신건강 및 웰빙을 증진	3.4.1 심혈관계질환, 암, 당뇨 또는 만성호흡기 질환으로 인한 사망률
	3.4.2 자살로 인한 사망률
3.5 마약 및 알코올의 해로운 사용을 포함한 약물남용 예방 및 치료 강화	3.5.1 약물남용 장애 치료 보장 범위
	3.5.2 국가별 상황에 따라 주어진 회계연도 안에 15세 이상 인구가 소비하는 1인당 순 알코올 리터 소비량으로 정의되는 알코올의 해로운 이용
3.6 2020년까지, 도로교통사고로 인한 전 세계 사망 및 상해 건수를 절반으로 감수	3.6.1 도로 교통사고 부상으로 인한 사망률

3.7 2030년까지 가족계획, 정보 및 교육목적을 포함한 성 그리고 임신보건 서비스에 대한 보편적 접근과 임신보건을 국가전략 프로그램에 통합을 보장	3.7.1 현대화된 방식의 가족계획을 필요로 하고 있는 임신 가능한 연령대(15-29세) 여성의 비율
	3.7.2 동일 연령대 여성 1,000명당 청소년(10-14세, 15-19세) 출산율
3.8 재정적 위험으로부터의 보호, 양질의 필수 보건서비스에 대한 접근, 그리고 안전하고 효과가 있으며 적당한 가격의 양질의 필수 의약품과 백신에 대한 접근을 모두에게 보장하는 보편적인 보건서비스 달성	3.8.1 일반 대중과 가장 혜택에서 소외된 사람들을 위해, 임신, 모성, 신생아 및 아동건강, 전염병, 전염되지 않는 질병 그리고 서비스 능력 및 접근성 등을 포함하는 추적개입을 기초로 제공되는 필수 서비스의 보장으로 정의되는 필수 보건서비스 범위
	3.8.2 인구 1,000명당 건강보험이나 공중보건 시스템으로 보호를 받는 인구 수
3.9 2030년까지 유해화학물질, 대기, 수질, 토양의 공해와 오염으로 인한 사망 및 질병 건수를 상당한 수준으로 감소	3.9.1 집 그리고 집 주변의 공기오염으로 인한 사망률
	3.9.2 안전하지 않은 물, 하수처리 그리고 부족한 위생시설로 인한 사망률
	3.9.3 의도하지 않은 중독에 의한 사망률
3.a 적절한 경우, 모든 국가에서 세계보건기구의 담배규제기본협약 이행 강화	3.a.1 15세 이상 인구 중 현재 흡연을 하고 있는 인구의 연령대별 현황
3.b 주로 개발도상국에 영향을 미치는 전염성 혹은 비전염성 질병을 위한 백신과 의약품의 연구, 개발을 지원하고, 공중보건 보호를 위한 유연성에 관한 무역 관련 지적재산권 및 공중보건 도하선언에 따라 적당한 가격의 필수 의약품과 백신에 대한 접근 제공하고 특히 모두를 위해 의약품 제공	3.b.1 적당한 가격으로 의약품 및 백신을 지속적으로 구할 수 있는 인구의 비율
	3.b.2 의학연구 및 기초보건 분야에 대한 공적개발원조 총 순 투자
3.c 개발도상국 특히, 최빈개도국과 군서 도서개도국에서 보건 재정과 보건인력 모집, 양성, 훈련 및 유지를 상당한 수준으로 증대	3.c.1 보건근로자 밀도 및 분포
3.d 모든 국가, 특히 개발도상국의 조기 경보, 위험감소, 국가적 혹은 국제적 보건위험에 대한 관리 역량 강화	3.d.1 국제보건규정에 의한 수용능력 및 응급대처능력

출처 : UN 지속가능발전목표 세부목표 및 지표. Available from: http://ncsd.go.kr/api/UN%EC%A7%80%EC%86%8D%EA%B0%80%EB%8A%A5%EB%B0%9C%EC%A0%84%EB%AA%A9%ED%91%9C%20%EC%84%B8%EB%B6%80%EB%AA%A9%ED%91%9C%EB%B0%8F%EC%A7%80%ED%91%9C.pdf)

3 건강을 결정하는 요인

1) 건강의 사회적 결정요인(SDH)

건강의 결정요인(Social Determinants of Health)은 사람들이 태어나고 성장하고 살고 일하고 나이가 드는 조건의 근본적인 동인으로 건강에 영향을 주는 사회적, 경제적, 환경적 요인을 강조한다. 사회적 결정요인은 금연, 절주, 영양, 신체활동과 같은 건강행동뿐 아니라 교육, 소득, 부의 정도와 같은 사회경제적 요인을 포함한다(Braveman, P., & Gottlieb, L., 2014). 여러 연구는 소득수준이나 사회적 지위가 낮을수록 특정 질병의 발생률이 높아짐을 지속적으로 보여준다. 물리적 환경으로는 주거환경, 의료환경, 대기환경, 소음환경, 교통환경, 식품환경, 공원 녹지, 공간, 사회경제적 환경으로 사회적 연결망 관련 사회적 지지, 사회적 참여, 물질적 자원과의 접촉이 건강에 영향을 미친다.

건강지도는 인구사회적 변수, 생활습관, 지역사회, 경제적 여건, 사회문화적 정치적 상황, 환경적 요건이 건강에 영향을 미치며 거시적인 관점에서는 글로벌 생태계가 인간의 웰빙에 영향을 미칠 수 있음을 보여준다. 대기오염이나 온실가스 배출과 같은 자연환경은 지구 생태계에 영향을 미치며, 지역의 경제적 여건에 의해 사람들이 자가용을 이용할지 도보로 출근할 것인지와 같은 신체활동 생활 방식에도 영향을 미친다(그림 2-4). 이는 개인의 건강과 안녕은 신체적 상태뿐 아니라 사회적, 경제적, 환경적 상황을 반영하는 것이다. 건강은 각각의 요인으로 인한 결과이기도 하지만 서로 얽혀있는 요인의 관계에 따라 나타나는 결과이며 건강 격차는 소득, 주거, 교육 등과 같은 사회적으로 구성된 기제들을 통해 더욱 견고해진다.

세계보건기구(WHO)는 2005년 건강의 사회적 결정요인 위원회(The Commission on Social Determinants of Health, SDH)를 발족하여 지구적 차원에서 건강 형평성을 이루기 위한 활동을 진행해왔다. 사회적 결정요인은 낮은 사회경제적 지위를 가진 집단일수록 열악한 건강상태에 놓이거나 건강 문제가 취약한 상황을 바로잡을 수 있는 방안 모색에 관심을 갖는다. 특정 집단이 다른 집단에 비해 건강 수준이 좋지 못하다면 이는 개인의 문제를 넘어선 사회적 이슈로 보아야 하며 이런 현상을 야기하는 사회적 원인을 밝혀야 한다는 것이다. 즉, 사회적 결정요인은 개인의 이슈로 치부될 수 있는 건강 문제가 여러 사회적 요인과 조건의 상호작용으로 인한 것이기에 건강 격차를 감소하고자 하는

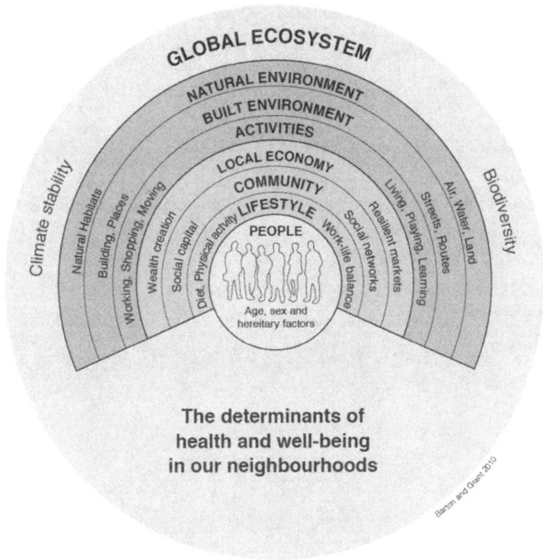

[그림 2-4] 건강지도

출처 : Barton H. and Grant, M. (2006). A health map for the local human habitat. The Journal for the Royal Society for the Promotion of Health, 126 (6). 252-253.

노력이 있어야 함을 강조한다.

2011년 10월 21일 WHO의 세계 SDH 회의에서 125개 회원국에서 건강의 사회적 결정요인에 관한 리우 정치 선언(Rio Political Declaration on Social Determinants of Health)을 채택함으로써(WHO, 2011) 건강의 사회적 결정요인 접근 방식의 이행에 대한 세계적인 정치적 약속을 하였다. 또한 2011년에 유엔(United Nations, UN) 총회는 모든 정부 수준에서 건강에 대한 다부문적 접근의 개발과 건강의 근본적인 결정요인을 다룰 것을 촉구하는 비전염성 질병의 예방 및 통제에 관한 정치 선언(Political Declaration on the Prevention and Control of Non-communicable Diseases)을 채택하였다(UN, 2011).

2) 보건 관련 SDGs의 건강의 결정요인(SDH)

건강 불평등을 줄이기 위한 건강의 사회적 결정요인에 대한 조치는 건강 관련 SDGs를

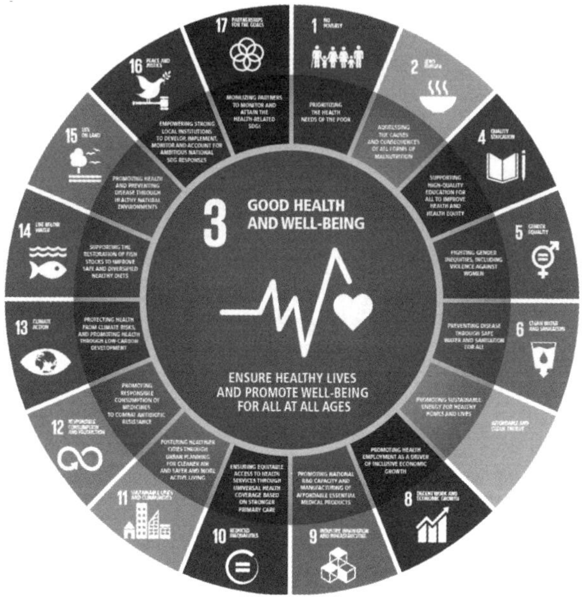
3
GOOD HEALTH
AND WELL-BEING
ENSURE HEALTHY LIVES
AND PROMOTE WELL-BEING
FOR ALL AT ALL AGES

[그림 2-5] 지속가능발전목표의 보건 목표

출처 : WHO infographic available from: http://www.euro.who.int/__data/assets/pdf_file/0007/319804/banner-health-SDG-era.pdf?ua=1

통해서도 확인할 수 있다(Donkin, A., 2018). 지속가능발전목표 3번은 모든 연령층의 건강보장과 복지 증진을 목표로 9개의 세부목표와 4개의 세부실행과제로 구성되어 있다. 모자보건, 감염성 질환 및 비감염병 만성질환의 관리, 정신보건, 약물 오남용, 교통사고 예방, 유해물질과 오염, 보건의료서비스에 대한 보편적 접근과 모두를 위한 건강보장에 관한 것을 포괄한다. 3번 목표 이외의 다른 분야에도 보건과 직・간접적으로 연결된 지표들이 포함되어 있다(그림 2-5).

WHO가 2018년 보건 관련 SDGs를 기반으로 제시한 세계 100대 주요 보건지표(Global Reference List of 100 Core Health Indicators plus health-related SDGs)에 의하면(WHO, 2018) 건강관련 주요 지표로 (1) 건강 수준, (2) 위험 요인, (3) 서비스 적용 범위, (4) 건강 시스템을 포함하는 4개 영역으로 구성된다. 이 중 건강에 영향을 미치는 위험 요인으로 영양, 감염, 환경적 요인, 손상 등을 제시하고 있는데 대표적으로 SDGs 1번(빈곤종식), 2번(기아종식), 6번(물과 위생), 7번(에너지), 8번(양질의 일자리), 11번(지속가능한 도시), 16번(사회정의와 평화)을 포함한다. 이는 보건의료를 핵심적으로 다루는 SDGs 3번 이외의 SDGs의 다른 목표들에 건강에 영향을 미치는 건강의 결정요인이 포함되어 있음을 시사한다. 더불어 보건관련 지속가능발전목표에 건강형평성을 향상시키는 정치적 의사결정에 대한 지표, 사회경제적 자원 할당에 관한 지표, 자연이나 도시 환경정책에 관한 지표들이 포함되어 있음을 확인할 수 있다(표 2-2).

[표 2-2] 건강의 사회적 결정요인(SDH)과 보건관련 지속가능발전목표(SDGs)

지표 구분	개념	보건관련 지속가능발전목표 예시
부문간 거버넌스 개입 지표	• 건강형평성을 향상시키는 부문 간 정치 또는 의사결정 구조 또는 프로세스에 대한 지표	• 지표 6.b.1 물 및 위생 관리에 대한 지역사회의 참여를 위한 수립 및 운영 정책 및 절차를 갖춘 지역 행정 단위의 비율
부문간 사회경제적 개입 지표	• 건강형평성을 향상시키는 사회적, 재정적 또는 경제적 자원을 할당하는 부문 간 정책 또는 프로그램에 대한 지표	• 지표 1.3.1 사회 보장 계층이나 성별로 세분화된 시스템 및 구별되는 아동, 실업자, 노년층, 장애인, 임산부·신생아, 산업재해 피해자, 빈곤층 및 취약계층에 포함되는 인구의 비율
부문간 환경 개입 지표	• 건강형평성을 향상시키는 건축 또는 자연 환경에 대한 부문 간 정책 또는 프로그램에 대한 지표	• 지표 11.6.1 도시에서 생성된 총 폐기물과 관련하여 정기적으로 수거되고 적절한 최종 배출이 있는 도시 고형 폐기물의 비율

출처 : Pega, F., Valentine, N. B., Rasanathan, K., Hosseinpoor, A. R., Torgersen, T. P., Ramanathan, V., ... & Neira, M. P. (2017). The need to monitor actions on the social determinants of health. Bulletin of the World Health Organization, 95(11), 784.

3) Health in All Policy(HiAP)와 SDGs

(1) HiAP 접근의 의미

WHO는 2010년 HiAP(Health in All Policy)의 개념을 통해 건강을 위한 부문 간 행동, 건강한 공공 정책 및 다부처 범정부적 접근을 강조하였다. 이는 건강 결과와 형평성을 개선하기 위해 더 광범위한 정책에서 건강을 고려하는 것뿐만 아니라 교차 부문적 조치의 필요성에 대한 세계적 인식을 위한 토대를 마련하였다고 볼 수 있다. HiAP는 건강형평성 지원을 궁극적인 목표로 관련 정책 영역 전반에 걸친 통합 정책 대응을 통해 건강의 주요 사회적 결정요인을 대상으로 하는 정책 전략이다. HiAP 접근 방식은 여러 국가에서 옹호되고 있으며 2013년 6월에 WHO 제8차 건강증진 글로벌 회의(WHO eighth

Global Conference on Health Promotion)가 HiAP에 전념하여 구현을 위한 모멘텀을 구축하고 SDH를 해결하기 위한 기술과 정치적 역량을 강화할 필요성을 강조하였다.

[표 2-3] 주요 국가의 HiAP 적용 사례

국가	제목	내용
남호주	남호주 모든 정책의 건강: 10년 간의 실무에서 얻은 교훈	• 남호주 건강 이니셔티브는 공공 정책 결과를 더 잘 달성하고 동시에 인구 건강과 웰빙을 개선하기 위해 정부 전반에 걸쳐 작업하는 접근 방식임 • 2007년에 설립된 남호주에서 모든 정책의 건강(Health in All Policies)의 성공적인 구현은 중앙 정부의 높은 수준의 권한, 다양한 작업 프로그램을 지원하는 포괄적인 프레임워크, 여러 기관에서 협력 및 파트너십을 통해 작업하겠다는 약속에 의해 지원됨
핀란드	핀란드의 모든 부문에서 건강, 웰빙 및 형평성을 고려하는 방법	• 핀란드는 모든 정책의 건강 구현에 대한 강력한 역사가 있으며 현재 핀란드 정부 프로그램에는 5가지 전략적 우선순위 중 하나가 건강과 웰빙을 증진하는 것임 • 건강 및 웰빙 프로젝트는 핀란드가 모든 정책의 건강 및 웰빙(HWiAP)으로 이동함에 따라 웰빙 고려 사항을 의사결정으로 강화하기 위한 조치를 확장하는 교차 부문 작업을 위한 새로운 모델의 개발에 중점을 두고 있음 • 새로운 모델은 정부의 모든 부문이 건강과 웰빙에 대한 결정과 조치의 영향을 고려하고 형평성 문제를 더욱 촉진할 수 있는 방법에 대한 보다 강력한 프레임워크를 제공
태국	태국의 국민건강의회 - 모든 정책에서 건강을 위한 수단	• 태국의 2007년 국민건강법은 보건정책 및 전략에 관한 내각의 자문기관으로 설립될 국가보건위원회(NHC)를 통해 새로운 형태의 거버넌스를 제공함 • NHC는 건전한 공공 정책을 강화하기 위해 정부 전반의 부문과 협력해야 하며 모든 정책의 건강 실천은 건강과 웰빙을 위한 더 나은 정책 통합을 촉진하기 위해 다른 부문과 참여하는 유용한 메커니즘과 프로세스를 제공하였음 • NHA(National Health Assembly)는 NHC가 HiAP 조치를 활성화하는 데 사용하는 프로세스 중 하나로 NHA는 정부 기관, 학계, 시민 사회, 의료 전문가 및 민간 부문의 사람들을 모아 주요 건강 문제를 논의하고 정책 결정을 안내하는 결의안을 생성하였으며 이는 정부가 증거 기반의 포괄적인 정책 결정을 지원하기 위해 대중 참여, 시민 참여 및 부문 간 협력을 증진하는 방법에 대한 혁신적인 모델을 제공함

중국	건강한 중국을 촉진하기 위한 실행 계획 - Healthy China 2030 계획 개요	• 중국 국무원은 2016년 10월에 '건강한 중국 2030 계획 개요'를 통해 향후 15년 동안 '건강한 중국'의 발전을 촉진하기 위한 실행 계획을 발표하였으며 중국이 '하나의 건강' 접근 방식을 취하는 중장기 국가 건강 전략을 개발하였음 • '건강한 중국'의 발전은 건강과 발전을 위한 중국 정부의 의제의 핵심으로 건강을 국가 정책 결정 기구의 중심에 두므로 모든 정책에 건강을 포함할 필요성을 공식 정부 명령으로 만든다는 것임 • 이는 글로벌 보건 거버넌스에 참여하려는 중국의 의지를 나타내고 지속 가능한 개발을 위한 2030 의제의 목표를 지원한다. 다부문 협력과 혁신은 Healthy China에서 핵심적인 역할을 함
캐나다 퀘백	정부의 건강 예방 정책: 캐나다 퀘벡의 HiAP 접근법	• 2016년에 퀘벡 정부는 건강 형평성을 보장하기 위해 인구의 건강을 더욱 향상시키기 위해 다양한 파트너를 동원하는 정책인 정부 건강 예방 정책을 시작함 • 보건에 대한 범정부적 접근 방식으로 고안된 이 계획은 다양한 개입 분야를 전문으로 하는 15개 부처와 정부 기관이 인구 보건 목표를 달성하기 위해 협력할 것을 요구하며, 이 정책은 28개 조치(부처의 약속)와 장관 파트너와 공동으로 식별한 5개 연구 분야를 중심으로 구성됨
영국 웨일즈	웨일즈에서 지속 가능한 개발을 위한 입법화 및 모든 정책의 건강 접근 방식 포함	• 2015년 미래 세대의 웨일즈법은 다르게 생각하고 일할 수 있는 프레임워크를 제공하고 법안의 열망과 아키텍처를 통해 모든 정책에 건강 접근 방식을 포함함 • 7가지 웰빙 목표는 웨일즈를 사회, 경제, 환경 및 문화적 웰빙이 개선되는 더 건강한 곳으로 만드는 것을 목표로 하며, 이 법은 지방 당국을 포함한 공공 기관이 결정을 내릴 때 사람들의 웰빙에 미칠 수 있는 영향을 고려하고 더 잘 협력하고 시민을 참여시키며 미래를 다음과 같이 바라볼 것을 요구함 • 이는 지속 가능한 개발을 의사결정의 중심에 두고 모두를 위한 지속 가능한 미래를 보장하기 위한 웨일즈의 오랜 약속을 지지함

(2) SDH, HiAP 및 SDGs

SDGs는 건강의 결정요인에 대한 많은 핵심 조치를 나열하고 건강의 결정요인의 국가 내 불평등 감소를 주요 우선순위로 강조한다(Hosseinpoor et al., 2019). SDGs가 다루는 광범위한 건강의 결정요인과 더 큰 사회적 불평등에 대한 강조를 감안할 때, SDH 커뮤니티는 건강의 결정요인과 건강의 정의를 보다 일반적으로 다루기 위한 도구와 노력을 지속가능한 개발 목표 의제에 맞추고 있다. 전 연령대의 건강한 삶을 보장하고 복지를 증진하는 것은 지속가능한 발전에 필수적이며 이는 보건의료 분야의 노력뿐 아니라 경제, 교육, 노동, 환경 등의 다분야 접근이 필수적이며 이는 다양한 섹터에서 정책을 입안하거나 사업을 진행할 때 건강에 대한 요소를 고려해야 한다는 HiAP 정신과도 닿아있다고 볼 수 있다.

4) 건강의 결정요인 해결을 위한 노력

(1) HiAP 주요 구성요소별 사회적 결정요인 해결을 위한 주요 공중보건조치

HiAP는 건강에 영향을 미치는 사회적 결정요인에 대한 주요 행동영역으로 더 나은 건강을 위한 거버넌스와 개발정책, 전체 정책결정과정에 있어 참여 촉진, 건강 불평등 완화를 위한 보건 분야 재교육, 국제거버넌스와 협력 강화, 이행상황 점검 및 책무성 강화를 제시한다. 건강증진 관련하여 SDGs의 모든 분야에 대한 이행 촉진, 건강을 위한 정치 시행, 건강증진을 위한 좋은 거버넌스 추구, 건강에 있어 도시와 지역사회의 역할 증진, 형평성 증진 및 권한 부여를 위한 건강 문해력 향상 등을 제시하고 있으며 보건의료 차원에서는 공중보건위기 대응 및 보편적 건강보장을 위한 보건의료체계 강화, 보건의료체계의 형평성, 질, 반응성, 효율성, 탄력성 증진, 보건의료서비스 제공, 거번너스, 재정 강화 등을 제시하고 있다.

[표 2-4] 주요 국제보건 문서의 HiAP 전략 방향

구분	건강의 사회적 결정요인[1]	건강증진[2]	보건의료체계[3]
주요 행동영역	• 더 나은 건강을 위한 거버넌스와 개발정책 • 전체 정책결정과정에 있어 참여 촉진 • 건강 불평등 완화를 위한 보건 분야 재교육 • 국제거버넌스와 협력 강화 • 이행상황 점검 및 책무성 강화	• SDGs의 모든 분야에 대한 이행 촉진 • 건강을 위한 정치 시행 • 건강증진을 위한 좋은 거버넌스 추구 • 건강에 있어 도시와 지역사회의 역할 증진 • 형평성 증진 및 권한 부여를 위한 건강 문해력 향상	• 공중보건위기 대응 및 보편적 건강보장을 위한 보건의료체계 강화 • 보건의료체계의 형평성, 질, 반응성, 효율성, 탄력성 증진 • 보건의료서비스 제공, 거번너스, 재정 강화
굿 거버넌스	• 형평성 강조 및 인권 기반의 접근 • 다양한 섹터와 차원의 노력 • 국가개발정책 및 전략 활용 • 참여와 투명성 증진을 통한 책무성 강화	• 형평성 강조 및 인권 기반의 접근 • 건강의 보호 증진을 위한 기전 적용 • 법령을 통한 건강 저해 요소에 세금 부여 • 빈곤과 불평등을 줄이기 위한 도시 개발	• 형평성 강조 및 인권 기반의 접근 • 투명성 및 책무성 강조 • 국가보건전략 및 리더십 개발 • 보건의료체계를 모두의 관심사로 만듦 • 국제협력 증진
파트너십 강화	• 포용을 촉진하고 투명한 의사결정, 모든 수준의 건강과 건강을 위한 거버넌스에 책무성 부여	• 건강과 건강의 결정요인에 대한 개인의 통제권 강화 • 디지털 기술의 활용 • 보건 및 보건 이외의 다	• 상향식 참여 증진 • 정책 형성과정에서 다분야의 정부당국 및 지역사회의 참여 증진

	• 정보의 접근성 향상	른 영역이 상생할 수 있는 정책 구현	• 다분야 보건위기역량 함양
자원 투자와 역량 향상	• 건강의 사회적 결정요인을 다루기 위한 모든 섹터의 역량개발 지원 • 건강의 사회적, 경제적, 환경적, 행동적 요인을 해결하기 위한 공중보건역량 강화	• 건강 문해력의 중요성에 대해 인식하고 투자 • 정보 분야에 투자	• 소통을 위한 플랫폼에 투자 • 예산 관련하여 예방과 치료의 재정지원에 대한 균형 유지 • 지역의 요구에 기반한 교육훈련 제공 • 사회문제 해결을 위한 개발지원 조정
근거기반 및 평가	• 데이터의 세분화 • 사회복지 정보 측정 • 증거 공유 • 조사와 연구의 강화 • 연구결과 접근 보장	• 웰빙, 질병부담, 건강의 결정요인에 대한 기존의 정보를 형평성 중심으로 취합	• UHC 핵심 지표 • 보건의료체계 지표 • 모든 섹터의 계획, 모니터링, 평가 진행

1) SDH Action Framework (original Rio Political Declaration 2011)
2) Shanghai Declaration on Promoting Health (2016) & Shanghai Mayors' Consensus (2016)
3) Universal Health Coverage 2030 Vision (2017)
출처 : Lin, V., & Kickbusch, I. (Eds.). (2017). Progressing the Sustainable Development Goals through Health in All Policies: Case studies from around the world. Department for Health and Ageing.

(2) HiAP 접근에 대한 정부의 역할과 정책형성

공공 정책은 인구 건강, 웰빙 및 형평성을 증진하기 위한 사회적, 경제적 및 환경적 조건을 만들기 때문에 정부 우선순위 및 공공 정책에 대한 모든 정책의 건강 접근 방식을 통해 건강의 사회적 결정요인에 대한 범정부 조치를 강화함으로써 인구집단의 건강과 웰빙을 개선해 나가야 한다. 보건부 이외의 다부처와의 협력을 위해 양해각서, 공중보건법령, 범정부 행동강령, 다부처 협동 정책 등을 고려할 수 있다(그림 2-6).

보건부 이외의 부처가 건강한 사회를 만들기 위해 기여할 수 있는 역할로 해당 영역의 정책 및 프로그램에 건강 형평성을 통합하거나, 법률 및 정책을 준비할 때 건강 영향에 대한 협의를 제도화할 수 있으며 새로운 프로젝트의 일상적인 절차로 건강 영향 평가를 제도화하는 것이 가능하다. 보건부 이외의 부처에서 건강에 기여할 수 있는 이슈가 존재한다(표 2-5). 보건부는 각 부문의 근로자를 위한 역량 구축 서비스를 제공하고, 건강 영향 평가 교육 제공 및 제도화 과정을 지원하며, 실행 메커니즘과 모니터링 및 평가 시스템을 개발하는 것이 요구된다.

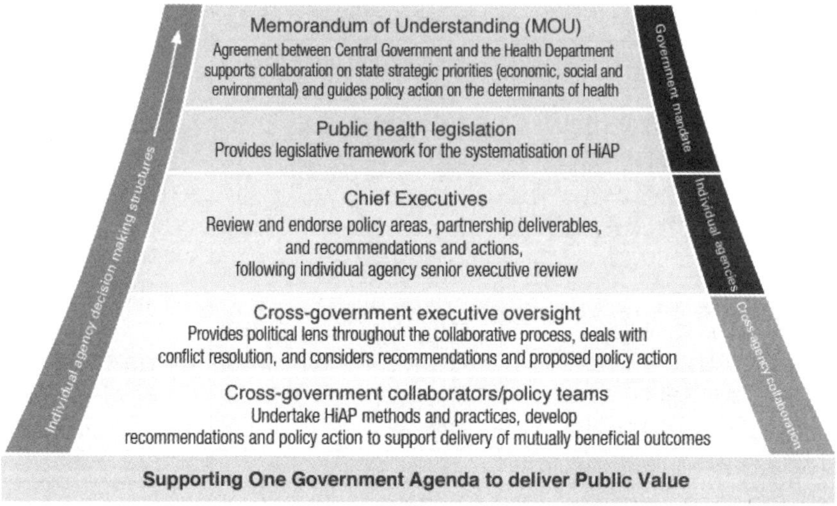

[그림 2-6] 모든 정책의 건강 관련 수평적 및 수직적 거버넌스

[표 2-5] 수단의 건강의 사회적 결정요인 관련 보건부 이외의 협력 사례

부처	내용
농림부	• 식량 안보를 보장하고 빈곤을 제한하기 위한 입법 • 식품의 공정한 국제 무역을 보장 • 식량 안보에 대한 인식을 제고 • 농업 생산 및 생산성 향상 • 농약 및 농약 모니터링 비료, 유기농업 사용의 관리 감독 • 농업에서 연구, 지도 및 기술 사용 • 사막화 감소 • 농산물 수출입 규제
사회부	• 취약한 그룹에 적절한 사회 지원과 사회 보장을 제공 • 건강에 중점을 둔 정책, 계획 및 국가 프로그램 운영 • 포괄적인 사회 보장 프로그램 개발 • 교육 및 역량 구축 • 가난한 가족의 사회경제적 지위 개선 • 사회보험 제공 및 보편적인 건강보장 달성
기획재정부	• 인구의 건강상태를 개선하기 위해 건강 부문과 협력 • 건강 및 기타 건강 관련 부문에 충분한 자금 제공 • 가난한 가정, 5세 미만 어린이 및 심장, 신장 및 암 환자 등에 대한 지원 • 1차 의료를 위한 충분한 자금 제공 • 의료 예산을 위한 전문 건강 관련 위원회 구성

	• 건강 부문에서 단일 금고 시스템 구현 • 후속 조치를 위한 건강 회계 시스템 개발
외교부	• 보건정책, 자원 분배 및 역량 구축을 지원하는 프로토콜을 개발 • 전쟁 및 분쟁 지역에서 정보 교환 • 분쟁 영향 지역에서 의료서비스 제공 • 국제 보건 규정 시행 • 건강과 관련된 물품에 대한 국제 무역 촉진
수자원부	• 인구에게 제공되는 물, 전기 및 위생 서비스의 품질을 개선 • 수자원 법률 활성화 • 국가 표준에 따른 수질 검사 및 품질 관리 • 충분하고 안전한 식수 제공 • 안전하고 안정적인 전기 공급 방식 • 적절한 위생 시스템의 개발
환경부	• 환경 보호 및 증진을 위한 정책과 법률을 개발 • 지구, 물, 토양 및 식품을 오염으로부터 모니터링, 관찰 및 보호 • CO_2 배출을 최소화 • 화학 및 비화학 폐기물의 적절한 관리 • 탐사 및 채광 프로그램 개발

출처 : Lin, V., & Kickbusch, I. (Eds.). (2017). Progressing the Sustainable Development Goals through Health in All Policies: Case studies from around the world. Department for Health and Ageing.

4 향후 과제

국제사회는 기후 변화, 자연재해, 도시화, 증가하는 비전염성 질병 전염병, 증가하는 건강 불평등, 기본 서비스 및 건강에 도움이 되는 환경에 대한 접근을 포함한 긴급한 문제에 직면해 있다. 지속가능한 개발 목표에 명시된 지속 가능한 개발에 대한 글로벌 약속이 건강의 사회적, 경제적, 정치적 결정요인을 해결하고 전 세계 사람들의 건강과 웰빙을 개선할 수 있는 기회를 제공한다. 건강의 결정요인과 HiAP는 건강에 미치는 영향을 체계적으로 고려하고, 시너지를 추구하며, 건강에 해로운 영향을 피하기 위해 여러 부문에 걸친 공공 정책에 대한 접근 방식으로 인구집단이 건강하고 생산적인 삶을 살기 위한 기본 요구 사항을 충족하기 위해 정책 전반에 걸쳐 이해관계의 일치를 강조한다. 보건의료는 국가 개발 계획과의 상호 연결을 혁신적으로 다루고 참여 거버넌스, 질병 예방 및 건강증진 시스템을 강화한다. 건강에 대한 책임을 전 사회와 세계가 공유하고 파트너십을 강화하지 않고는 투자에 대한 가치를 얻을 수 없을 것이다.

요 약

1. 질병부담(Disability Adjusted Life Years, DALYs)은 질병으로 인한 사망, 장애 및 후유증으로 나타난 삶의 부담을 계량화한 개념이다.
2. 건강을 결정하는 4가지 요소에는 유전적 요인, 환경적 요인, 생활습관 요인, 보건의료적 요인이 있으며, 이들 요소의 정도에 따라 질병부담이 크게 영향을 받는다.
3. 질병은 크게 감염성 질환, 비감염성 질환, 그리고 손상으로 구분된다. 기존에는 감염성 질환이 주를 이루었으나, 특히 고소득 국가를 중심으로 비감염성 질환의 부담이 증가하고 있다.
4. 개인의 건강과 안녕은 신체적 상태뿐 아니라 사회적, 경제적, 환경적 상황을 반영하는 것으로 건강의 결정요인은 사람들이 태어나고 성장하고 살고 일하고 나이가 드는 조건의 근본적인 동인을 의미한다.
5. 건강 불평등을 줄이기 위한 건강의 사회적 결정요인에 대한 조치는 건강 관련 지속가능발전목표를 통해 확인 가능하다.
6. HiAP(Health in All Policy)는 건강 결과와 형평성을 개선하기 위해 더 광범위한 정책에서 건강을 고려하는 것뿐만 아니라 교차 부문적 조치의 필요성에 대한 세계적 인식을 위한 토대를 마련한다.
7. 전 연령대의 건강한 삶을 보장하고 복지를 증진하는 것은 지속가능한 발전에 필수적이며 이는 보건의료 분야의 노력뿐 아니라 경제, 교육, 노동, 환경 등의 다분야 접근이 필수적이며 이는 다양한 섹터에서 정책을 입안하거나 사업을 진행할 때 건강에 대한 요소를 고려해야 한다.

연습문제

1. 하나의 국가를 선정하여 해당 국가의 질병부담 현황이 어떻게 변화하고 있고, 가장 질병부담이 높은 것이 무엇인지 제시하시오.
2. 하나의 국가를 선정하여 해당 국가에서 건강의 결정요인을 해결하기 위해 어떠한 노력을 하고 있는지 제시하시오.
3. 세계적 질병부담의 현황 및 향후 전망, 이에 대응하기 위한 방법으로 어떤 것을 생각해볼 수 있을지 제시하시오.
4. 다양한 보건 정보의 출처별로 이용 가능한 정보의 범위(보건지표, 최신화 연도, 출처 등)를 제시하시오.

참고문헌

윤석준, 김용익, 김창엽, & 장혜정. (2000). 우리나라 암질환으로 인한 조기사망의 질병부담. 예방의학회지, 33(2), 231-238.

환경부. (n.d.). UN 지속가능발전목표(UN-SDGs) 세부목표 및 지표. Available from: http://ncsd.go.kr/api/UN%EC%A7%80%EC%86%8D%EA%B0%80%EB%8A%A5%EB%B0%9C%EC%A0%84%EB%AA%A9%ED%91%9C%20%EC%84%B8%EB%B6%80%EB%AA%A9%ED%91%9C%EB%B0%8F%EC%A7%80%ED%91%9C.pdf [Accessed date: 25 April, 2022].

Braveman, P., & Gottlieb, L. (2014). The social determinants of health: it's time to consider the causes of the causes. Public health reports, 129(1_suppl2), 19-31.

Donkin, A., Goldblatt, P., Allen, J., Nathanson, V., & Marmot, M. (2018). Global action on the social determinants of health. BMJ global health, 3(Suppl 1), e000603.

Green, G. (1998). Health and Governance in European Cities: a Compendium of Trends and Responsibilities for Public Health in 46 Member States of the WHO European Region. Copenhagen, WHO Regional Office for Europe, 1998.

Hosseinpoor, A. R., & Bergen, N. (2019). Health inequality monitoring: a practical application of population health monitoring. In Population Health Monitoring (pp. 151-173). Springer, Cham.

Lalonde. (1974). A new perspective on the health of Canadians. Available from: https://www.phac-aspc.gc.ca/ph-sp/pdf/perspect-eng.pdf [Accessed date: 25 April, 2022].

Lin, V., & Kickbusch, I. (Eds.). (2017). Progressing the Sustainable Development Goals through Health in All Policies: Case studies from around the world. Department for Health and Ageing.

Our World in Data(n.d.). Burden of disease. Available from: https://ourworldindata.org/burden-of-disease [Accessed date: 25 April, 2022].

Pega, F., Valentine, N. B., Rasanathan, K., Hosseinpoor, A. R., Torgersen, T. P., Ramanathan, V., ... & Neira, M. P. (2017). The need to monitor actions on the social determinants of health. Bulletin of the World Health Organization, 95(11), 784.

UN General Assembly 66th Session Agenda Item 117 – Resolution 62/2. Political Declaration of the High-level Meeting of the General Assembly on the Prevention and Control of Non-communicable Diseases, 2011.

World Health Organization. (2017). Determinants of health. Available from: https://www.who.int/news-room/questions-and-answers/item/determinants-of-health

[Accessed date: 21 April, 2022].
World Health Organization. (2011). Rio Political Declaration on the Social Determinants of Health.
World Health Organization. (2018). Health in All Policies as part of the primary health care agenda on multisectoral action (No. WHO/HIS/SDS/2018.59). World Health Organization.
World Health Organization. (2018). Key learning on Health in All Policies implementation from around the world: information brochure (No. WHO/CED/PHE/SDH/18.1). World Health Organization.
World Health Organization. (2018). 2018 Global reference list of 100 core health indicators (plus health-related SDGs) (No. WHO/HIS/IER/GPM/2018.1). World Health Organization.
World Health Organization. (2019). Adelaide statement II on health in all policies: implementing the Sustainable Development Agenda through good governance for health and well-being: building on the experience of health in all policies (No. WHO/CED/PHE/SDH/19.1). World Health Organization.
World Health Organization. (2021). Social determinants of health Report by the Director-General. EB148/24.

PART

Ⅲ

보건의료체계 강화 접근

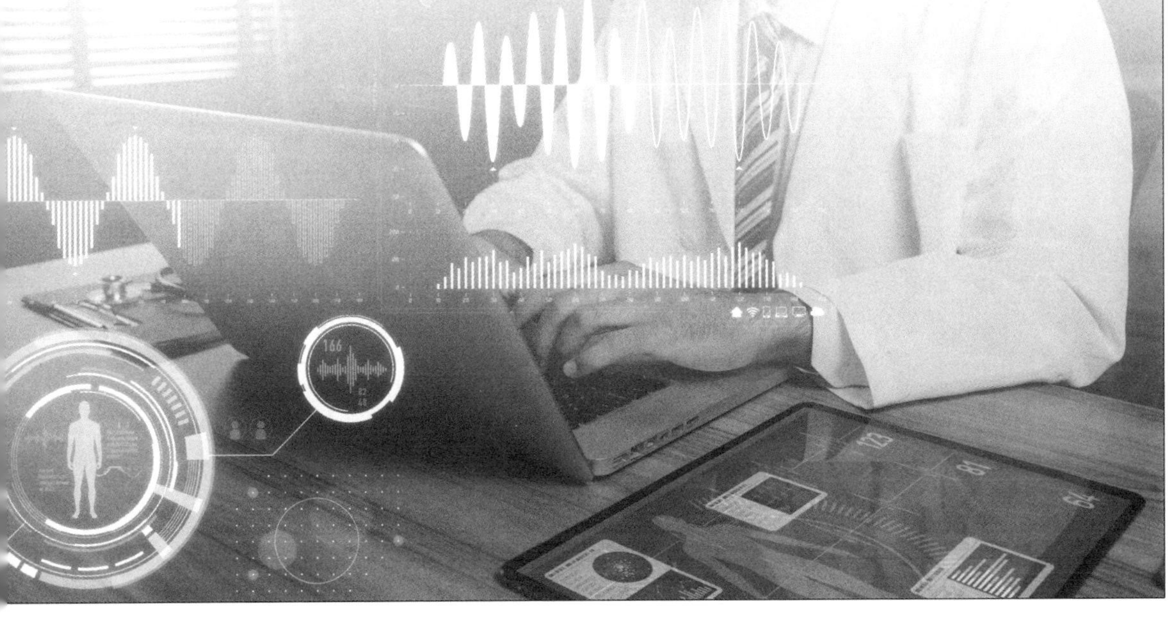

제3장

보건의료체계 강화 접근

학습목표

1. 보건의료체계의 개념과 구성요소를 설명할 수 있다.
2. 일차보건의료와 지역사회기반의 보건 접근을 설명할 수 있다
3. SDG3에서 보건의료체계 관련 지표와 현황을 설명할 수 있다.
4. 보편적 건강 보장을 위한 보건의료체계 강화 전략의 예를 제시할 수 있다.
5. 국제보건사업의 효과성 증진을 위한 보건의료체계 강화 접근을 설명할 수 있다.

약 어

CBPHC Community Based Primary Health Care
CHW Community Health Worker
GHSA Global Health Security Agenda
HSS Health System Strengthening
RMNCH Reproductive, Maternal, Newborn and Child Health
M&E Monitoring and Evaluation
LIS Laboratory Information System
PHC Primary Health Care
SDGs Sustainable Development Goals
UHC Universal Health Coverage
WHO World Health Organization

1 보건의료체계의 이해

1) 보건의료체계의 개념

보건의료체계는 건강의 증진과 회복, 유지를 목적으로 하는 모든 조직과 인력 및 활동으로 구성된다. 이러한 보건의료체계에는 건강을 증진하는 직접적인 활동과 함께 건강 결정요인에 영향을 주기 위한 모든 노력이 포함되게 된다(WHO, 2007, p. 2). 이러한 보

건의료체계는 인구집단에 의료서비스 전달을 하기 위해 집약된 자원과 기관 및 관리의 결합으로 구성되게 되는데, 공공부문과 민간 보건의료 주체들이 통합적으로 건강을 위한 예방적·증진적·치료적·재활적 중재를 제공한다(WHO, 2010a, p.vi.). 다만 보건의료체계는 개인적인 보건의료서비스를 제공하는 공공 의료기관들의 피라미드 조직 구조 이상을 이야기하게 된다.

2) 보건의료체계의 기능과 유형

WHO의 2000년 'World Health Report'에서 제시하고 있는 보건의료체계의 기능과 목표에 있어 필요한 보건의료체계의 기능으로서 WHO는 관리의 책무성(stewardship)과 재원조달(financing)을 바탕으로 한 자원창출(creating resource)을 통한 서비스 제공이다(그림 3-1). WHO가 제시하고 있는 궁극적인 목표는 인구집단의 건강(good health)과 반응성(responsiveness) 및 재정부담의 공정성(fair financial contribution)으로 제시되기도 한다.

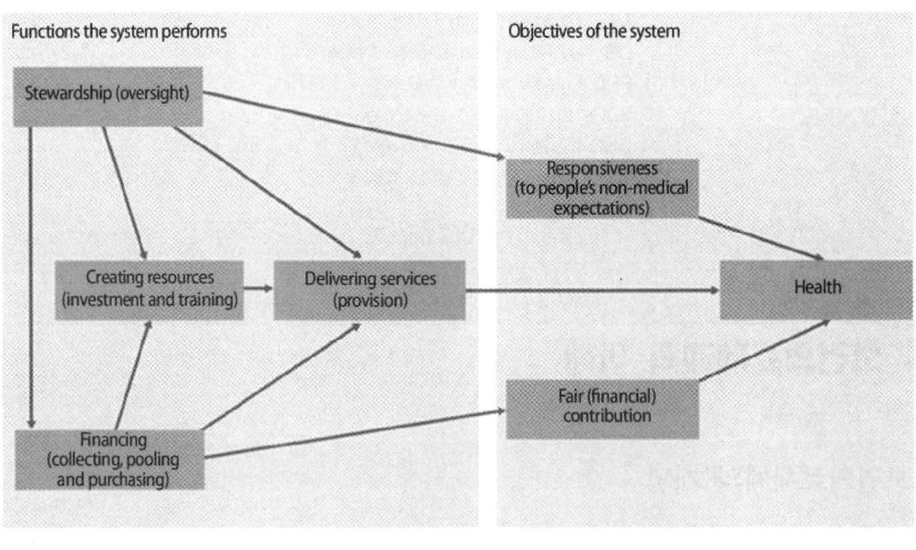

[그림 3-1] 보건의료체계의 기능과 목표

출처: 배상수.(2016).보건행정학회지. 2016;26(4).p 250에서 발췌

보건의료체계는 보건의료체계를 관리하고 의료서비스를 제공하는 책무성과 보건의료 서비스 체계를 위한 자원 조달의 방식에 따라 그 유형을 나눌 수 있는데 뢰머(Roemer) 등은 국가들의 보건의료체계의 유형을 자유방임형, 복지국가형, 사회주의국가형으로 유형화 한 바 있다(신영수 외, 2017, p. 19-21). 다만 사회주의국가들이 대부분 몰락한 상황에서 보건의료체계의 쟁점별로 재원 조달과 서비스 제공의 형태에 따라 보건의료체계는 국가건강보험형(National Health Insurance)과 국가의료서비스(National Health Service) 형태 및 자유방임형이 포함되기도 하는 다원적 체제 형태(Pluaristic system)가 있다.

2 보건의료체계의 구성요소와 보건의료체계 강화 접근

1) 보건의료체계 구성요소(Health system building blocks)

WHO는 2007년 모두의 비즈니스 - 건강 성과의 증진을 위한 보건의료체계 강화: WHO 행동 체계틀(Everybody's business – Strengthening health systems to improve health outcomes : WHO's framework for action) 보고서에서 보건의료체계 강화를 이루기 위한 체계 틀(single framework)로서 보건의료체계의 여섯 가지 구성요소(Six building blocks of health system)을 제시하였다. 이러한 여섯 가지 구성요소는 서비스 전달(service delivery), 보건의료인력(health workforce), 보건의료정보(information), 의약품과 백신 및 기술(medical product, vaccines & technologies), 보건재정(financing), 리더십과 거버넌스(leadership and governance)이다(그림 3-2).

알마아타 선언의 가치기반 및 원칙과 함께 보건의료체계의 여섯 가지 구성요소를 제시한 것은 2000년 WHO 세계건강보고서(World Health Report 2000)였다. 보건의료체계의 구성요소가 갖는 의의는 첫째, 보건의료체계가 갖추어야 할 역량과 관련한 바람직한 속성들의 정의가 가능하다는 것이고 둘째, WHO 우선 과제를 제시하는 방법이 되며 셋째, 보건의료체계 관련 주요 문제를 인식하고 지원 수준의 격차를 확인하는 방법이 된다. WHO가 이와 같은 틀을 제시한 목적은 보건의료체계에 각 구성요소에 대하여 공통의 이해를 도모하고 보건의료체계 강화를 위해 무엇이 필요한지 나타내기 위함이다. 보

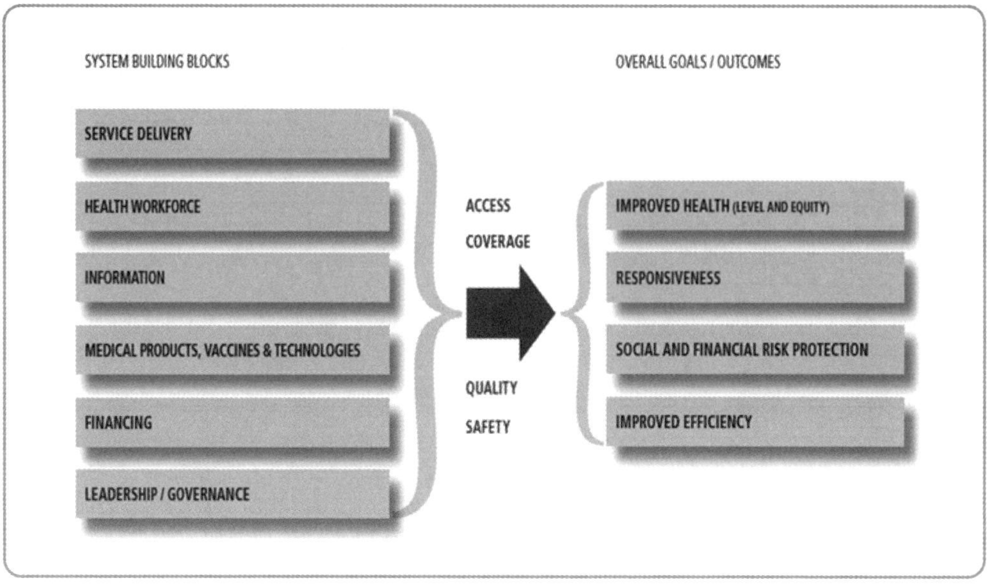

[그림 3-2] WHO 보건의료체계 구성요소

출처 : World Health Organization.(2007). Strengthening health systems to improve health outcomes: WHO's framework for action. Geneva, Switzerland.. p3.에서 발췌

건의료체계 여섯 가지 구성요소 각각을 살펴보면 아래와 같고 각 요소별 우선순위를 [표 3-1]에 제시하였다.

(1) 보건의료서비스 제공(Health services delivery) 요소에 있어서 좋은 보건의료서비스는 안전하고 효과적이며 양질의 보건의료서비스를 필요한 이들에게 필요한 순간에 자원의 낭비를 최소화하여 제공할 수 있는 서비스를 제공하는 것을 의미한다. 보건의료서비스 제공에 관한 주요한 우선순위는 효과적이고 통합적인 보건의료서비스의 조합(integrated service delivery package)의 제시와 함께 보건의료서비스 제공 모델(service delivery model)을 제시하고 이를 수행하기 위한 효과적인 리더십과 관리 역량을 구축하는 것이다. 이를 통해 환자의 안전과 양질의 의료서비스(patient safety and quality of care)를 제고하고 보건의료 인프라와 물자(infrastructure and logistics)를 원활히 제공하며 보건의료서비스에 대한 수요의 창출에 기여(influencing demand of care)하는 것이다.

(2) 보건의료인력(Health workforce) 요소에 있어서 역할을 잘 수행하는 보건의료인력은 요구(needs)에 잘 반응하며 공정하고 효과적으로 주어진 가용 가능한 자원과

여건(예를 들어 공정하게 충분히 배치된 역량이 있고 생산적인 인력이 있는 상황) 하에서 가장 최상의 건강 결과(health outcome)을 달성할 수 있는 인력을 의미한다. 의료인력에 있어서 중요하게 달성할 우선순위는 국가보건의료인력 정책 및 이에 대한 투자계획의 수립과 함께 국제적 원칙과 기준 및 데이터 체계를 구축하며 장기적인 비용을 산정하고 교육훈련 프로그램 활성화와 함께 의료인력 활용의 효과적 방안과 인력의 실적 향상을 위한 근거를 제시하는 것이 중요한 과제이다.

(3) 보건의료정보체계(Health information system) 요소에 있어 잘 작동하는 보건의료정보체계는 건강 결정요인과 보건의료체계 성과 및 스스로 건강 수준에 대하여 믿을 수 있고 적시에 생성되는 데이터 정보의 생산과 분석 및 전파를 보장할 수 있는 체계이다. 보건의료정보체계에 있어서 중요한 우선순위는 의료시설과 인구기반 정보에 대한 국가보건의료정보체계(national information system)의 마련과 보건의료정보 보고(reporting) 체계의 구축 및 강화된 국가 감염병 감시 및 대응역량(national surveillance and response capacity)의 확보 등이 있다. 그리고 성과의 추적과 보건의료정보의 기준과 방식 및 관리 도구(standards, method, and tools)의 확립과 함께 국가, 권역 및 글로벌 보건의료 데이터의 생산과 분석의 과제가 있다.

(4) 의료용품, 백신과 기술(Medical products, vaccines, and technologies) 요소에 있어서 잘 작동하는 보건의료체계는 양질의 안전하고 효율적이며 비용 효과적이고 과학적으로 근거가 있는 필수적 의료용품, 백신과 기술에 대한 공평한 접근성을 보장하는 체계이다. 이를 달성하기 위한 우선순위 요소들로는 의료용품, 백신과 기술에 대한 원칙과 기준 및 정책대안(norm, standards and policy option)들을 확립하는 것과 이들에 대한 조달체계의 구축 및 형평성 있는 접근성과 적절한 활용을 보장할 수 있도록 하는 것이 있다. 또한 질관리와 안전성의 확보 및 새로운 의료상품과 도구, 기준 및 정책지침의 개발과 시험 및 활용을 활성화할 수 있도록 하는 것 또한 중요할 수 있다.

(5) 보건의료재정(Financing) 요소에 있어서 좋은 보건의료재정체계는 보건을 위한 충분한 재원을 조성할 수 있으며 이를 통해 사람들이 필요한 의료서비스를 이용할 수 있고 재난적 재정위기나 의료비용 지불의 어려움으로 인한 빈곤으로의 추락으로부터 사람들을 보호할 수 있는 체계이다. 보건의료재정 요소의 중요한 우선순위는 국

가보건재정 정책을 구축하고 의료비용에 대한 위험분산(risk-pooling) 사전 지불(pre-payment) 체계를 마련하며 자국내 소득원(domestic source)으로부터 충분한 재원을 확보하고 효과적으로 재정을 사용하도록 하는 것이 있으며 의료비용 추계를 위한 정보의 가용성을 확보하는 것이 있다.

(6) 리더십과 거버넌스(Leadership and governance) 요소에 있어서 보건의료체계에 대한 전략적 정책 틀(strategyic policy framework)을 마련하고 효과적인 관리 감독(effective oversite)체계를 구축하는 가운데 적절한 규정과 인센티브의 제공 및 보건의료서비스 관리체계의 시스템 설계(system-design)와 책무성(accountability)의 보장 등이 중요하다. 리더십과 거버넌스에 있어 우선순위는 보건의료 섹터 정책과 체계를 수립하고 규제체계를 마련하며 보건의료체계의 성과 모니터링과 확인에 대한 책무성 체계를 확보하는 것이 중요할 수 있다. 또한 대내적으로 관계 부처와 민간분야 및 지역사회화의 효과적인 파트너십을 구축하는 가운데 대외적인 파트너들과 자국 국가 정책에 대한 더 나은 원조 조화 및 일치(harmonization and alignment)를 이루도록 하는 것이 중요할 수 있다.

[표 3-1] 보건의료체계의 구성요소를 증진하기 위한 우선순위

구성요소	우선순위
서비스 전달	패키지, 전달모형, 하부구조, 관리, 안전과 질, 보건의료 수요
보건의료인력	국가보건인력정책, 보건인력투자계획, 옹호, 기준, 표준, 자료
정보	보건의료기관과 인구 기반 정보와 감시 체계, 글로벌 표준, 도구
의약품, 백신과 기술	기준, 표준, 정책, 신뢰할 수 있는 조달, 접근의 형평성, 질
재정	국가보건재정정책, 보건지출 도구와 자료, 수가
리더십과 거버넌스	보건분야 정책, 조화와 지지, 감독과 규제

출처 : WHO(2007). p.14.

보건의료체계 접근에 관하여 6가지 구성요소 기반의 접근성에 대한 제한이 제기되고 있는 가운데, 이들 6가지 구성요소 간 상호 연계성(interconnectedness)과 상호작용(interaction)을 통한 보건의료체계 내에서의 역할이 강조되며, 6가지 구성요소의 중심에 보건의료의 수혜자이자 보건의료체계를 작동하게 하는 주체로서의 사람들(people)의 존재가 강조되고 있다(WHO, 2009, p.32). 이를 도식화하여 아래에 [그림 3-3]으로 제시하였다.

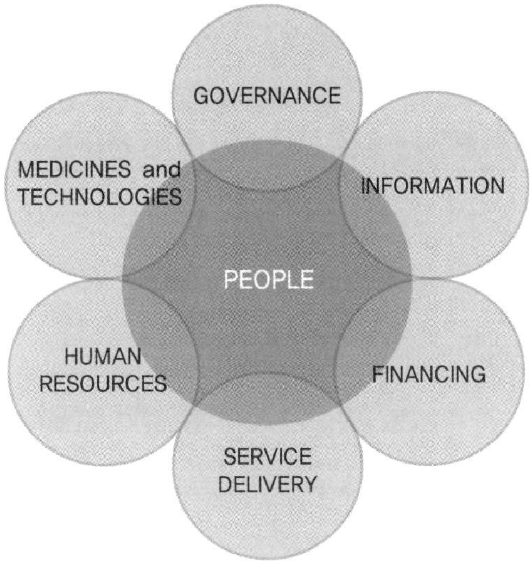

[그림 3-3] WHO 보건의료체계 구성요소의 상호관계

출처 : World Health Organization.(2009). Systems Thinking for Health Systems Strengthening. Geneva, Switzerland.. p.32.에서 발췌

2) 보건의료체계 강화 접근(Health System Strengthening, HSS)

국제보건에 있어서 2000년대 이래 중요시되고 있는 것은 보건의료체계 강화 접근(Health System Strengthening, HSS)으로서, 이는 보건의료체계 구성요소의 일부만을 강화하며 단기적 지원에 집착하기보다는 장기적으로 중·저소득국가에서 보건의료의 포괄적이고 지속 가능한 발전을 이루기 위해 강조되고 있다. 이에 따라 아동과 신생아 및 모성보건 증진을 위한 모자보건사업의 추진에 있어서 보건의료체계 강화의 접근을 통한 포괄적이고 근본적인 변화의 기반을 구축할 수 있는 접근이 강조되고 있기도 하다. 이를 위해 모자보건 증진을 위한 보건의료체계 강화 접근의 틀(Strengthening Health Systems to Improve MNCH Outcomes – a Framework)이 제시되고 있기도 하다. 이 틀에서는 모자보건 증진을 위한 보건의료체계강화의 접근에 있어서 보건의료섹터의 측면과 지역사회와 개별 가구(Households)의 영향을 제시하고 있다(그림 3-4).

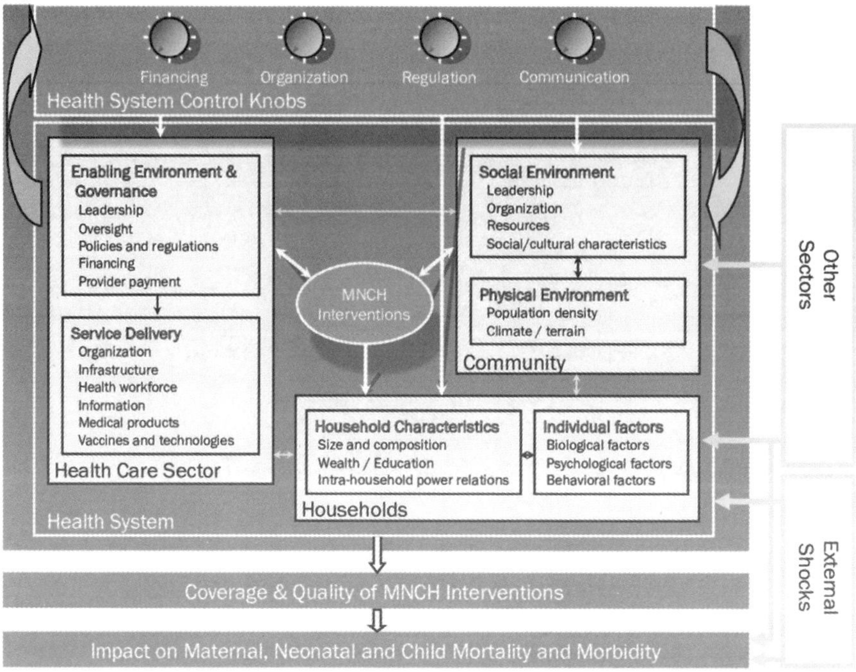

[그림 3-4] 모자보건 증진을 위한 보건의료체계 강화 접근의 틀

출처 : Alex Ergo, et al.(2011). Strengthening Health Systems to Improve Maternal, Neonatal and Child Health Outcomes: A Framework Acknowledgments. Washington DC. USA. p4.에서 발췌

3 보건의료 전달체계 및 일차보건의료와 지역사회기반의 접근

1) 보건의료서비스 전달체계

보건의료체계에 있어 중요한 구조적 측면 중 하나는 보건의료서비스 전달체계(health care delivery system)로서 여기에는 세 가지 수준인 일차 의료(primary care), 이차 의료(secondary care) 및 삼차 의료(tertiary care) 단계로 구성된다. 대부분의 저소득 및 중소득 국가는 인구 규모와 지리적 요소에 따라 세 단계 차원의 의료전달체계를 구축

하고 있다. 예를 들어 인구 5천명에서 1만명 마다 일차건강관리센터를 두고 각 구마다 2차 병원을 운영하며 3차 병원이 주로 대도시에 소재하도록 한다. 이들 국가에서는 의료인력 배치는 간호사나 조산사, 준의사 등이 보건의료체계의 최하위수준에 배치되고 의사는 상위 수준의 보건소나 병원에 배치되고 있다. 대부분의 고소득 국가에서 환자가 건강문제에 대하여 보건의료시설을 방문하여 처음 대면하는 사람은 의사이거나 보건진료소에 간호사를 배치하게 되는 경우는 간호사에 의해서 일차보건의료 서비스가 제공된다.

〈가나의 보건의료서비스 전달체계〉[3]

가나의 보건의료서비스 전달체계는 복합적 위계 체계로 구성이 되어 있으며 가나보건부 하에 3차 의료기관(Tertiary hostpial) 역할을 하는 대학병원(Academic hospital)이 있고 그 아래 주단위(regional)와 군단위(district) 및 하위 군단위(Sub-district)와 지역사회 보건구역(CHPS zone)으로 조직 구조가 이루어져 있다. 그리고 다시 지역사회에서 지역사회 자체와 가구, 가정, 가장 하위단위인 개인 단위로 이어지는 구조를 가지고 있다.

이 중 가나보건청(GHS)이 주단위, 군단위, 하위 군단위 보건 행정관리 역할을 담당하고 있으며, 지역사회의 보건체계인 지역보건체계(CHPS, Community Health Planning and Service)까지도 담당하고 있다(GHS, 2018). 개별 주에서는 주별로 주보건청(RHD, Regional Health Directorate)이 구성되어 역할을 담당하고 있으며 특정 주의 주보건청 산하에 개별 군단위와 하위 군단위를 해당 주의 주보건청이 관리하고 있다. 개별 군에서는 군보건국(DHO, District Health Office)이 구성되어 있어 해당 군(district)의 하위군 단위의 지역사회 보건소(Community Health Center) 및 지역사회 보건지소(CHPS Compound) 등을 관할하고 그 아래로는 보건지소에서 관할하는 지역사회보건요원(CHV)까지 관할하고 있으며, 해당 군 단위 보건사업에 대한 실질적인 관리와 지휘를 하고 있다. 다만 병원은 가나보건청 소속으로 주보건청(RHD) 지시 하에 감독과 관리를 받는 주립병원(Provincial hospital)이 주별로 있으며, 개별 군의 경우 여건이 허락하는 군에서는 군병원(district hospital)이 군보건국(DHO)의 지도와 감독 하에 운영되고 있다(Alhassan, 2017). 하위 군단위(Sub-district) 보건소 산하에는 지역사회단위(Community level)에서 지역보건 크리닉(community health clinic)이나 보건지소(CHPS compound)가 역할을 하고 있으며, 보건지소(CHPS compound)의 경우 많은 부분 예방적 활동 및 공중보건과 지역 보건 증진 활동을 하고 있으며, 임산부 관리 및 기초적인 산전관리와 산후관리 서비스 등에서의 역할에 있어서 중요한 역할을 담당하고 있다(Eni Foundation, 2017).

3) Global Health 101. p.97에서 발췌 인용

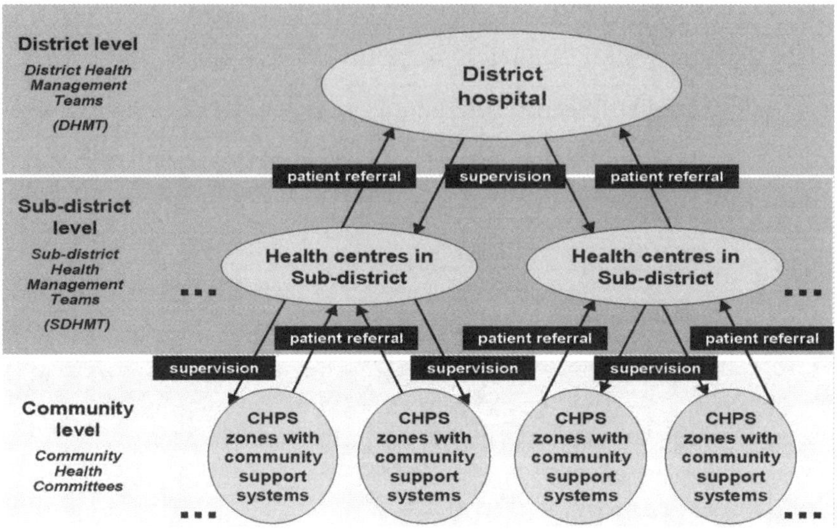

[그림 3-5] 가나 군단위 의료전원 및 지역보건 관리체계

출처 : Agbenyo, et al.(2017). p74.

2) 일차보건의료와 지역사회기반 보건 접근의 교훈

일차보건의료(Primary health care, PHC)는 1978년 WHO에 의해 알마아타 선언(Alma Ata Declaration)을 통해 하나의 정책 틀 내에서 인류 모두의 건강(Health for All)을 위해 제시되었던 주요한 개념이다. 일차보건의료의 기본 가치인 보편적 접근성(universal access), 형평(equity), 참여(participation) 및 부문 간 협력활동(intersectoral action)은 현재까지도 많은 국가의 건강증진과 적정기술 등 보건정책과정에서 중심을 이룬다. 일차보건의료의 접근은 알마아타 선언 이래 강조되어왔던 지역사회보건의료 접근을 강조하며 다양한 형태의 지역사회 보건요원(Community Health Worker, CHW)을 활용한 지역사회 기반 일차보건의료(Community Based Primary Health Care, CBPHC)의 개념으로 발전되어 제시되고 있다.

지역사회보건요원(CHW)은 간호사나 의사 등의 정규 의료인력이 아닌 지역주민 중 모종의 단기 교육을 이수한 일반인이 지정되어 역할을 하도록 하게 되는 인력을 의미한다.

지역사회보건요원(CHW)의 활용을 통한 접근은 일차보건의료에서 추구하고자 하는 지역사회 참여적인 지역사회기반 보건접근(Community Based Health Approach)의 일환이기도 하며, 이들을 통해 지역사회와 정규 보건의료체계(Former Health System)로서의 일차보건의료체계(Primary Health Care System)간에 연계가 이루어질 수 있도록 하는 개념으로 제시되고 있다(그림 3-6). 지역사회보건요원을 통한 접근은 일차보건의료체계의 일부로서 지역사회보건요원 하위체계(CHW Subsystem as a part of Primary Health Care System)가 된다(Earth Institute, 2010, p.21).

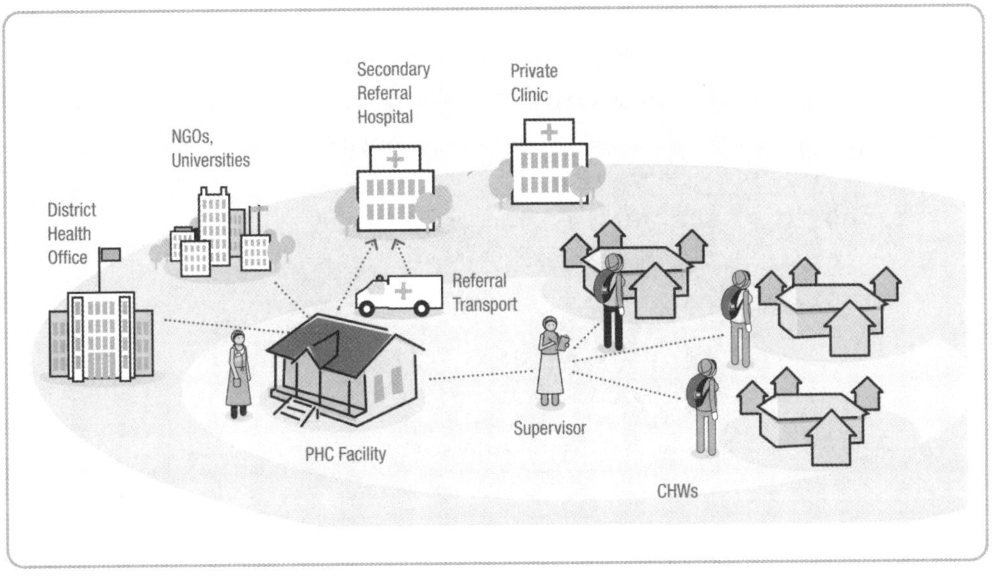

[그림 3-6] 일차보건의료체계의 일부로서 지역사회보건요원 하위체계

출처 : Earth Institute.(2010). One Million Community Health Workers. New York, USA. p. 21.에서 발췌

보건의료체계에 있어서 기초적인 기반의 개념으로 제시되었던 일차보건의료(PHC)가 알마아타 선언 30주년을 계기로 하여 새롭게 제시되고 있는 가운데 WHO 등에서는 사람 중심의 통합적 보건의료서비스(People-centered integrated health service)의 개념이 제시되고 있다. 이는 복합적인 만성질환의 증가와 고령화 등의 변화하는 국제보건 현황에 부응하는 방안으로 제시되고 있는 측면이 있다. 이미 개별 국가마다 통합적 의료서비스 제공체계가 마련되고 있는 가운데 기존의 의료체계가 병원 및 질환 중심으로 분절된

(fragmented) 의료서비스를 제공하고 있는 현실에서 향후에는 환자 중심, 예방 중심의 지속적이고 통합적인 의료서비스 체계로의 변화를 위한 모델로서 사람 중심의 통합적 보건의료서비스 제공체계(People-centered integrated health service system)의 개념이 [그림 3-7]의 예시처럼 제시되고 있다(김지은 외., 2015, 보건산업진흥원 보건산업 브리프 V. 186, p.1).

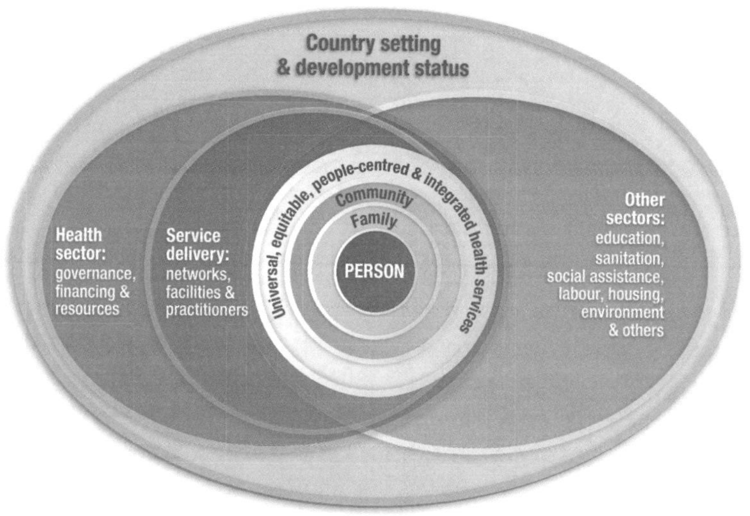

[그림 3-7] 사람 중심의 통합적 보건의료서비스 제공체계

출처 : World Health Organization.(2015). WHO global strategy on integrated people-centred health services 2016-2026. Geneva, Switzerland. p.10.

4 보편적 건강보장과 지속가능한 발전목표

1) 보건의료체계강화 접근과 지속가능한 발전목표

보건의료체계강화 접근은 지속가능한 발전목표(Sustainable Development Goals, SDGs)가 제시되고 나서 그 중요성이 더욱 강조되고 있다. 특히 질병 중심의 접근을 넘어서 개별 국가가 점진적으로 보건을 증진할 수 있는 구조를 갖추기 위해 보건의료체계 변혁적 접근을 하도록 더욱 강조되고 있다. 이는 기존에 제시된 보건의료체계의 6가지 구성요소의 개념을 넘어 보건의료서비스 전달체계 및 인구기반의 보건의료 정책 접근에 있어서 역할 및 보건의료 섹터 이외의 다른 섹터 분야와의 섹터 연계적 활동(Cross-sectoral action)의 중요성 또한 강조되고 있기도 하다. 이를 통해 양질의 보건의료서비스(quality service)와 보건 형평성(health equity) 등의 달성을 넘어 전체적으로 건강한 인구(healthy population)의 달성 등 보편적 건강보장(Universal Health Coverage, UHC)의 요소도 강조되고 있다(그림 3-8).

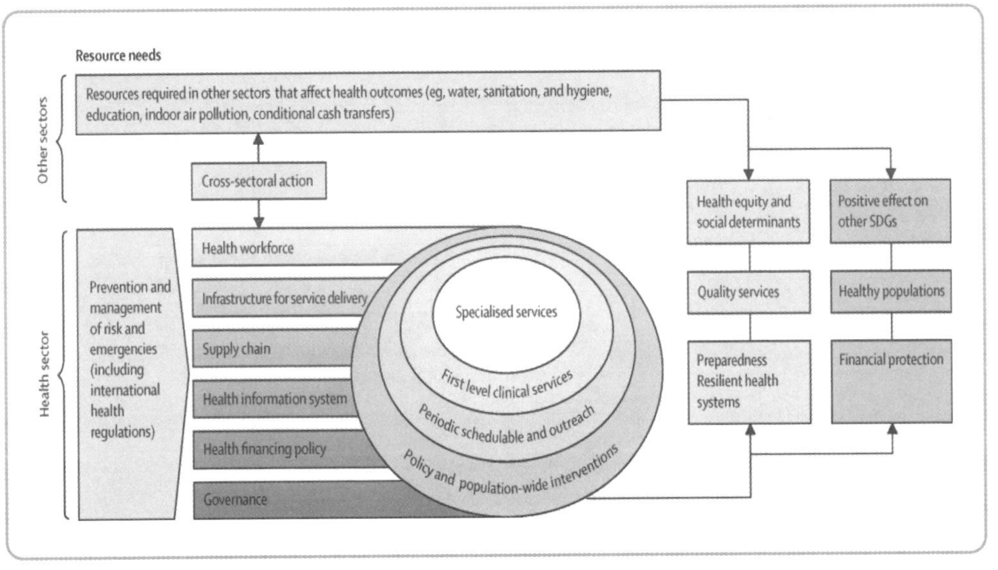

[그림 3-8] 지속가능한 발전목표(SDGs) 달성을 위한 변혁적 보건의료체계 접근의 틀

출처 : Karin Stenberg, et al. (2017), Financing transformative health systems towards achievement of the health Sustainable Development Goals. The Lancet Global Health 2017. 5, e879.

2) 보편적 건강보장의 개념과 보장성 확대의 노력

보편적 건강보장이란 필요한 양질의 의료서비스를 모든 사람이 재정적 부담이 없이 이용할 수 있도록 보장하는 것을 의미한다(WHO, 2010b). 보편적 건강보장의 달성에 가장 주요한 역할을 하는 보건의료체계 구성요소는 보건재정(Health financing)체계로서, 의료서비스에 대한 모든 사람에게 의료서비스 접근성을 형평성 있게 보장하고 의료의 질 향상으로 건강 수준 향상에 이바지하며, 재정적으로 과중한 의료비 부담으로부터 의료서비스 접근이 방해받지 않도록 이용자를 재정적으로 보호하게 되는데, 이를 통한 궁극적인 목적은 보편적 건강 보장성(universal health coverage)의 달성이다(WHO, 2010b). 건강 보장성(coverage)에 관한 접근의 세 가지 차원은 UHC 큐브로 표현되고 있는데(Busse, Schreyogg, Gericke, 2007) 큐브의 각 차원은 '보장이 되는 인구, 보장되는 의료서비스 범위, 그리고 재정적 보호 범위'이다(그림 3-9). UHC에 대한 보건재정은 저소득 및 중소득 국가에 대한 국제 공여기구[4]나 공적원조를 통한 기부금 자체가 안정적이지 않아 각 나라 정부의 일반예산의 역할이 중요해지고 있다(김교현, 2015).

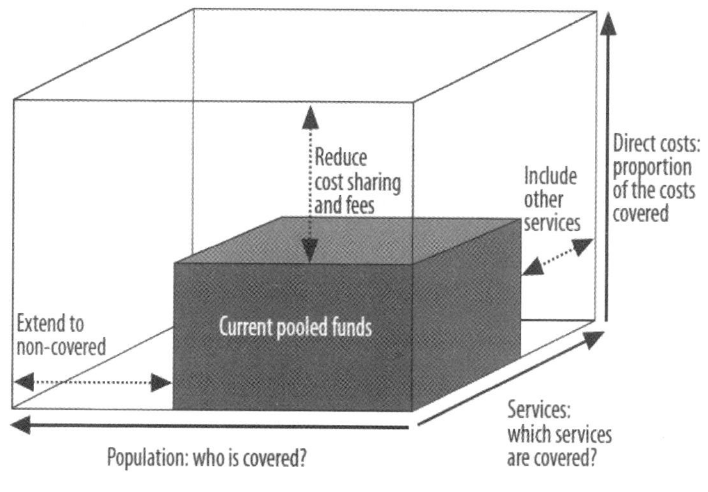

[그림 3-9] 보편적 건강보장(UHC) 확대를 위한 전략적 방향

출처 : WHO(2010b). p.12.

3) 보편적 건강보장을 통한 보건의료체계 강화의 SDGs 달성에 대한 기여

새천년개발목표 이후 국제연합의 지속가능한 발전목표(SDGs) 17개 중 3번 목표(SDG

4) 글로벌 펀드(Global Fund to Fight AIDS, Tuberculosis and Malaria), 세계백신연합(Global Alliance for Vaccine and Immunization, GAVI), 빌게이츠재단(Bill & Mellinda Gates Foundation) 등

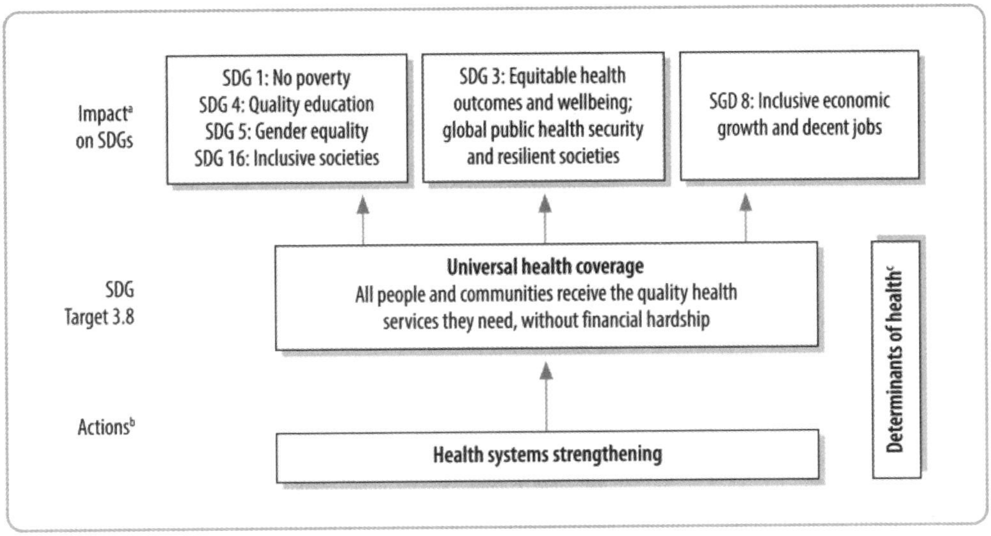

[그림 3-10] 보건의료체계 강화에 의한 UHC 달성

출처 : World Health Organization.(2017). Tracking Universal Health Coverage: 2017 Global Monitoring Report Geneva, Switzerland..p.xiii

3)는 건강한 삶의 보장과 모든 세대의 복지 증진인데, SDG 3번 목표 중 SDG 3.8번 세부목표가 보편적 건강보장의 달성을 목표로 제시하고 있다[5]. 좀 더 세부적으로는 SDG 3.8번 목표에서 UHC를 모니터링하고 평가하는 지표로서 두 가지는 보장지수(coverage index)와 재정보호(financial protection)지수이다. 보장지수는 필수의료서비스인 생식보건(Reproductive, maternal, newborn, and child care, RMNCH)·감염성질환·만성질환에 대한 보건의료시설 접근성, 보건의료인력의 밀도, 필수 의약품과 백신 접근성 및 국제보건규칙 이행 역량에 대한 것이다. 재정 보호는 의료비용부담으로 가계가 황폐해지는 인구 비율로부터 보건재정 보호 이행에 대하여 추적하기 위한 것이다(WHO, 2017, p.vi).

보편적 건강보장의 달성에 있어서 보건의료체계 강화는 건강의 결정요인을 향상하는 동시에 모든 사람과 지역사회에 양질의 보건의료서비스가 재정적 어려움이 없이 제공될

5) Target 3.8. Achieve universal health coverage, including financial risk protection, access to quality essential health-care services and access to safe, effective, quality & affordable essential medicines and vaccines for all. Indicator 3.8.1 on coverage of essential health services and 3.8.2 on the proportion of a country's population with catastrophic spending on health, defined as large household expenditure on health as a share of household total consumption or income. http://www.who.int/sdg/targets/en/

수 있도록 해주는 차원에서 보편적 건강보장의 달성에도 기여하게 된다. 나아가 건강보장의 달성은 일상적 생활을 위한 경제적 여력이 확보되도록 재정적 곤란의 해소를 통한 재정적 보호(financial protection)의 역할을 하기도 한다(WHO, 2017, p.xiii). 이를 통해 국가의 보건의료체계 강화 노력을 통한 UHC의 달성은 보건재정에 대한 보호뿐만 아니라 사회경제적 건강 결정요인의 향상과 함께 빈곤의 감소(SDG 1)와 양질의 교육보장(SDG 4), 성평등 기여(SDG 5)와 포용적 사회의 구현(SDG 16) 및 포용적 경제성장(SDG 8) 등 SDGs의 여러 다양한 목표 성취에 기여하게 된다.

5 국제보건사업의 효과성 증진을 위한 보건의료체계 강화 접근

1) 보건의료체계 강화(HSS)를 위한 국제보건사업 수행 전략

보건의료체계가 열악한 개발도상국에서는 일부 특정 질병을 중심으로 수직적(vertical)인 접근이 이루어지는 경향이 있다. 다만 최근에는 일차보건의료 증진과 보건의료체계 강화 등의 접근이 다시 강조되고 있는데 이를 수평적(horizontal) 접근이라 표현한다. 이에 반해 수직적 프로그램에 제공된 자원을 활용하여 포괄적인 예방과 치료 기반을 향상시키는 접근을 추진할때 이를 사선적 접근(diagonal approach)이라고 한다(Orenstein and Selb, 2016)[6]. 이러한 예는 소아마비 박멸 프로그램을 통해 실험실검사역량과 질병감시 및 cold chain 관리 등을 향상시킨 것과 서부 사하라 아프리카 지역에 국제 공여기구가 HIV/AIDS 프로그램을 수행할 때 보건의료체계의 역량이 함께 향상되는 성과 등이 대표적이다(Skolnik, p.103).

2) 보건의료체계 강화(HSS)와 원조 효과성

수직적 프로그램을 통한 보건의료체계 기여를 통해 수평적 프로그램이 강화되는 사선

6) ‘diagonal approach’는 세풀베다 등(Sepulveda, Frenk, and others)이 1980년~2005년까지 멕시코 보건의료체계를 활용하여 수행한 프로그램을 통해서 영아사망률 감소에 큰 영향력을 준 것을 설명하기 위해 사용되었다.

적 접근(diagonal approach)의 주요 내용은 달성하고자 하는 건강 성과를 출발점으로 하여 보건의료체계의 제한을 해소하고 효과적으로 서비스를 향상하는 것에 있다. 이는 보건의료체계의 특정 문제에 접근하면서 특정 건강문제에 대한 성과를 달성함과 동시에 일차보건의료의 주요 과제를 해소하고, 국가보건 전략과 계획 개발을 촉진하며 모니터링과 평가 틀을 견고하게 된다(WHO, 2007, p.27).

이 접근은 원조 효과성 향상을 위한 5개 원칙에도 기여한다. 이 다섯 가지 원칙은 협력국이 전략을 설정하여 빈곤감소와 제도개선 등을 하는 협력국의 주인의식(ownership), 공여국이 협력국의 목표에 원조 정책을 조율하여 협력국을 지원하는 원조조율(alignment), 다양한 공여국 간 원조 중복을 지양하기 위해 정책의 조화와 절차 간소화 및 정보를 공유하는 원조조화(harmonization), 협력국과 공여국이 국제개발의 성과에 초점을 맞추고 측정하는 성과 지향적 관리(management by results), 그리고 공여국과 협력국이 개발 성과에 있어 책임을 공유는 상호책임성(mutual accountability)이다. 따라서 국제보건 프로그램을 수행할 때에는 각 보건의료체계 구성요소별 원조 효과성을 높이기 위한 고려가 필요하다.

[표 3-2] 원조 효과성 원칙과 보건의료체계 강화 국제보건 프로그램의 관계

보건의료체계	국제보건프로그램	파리 원조 효과성 원칙
서비스 전달	질병 예방 및 관리	성과지향적 관리
보건의료인력	일차건강관리 프로그램	원조일치
보건의료정보	의료정보와 질병 감시	상호 책임성
의약품, 백신과 기술	사회적 결정요인 연구	성과지향적 관리
보건재정	의료기술평가, 질 표준과 규제	원조조화
리더십과 거버넌스	정책과 기획	주인의식

출처 : Dr. Elvira Beracochea. Evidence-based Global Health: Aid Effectiveness. JW Lee 5th Anniversary Symposium, JW LEE Center for Global Medicine. College of Medicine, Seoul National University. (December 21, 2017).

6 보건의료체계 강화 성공사례

1) 캄보디아 감염병 관리체계 강화

한국은 한국국제협력단(Korea International Cooperation Agency, KOICA)을 통해 캄보디아의 국가 감염병 역량강화 및 보건안보 증진 지원을 위해 캄보디아 글로벌보건안보구상(Global Health Security Agenda, GHSA) 로드맵 수립 및 3대 행동계획 이행 지원사업을 2017~1019년 3년간 300만불의 예산을 지원한 바가 있다. 이 사업은 캄보디아 내 증가하는 전염병 위험에 대한 대응역량을 확보하고 캄보디아 정부의 관련 정책 이행지원을 목적으로 하였다. 이 지원을 통해 캄보디아의 국가 감염병 관리역량을 강화하기 위해서 예방접종 인프라체계 강화와 함께 현장 역학조사 인력 등의 보건 및 방역 인력 교육에 대한 지원 및 진단검사 실험실 인프라 및 운영관리체계 역량 강화의 지원이 제공되었다. 진단검사 결과정보 보고체계(Laboratory Information System, LIS) 강화 내용도 추가로 구성되어 지원되었다.

이 사업은 감염병 관리에 대한 지원사업이었으나, 감염병 관리에 관한 국가 보건의료체계 강화의 역할이 포함된 사업이라고 할 수 있다. 보건의료체계 강화의 6가지 구성요소 측면 중에 보건의료인력 요소와 함께 백신과 기술(진단검사) 요소에 대한 지원이 제공되었다. 특히 감염병 진단검사 관리체계 강화를 통해 리더십과 관리 요소 차원에서의 지원이 이루어졌고 진단검사 결과 정보보고체계 강화를 통해 보건의료정보 요소 강화의 지원이 이루어졌다. 결과적으로 캄보디아 국가의 감염병 분야 보건의료체계 강화에 기여한 사업이었다고 할 수 있다.

[표 3-3] KOICA 캄보디아 GHSA 지원사업 개요

구분	내용
사업명	캄보디아 GHSA 로드맵 수립 및 3대 행동계획 이행 지원사업
사업기간	2017년~2019년(2년)
사업예산	총 300만불
수원기관 및 수행기관	수원기관: 캄보디아 보건부 등 수행기관: USAID 및 USCDC

사업 세부내용 및 성과목표	예방접종 행동과제	사업내용	콜드체인 유지관리 강화 취약계층의 예방접종 범위 확대
		성과목표	5개 취약지역 기본예방 접종률 80%
	인력개발 행동과제	사업내용	원-헬스(One-Health) 기반의 보건인력 신규교육 지원 원-헬스(One-Health) 관련 분야 인력구성 강화 (재직훈련 및 직전훈련 실시)
		성과목표	현장 역학조사관 양성과정 25명
	실험시설 체계마련 행동과제	사업내용	국제기준과 수준(IHR)에 부합하는 실험시설 지원 실험시설의 품질관리시스템(QMS) 지원 실험시설정보관리시스템(LIS) 활용 강화 국가보건시스템 기준에 맞는 혈액공급시스템 구축 항생제저항(AMR) 관리체계 개선 지원
		성과목표	총 22개 CPA 병원 LIS 확대 24개 실험실 QMS 외부평가 합격비율 80% 이상 4개 국립혈액센터 국내인증 획득 80% 이상
	모니터링	사업내용	공동 모니터링 기술지원(지식공유 활동)

출처 : 한국국제협력단.(2017). 캄보디아 GHSA 로드맵 수립 및 3대 행동계획 이행지원 사업 사업계요서(2017). p. 1~2(사업개요서에서 핵심요소 내용 발췌)

한국의 감염병 관리체계 강화에 대한 대 캄보디아 지원은 국가 진단검사 운영 체계 강화에 도움이 된 것으로 보이며 숙련된 역학조사 인력이 증가하는 등 역학조사 대응 역량의 강화에 이바지한 것으로 보인다. 또한, 기존에 캄보디아가 취약한 것으로 평가되었던 국가 백신 콜드 체인 체계 역량 등 예방접종 관리 운영 및 서비스 체계의 강화에도 의미있게 이바지한 것으로 보인다. 나아가 본 사업은 여러 가지 측면에서 의미가 있었는데 특히 2020년 이래 전 세계 범유행을 초래한 코로나19 상황에 캄보디아가 대비되었어야 할 분야에 대한 지원이 사전에 이루어진 측면은 그 의미가 크다고 할 수 있다. 그중에서도 코로나19 유행과 관련하여 본 사업으로 양성된 역학조사 전문가 인력이 활발하게 감염 의심자와 접촉자 추적조사 등의 대응에 이바지한 것은 의미가 큰 것으로 보이며 코로나19 대응에 중요한 진단검사 체계의 운영 역량의 확보는 매우 중요한 측면이 있었다.

본 사업은 감염병 관리에 대한 지원사업이긴 하였으나 감염병 관리에 있어서 국가 보건의료체계 강화의 역할이 포함된 사업이라고 할 수 있다. 특히 보건의료체계 강화의 6가지 구성요소 측면 중에 보건의료 인력요소와 함께 백신과 기술(진단검사) 요소에 대한 지원의 측면이 있다고 할 수 있다. 감염병 진단검사 관리체계의 강화를 통해 리더십과 관리 요소 차원에서의 지원이 이루어졌다고 할 수 있으며 지원요소 중 진단검사 결과정보 보고체계 강화의 경우 보건의료 정보요소 강화의 측면이 포함된 지원이었다고 할 수 있으며, 이를 통해 감염병 분야 측면에서의 국가의 보건의료체계 강화에 기여하는 사업이었다고 할 수 있다. 이외에도 기초적인 예방접종률 향상에 기여한 부분 또한 중요한 성과라고 할 수 있을 것으로 보인다. 이러한 지원은 특정 질병에만 국한된 것이 아니라 향후 캄보디아가 겪게 될 다양한 감염병 유행 상황에 대응하는 것에 있어서 지속 가능한 체계 구축이 이루어진 것에 의미가 큰 것으로 보이며, 일차 보건의료 차원에서도 중요한 영유아 기초예방접종에도 기여한 부분은 수직적 보건의 지원이 수평적 보건지원의 측면도 가지고 있어서 소위 말하는 사선적(diagonal) 접근이 구현된 사례라고도 할 수 있을 것으로 보인다.

7 보건의료체계 강화의 향후 도전과 과제

국제보건 분야에 있어서 보건의료체계 강화는 추상적인 개념이 아니며 실질적으로 중・저소득국가의 건강증진을 위한 지속가능한 여건이 조성되도록 필수적으로 이루어져야 할 중요한 과제이다. 다만 이는 비단 모자보건사업이나 감염병 등의 보건의료 분야의 세부 분야별 사업의 종류를 넘어 어떠한 보건의료 사업에서도 적용되고 노력이 이루어져야 할 주요한 접근이다. 다만 개별 지원사업 및 프로그램을 추진하는 과정에서 보건의료체계 강화는 추상적인 개념으로 남아 선언적으로 노력을 천명하는 것이 아니라 실제로 보건의료체계 강화의 여섯 가지 요소 영역의 강화에 해당 사업 및 프로그램이 균형있게 이바지하는지 고민하며 접근해야 할 필요가 있다. 특히 국제보건 분야의 중・저소득국가 지원사업이 단기적으로 성과를 달성한 후 사업의 종료와 함께 사업의 성과도 단발성으로 유지가 되지 않도록 하기 위해서는 보건의료체계 강화의 접근은 반드시 고려되고 세심하게 사업의 형성에 있어서 반영되는 노력이 이루어져야 한다.

보편적 건강보장에 있어서 보건의료체계의 여섯 가지 구성요소에 기반하는 보건의료체계 강화 접근을 기반으로 온전하게 포괄적인 건강보장의 달성을 이루기 위해 보건의료체계 강화의 접근이 포괄적이고 보편적인 보장성 강화의 달성에 기여할 수 있도록 하는 구체적인 노력이 이루어져야 할 것이다. 이는 개별적인 감염병 및 모자보건과 비감염성 만성질환 사업 등의 특정 질병 및 주제 분야 사업 목적의 구현과 상호 간에 배치되는 것이 아니며 해당 분야 사업이 궁극적으로 달성하고자 하는 목표의 달성과 확장적 구현에 기여하는 것을 상기해야 할 것이다. 다만 특정 질병 및 주제 분야 사업의 집중적인 구현과 포괄적인 보편적 건강보장성의 구현은 균형있게 노력이 기울여져야 할 필요가 있음으로 이에 대한 꾸준한 인식과 노력이 이루어져야 할 것이다.

세계적으로 유행하게 되는 코로나19 등의 신종감염병 대유행 및 기존보다 급격하고 광범위하게 발생과 유병률이 늘어나고 있는 만성병의 증가는 보건의료체계 강화의 접근에 새로운 도전을 주고 있다. 이는 기존에 중·저소득국가에서 주로 추진되어온 에이즈와 결핵, 말라리아 등 주요 감염병에 대한 관리사업 및 모자보건 증진을 위한 노력 등에 집중되었던 국제보건의 노력에 있어 새로운 부담과 도전을 주고 있다. 이러한 상황에서 보건의료체계 강화를 위한 노력은 새로운 도전을 맞고 있다고 할 수 있다. 다만 이러한 신종감염병의 대유행 및 중·저소득 국가에서의 고령화와 만성병의 급격한 증가는 기초적인 보건의료체계의 내재적 역량의 중요성을 더욱 부각하고 있다. 특히 코로나19 유행의 상황에서 국가의 기초적인 보건의료체계 여건의 중요성은 더욱 강조되고 있으며 만성질환의 확대에 있어서 중·저소득 국가에서의 일차 보건의료체계의 중요성 등은 더욱 강조되고 있다. 따라서 새롭게 부상하고 있는 보건의료적 도전과 과제들에 직면하여 보건의료체계 강화의 접근은 창의적인 접근과 노력을 통해 더욱더 중요하게 추진되어야 할 것이다.

요 약

1. 보건의료체계는 건강의 증진과 회복, 유지를 목적으로 하는 모든 조직과 인력 및 활동으로 구성된다.
2. 보건의료체계의 여섯 가지 구성요소는 서비스 전달체계, 보건의료인력, 보건의료정보, 의약품과 백신 및 기술, 보건재정 및 리더십과 거버넌스이다.
3. 여섯 가지 구성요소의 중심에서 보건의료체계를 작동하게 하는 주체로서 강조되고 있는 존재는 보건의료체계의 수혜자인 사람들이다.
4. 일차보건의료(Primary health care)는 1978년 세계보건기구에 의해 알마아타 선언(Alma Ata Declaration)을 통해 하나의 정책 틀 내에서 인류 모두의 건강(Health for All)을 위해 제시되었던 주요한 개념이다.
5. 일차보건의료의 기본 가치는 보편적 접근성(universal access), 형평(equity), 참여(participation) 및 부문 간 협력활동(intersectoral action)이다.
6. 보건의료체계 강화(Strengthening health system)는 지속가능한 발전목표(Sustainable Development Goals)가 제시되고 나서 개별 국가가 점진적으로 보건을 증진할 수 있는 구조를 갖추기 위해 보건의료체계의 변혁적 접근을 하도록 강조되고 있다.
7. 보편적 건강보장(Universal Health Coverage)이란 필요한 양질의 의료서비스를 모든 사람이 재정적 부담이 없이 이용할 수 있도록 보장하는 것을 의미한다.
8. 보편적 건강보장의 달성에 가장 주요한 역할을 하는 보건의료체계 구성요소는 보건재정(Health financing)으로 모든 사람에게 의료서비스 접근성을 형평성 있게 보장하고 의료의 질을 증진하여 건강 수준 향상에 이바지하며 재정적으로 과중한 의료비 부담으로부터 의료서비스 접근이 방해받지 않도록 보호하는 것이다.
9. 보건의료체계 강화를 위한 사선적 접근(diagonal approach)은 특정 건강문제에 대한 성과를 달성함과 동시에 일차보건의료의 주요 과제를 해소하는 것이다.
10. 우리나라가 저개발국가 보건의료체계를 강화한 대표적인 성공사례로 캄보디아 국가 감염병 역량강화 및 보건안보 증진 지원 사례가 있다.

연습문제

1. 보건의료체계의 구성요소와 각 요소를 증진하기 위한 우선순위 내용을 제시하시오.
2. 보건의료체계의 여섯 가지 구성요소별 핵심지표를 제시하시오.
3. 지역사회 기반 1차 보건의료 접근의 개념과 역할을 설명하시오.

참고문헌

김교현(2015). 보편적 건강보장을 위한 WHO 보건재정 회의 소개. *HIRA 정책동향, 9*(3), 98-113.

김지은, 황준원, 박재산(2015). 의료비 절감을 위한 국내・외 통합적 서비스제공체계(Integrated Health Care)에 대한 국가 간 비교분석 국민건강경제정책실 의료정책팀 *보건산업진흥원 보건산업 브리프 V. 186*, 1-23.

배상수, 공중보건체계의 개념과 발전과제, 보건행정학회지 2016;26(4):246-255

신영수, 김용익 외(2017). 의료관리, 서울대학교 출판문화원.

한국국제협력단, KOICA (2017), *'KOICA-GHSA 로드맵 수립 및 3대 행동계획 이행지원 사업' 사업개요서*. 한국국제협력단. http://odakorea.go.kr

Agbenyoa F, Nunbogua A, Dongzagla A. Accessibility mapping of health facilities in rural Ghana. *J of Transport & Health, 2017;6*(9):73-83

Alex Ergo, Rena Eichler, Marge Koblinsky, Nirali Chakraborty.(2011). *Strengthening Health Systems to Improve Maternal, Neonatal and Child Health Outcomes: A Framework Acknowledgments*. Washington DC. USA

Busse R, Schreyogg J, Gericke C.(2007). *Analyzing changes in health financing arrangements in high-income countries: A comprehensive framework approach*. HNP. https://openknowledge.worldbank.org/handle/10986/13711

Earth Institute.(2010). *One Million Community Health Workers: Technical Task Force Report*. New York, USA. https://chwcentral.org/resources/one-million-community-health-workers-technical-task-force-report/

Eni Foundation. (2017). Ghana Healthy Mother and Child Project, Eni Foundation Homepage. Available from: https://www.eni.com/enifoundation/en_IT/where-we-operate/ghana.page [Accessed 19 Nov 2021]

Ghana Health Service. The Health Sector in Ghana Facts and Figures, Accra, 2018.

Karin Stenberg, Odd Hanssen, Tessa Tan-Torres Edejer, Melanie Bertram, Callum Brindley, Andreia Meshreky, James E Rosen, John Stover, Paul Verboom, Rachel Sanders, Agnès Soucat.(2017), *Financing transformative health systems towards achievement of the health Sustainable Development Goals*. The Lancet Global Health, 2017. 5, e875-e887

Kieny MP, Bekedam H, Dovlo D, Fitzgerald J, Habicht J, Harrison G, Kluge H, Lin V, Menabde N, Mirza Z, Siddiqi S, Travis P. (2017). Strengthening health systems for universal health coverage and sustainable development. *Bull World Health Organ. 2017 Jul 1*;95(7):537-539. doi: 10.2471/BLT.16.187476. Epub 2017 Apr 7. Erratum in: Bull World Health Organ. 2017 Aug 1;95(8):608. PMID: 28670019; PMCID: PMC5487973.

Orenstein A, Seib K.(2016). Beyond vertical and horizontal programs: a diagonal approach to building national immunization programs through measles elimination. *Expert Review of Vaccines, 15*(7), 791–793. http://dx.doi.org/10.1586/14760584.2016.1165614

Skolnik, R.(2011). Chapter 5. An Introduction to Health Systems. in *Global Health 101.*(2nd Ed.). Jones & Bartlett Learning: Burlington, MA.

WHO(2017). *Tracking Universal Health Coverage: 2017 Global Monitoring Report.* Geneva, Switzerland. http://www.who.int/healthinfo/universal_health_coverage/report/2017_global_monitoring_report.pdf?ua=1.

WHO(2015). WHO global strategy on integrated people–centred health services 2016–2026. Geneva, Switzerland. https://interprofessional.global/wp-content/uploads/2019/11/WHO-2015-Global-strategy-on-integrated-people-centred-health-services-2016-2026.pdf

WHO(2010a). *Monitoring the building blocks of health systems: A handbook of indicators and their measurement strategies.* Geneva, Switzerland.

WHO(2010b). *The World Health Report, Health Systems Financing: The path to universal coverage.* Geneva, Switzerland.

WHO(2009). Systems Thinking for Health Systems Strengthening. Geneva, Switzerland. https://www.who.int/alliance-hpsr/resources/9789241563895/en/

WHO(2007). *Strengthening health systems to improve health outcomes: WHO's framework for action.* Geneva, Switzerland. http://www.who.int/healthsystems/strategy/everybodys_business.pdf

PART

IV

국제보건과 재난, 난민, 강제 이주민과 인도적 지원

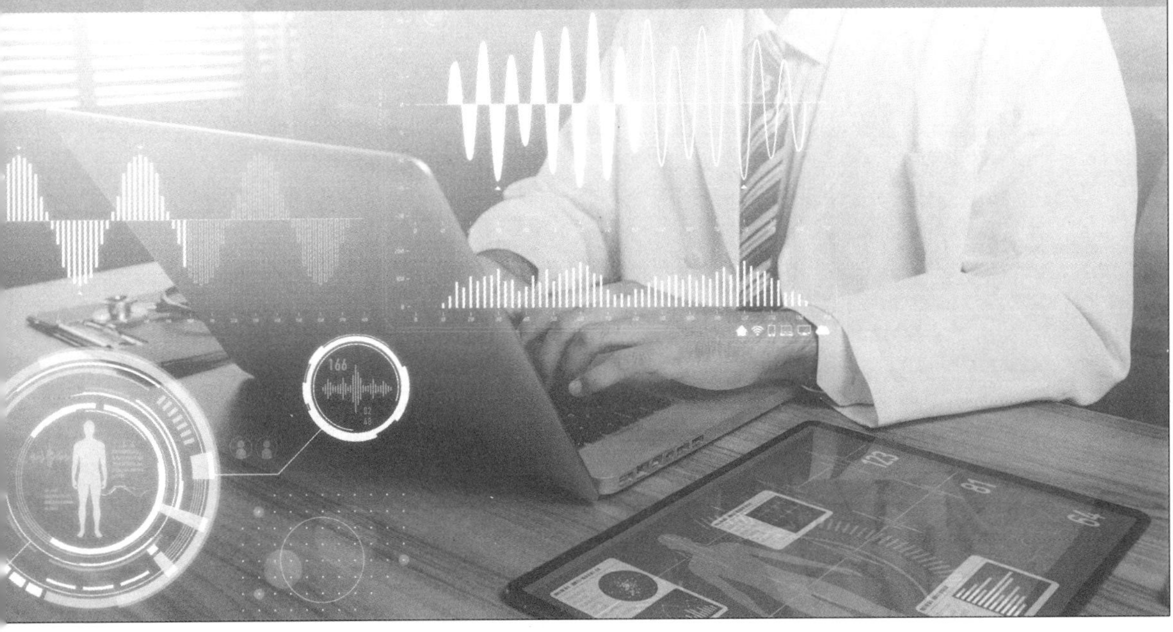

제4장

국제보건과 재난, 난민, 강제 이주민과 인도적 지원

학습목표

1. 재난과 난민 및 강제 이주민의 개념과 현황을 설명할 수 있다.
2. 난민과 강제 이주민의 보건의료 요구를 설명할 수 있다.
3. SDG3에서 인도적 지원 관련 지표와 현황을 설명할 수 있다.
4. 한국의 난민과 강제 이주민에 대한 인도적 지원 방안을 제시할 수 있다.

약 어

IDP Internally displaced person
HDP Humanitarian-development-peace Nexus
IOM International Organization for Migration
UNHCR United Nations High Commissioner for Refugees
UNDP United Nations Development Programme
UNICEF United Nations Children's Fund
WFP World Food Programme
FAO Food and Agriculture Organization
IFRC International Federation of Red Cross and Red Crescent Societies
OECD-DAC Organization of Economic Cooperation and Development-Development Assistance Committee
SDGs Sustainable Development Goals
KDRT Korea Disaster Response Team
INSARAG International Search and Rescue Advisory Group

1 서론

재난(Disaster)에 대한 정의가 과거에는 홍수, 지진과 같은 대규모의 자연재해를 지칭하는 것이었으나, 현대 사회에 들어와서는 대규모의 인위적 사고의 결과가 자연재해를 능가함에 따라 재난은 자연재해와 인위재난(manmade disaster)을 포괄하는 개념으로 사용되고 있다. 큰 규모의 자연재해가 원인이거나 규모와 상관없이 인간의 행위가 원인이 되어 발생된 사고로 생활환경이 불리한 방향으로 급작스럽게 변화하거나 막대한 인명과 재산 피해를 줄 수 있다 이로 인해 때로는 기존의 질서와 기능이 상실되고 사회적 파급효과가 큰 현상으로까지 발전할 수 있다.

재난은 일반적으로 중앙과 지방정부의 일상적인 절차나 지원을 통하여 관리될 수 없는 심각한 대규모의 사망자, 부상자, 재산손실을 발생시키는 것으로 자연재난의 경우 보통 예측 가능성이 없이 갑작스럽게 발생하는 것이 특징이다. 재난의 규모나 강도가 비슷하더라도 개별 국가의 재난 관리 역량에 차이가 있어 선진국과 개발도상국에서의 인명 피해나 재산손실 등의 피해가 많이 달라질 수 있다. 최근 신종감염병인 코로나19의 대유행에서 경험하듯이 이러한 감염병은 어느 한 지방이나 국가에 국한되지 않고 여러 지역과 국가들에 영향을 끼칠 수 있기 때문에, 재난 발생 시 국제적인 공조나 대응에 대한 필요가 제기된다.

우리나라는 1992년 12월 「난민의 지위에 관한 협약(Refugee convention」 및 동 협약 의정서(protocol)에 가입한 이래 「출입국관리법」에서 난민에 관한 인정절차를 규율하고 있었으나, 다른 선진국에 비해 난민을 충분히 받아들이고 있지 아니하여 국제사회에서 그 책임을 다하고 있지 못하고, 난민 인정 절차의 신속성, 투명성, 공정성에 대하여 국내외적으로 지속적인 문제 제기가 있었다. 그리고 난민신청자(Refugee applicant)가 최소한의 생계를 유지할 수 있는 수단이 봉쇄되어 있고, 난민 인정을 받은 자도 난민의 지위에 관한 협약이 보장하는 권리 조차 누리지 못하는 등 난민 등의 처우에 있어서 많은 문제점이 제기되어 「난민의 지위에 관한 협약」 등 국제법과 국내법의 조화를 꾀하고, 인권선진국으로 나아가는 초석을 다지기 위하여 2012년 2월 난민법[7]을 제정하였다. 난민(Refugee)이란 인종, 종교, 국적, 특정 사회집단의 구성원인 신분 또는 정치적 견해를 이유로 박해를 받을 수 있다고 인정할 충분한 근거가 있는 공포로 인하여 국적국의 보호를 받을 수 없거나 보호받기를 원하지 아니하는 외국인 또는 그러한 공포로 인하여 대한민국에 입국하기 전에 거주한 국가(이하 "상주국"이라 한다)로 돌아갈 수 없거나 돌아가기를 원하지 아니하는 무국적자인 외국인을 말한다[8]. 강제 이주민(Internally displaced persons)은 무장 분쟁이나 무분별한 폭력상황과 인권유린 및 각종 재해 등의 피해 영향

---

7) [법률 제11298호, 2012. 2. 10., 제정, 2013.07.01. 시행]

8) [법률 제14408호, 2016. 12. 20., 일부개정, 2016.12.20. 시행] 제2조

으로 인해 자신의 일상 거주지에서 강제 또는 의무적으로 도피하거나 떠나게 되었으나 국제적으로 인정된 국경을 넘지는 않은 사람들을 의미한다[9].

각종 재난으로 인해 발생할 수 있는 문제 중의 하나가 난민과 피난민의 발생에 있다. 이러한 현상은 자연재해보다는 인위적인 재난 시 더 문제가 되는데, 현대 사회가 발달할수록 자연재해에 대응하는 능력은 발전하고 있지만, 인위적인 재난의 발생 양상은 더 악화하고 있는 상황이다. 따라서 재난의 유형과 재난으로 인해 발생하는 난민이나 이주민들의 인권, 보건 문제 및 이들에 대한 인도적 지원 방식에 대해 알고 있는 것이 중요하다.

2 재난의 유형과 재난단계별 보건의료 요구

1) 재난의 유형

재난을 발생 형태별로 나누면 급성 발생(rapid onset)과 만성적 발생(slow onset)으로 나눌 수 있고, 자연재해와 인적 재해로 구분할 수 있다. 지진, 태풍, 감염병의 대유행, 홍수, 산업재해 등이 급성 발생의 대표적인 재난 형태이고 가뭄, 기근, 오염, 난민과 강제 이주민 등이 만성적으로 발생하는 재난의 예이다. 재난 발생 시 규모나 세기가 지역사회나 국가가 대응하거나 관리할 수 있는 능력이나 범위를 넘어갈 때는 국제사회에 협력을 통해 대응하게 되는데, 재난에 따라 다르지만, 재난 발생 후에 시기별로 재난의 특성이나 그에 따르는 대응 방식도 달라질 수 있다. 재난 발생 후의 시기별 특성과 보건 분야의 대응 방식은 다음과 같다.

(1) 재난 후 응급 시기(Emergency Phase)

대체로 재난 발생 후 1주일간을 응급 시기로 보는데, 이때 가장 많은 사상자가 발생하고 피해가 크기 때문에, 구호 활동이 최우선으로 이루어져야 한다. 부상자나 치료나 수술이 필요한 사람들에게 적절한 응급 치료를 제공하고, 주로 임상적 활동이 주로 이루어지

9) https://www.unhcr.org/internally-displaced-people.html (Accessed on 23rd, December 2021)

게 된다.

(2) 응급 후 시기(Post emergency phase)

응급상황이 지난 뒤 약 3개월간을 이 시기로 보는데 보건 분야에서는 이 재난과 관련된 상황을 분석(situation analysis)하고, 피해 정도나 향후 대책을 세우기 위해 재난 상황에 대한 정확한 진단이 필요하다. 재난 후유증으로 전염병이 확산할 수 있기에 전염병 관리가 필요하다.

(3) 장기적 시기(Long term phase)

재난 대응 면에서는 이 시기가 가장 중요한데, 보건 의학적으로는 재난으로 인해 질병이나 외상을 입은 사람들의 건강증진 프로그램을 활성화하고, 재난으로 인한 장애인들의 재활서비스 제공으로 사회에 복귀할 수 있게 도와주어야 한다.

생존자라고 하더라도 재난 후 심리적 증상(Post Traumatic Syndrome)을 겪게 되는 사람이 많아서 이들을 위한 프로그램도 진행하며 육체적 장애가 온 사람들을 위해서는 재활 사업도 병행하는 것이 필요하다. 지역사회에서는 예방접종 사업을 활성화하고, 깨끗한 마시는 물 개발과 환경개선도 필요한 경우가 많다. 전쟁이나 종교적, 인종적 갈등으로 인한 재난일 때는 난민이나 강제이주자들이 많이 발생하게 되어 이들을 위한 구호 사업이나 다양한 프로그램도 준비하여 시행하여야 한다. 재난 후에 정상적인 사회로의 복귀를 위해서는 일시적인 구호 활동보다는 주민들이나 지역사회를 위한 경제발전 프로그램을 운영하는 것이 필요하며, 또 자연재난이면 미리 예방하도록 하거나, 재난 발생 시 대처 방법 등에 대해 주민들에게 훈련하거나 시스템으로 만드는 것도 고려되어야 한다.

2) 재난의 단계별 보건의료 요구

난민과 강제 이주민의 건강에 대한 보고서(WHO, 2018)는 두 가지 단계로 구분하여 보건 요구에 대응하라고 하고 이를 아래 [표 4-1]에 간략히 제시하였다.

첫째, 난민과 강제 이주민이 도착하게 되면 기저질환, 임신, 악성 종양 등에 대하여 주의가 필요하다고 한다. 이외에도 일반적인 감염과 영양부족으로 건강과 질병 상태가 악화되었을 수 있으므로 식별을 하고 도착 즉시 집중 치료를 제공해야 한다. 상당한 기간 여정이 있었던 경우에는 폭력이나 학대 및 감금과 부적절한 위생 등으로 피부질환, 신체 부상, 탈수, 위장관 질환, 호흡기 질환 등이 많다고 한다.

둘째, 난민과 강제 이주민에게 발생할 수 있는 장기적인 건강 문제와 보건 요구는 보건의료서비스의 연속성 있는 제공의 중단이나 보건의료서비스의 이용을 감소시키는 문화적 언어적 장애 요소들이다. 강제 이주민의 보건의료 건강문제들은 다른 인구집단들에 비해 그들이 처한 취약한 거주 및 경제 상황으로 인하여 더 나쁜 건강 결과를 경험하는 경향이 있다(Cantor et al, 2021). 이들에 대해서는 의료서비스에 대한 접근성 개선을 포함하는 인도적 지원 프로그램 중재를 통해서 보건의료 요구를 충족시키는 전략이 필요하다.

[표 4-1] 난민의 체류 단계별 건강 문제의 우선순위

도착 단계	장기 체류 단계
급성 감염(위장관 및 비뇨기계 감염, 안과 및 호흡기계 감염)	보호시설 내 접근이 가능한 의료시설 부족
보건학적으로 중요한 감염성 질병(예, 결핵)	난민이나 강제 이주민의 시설 이동으로 인한 가용한 의료서비스의 중단
백신으로 예방 가능한 질병	백신이나 치료 기록의 분실
피부 질환	일반적인 진료, 통합적인 진료서비스 문제
임신으로 인한 문제	제공되는 의료와 관련된 사회문화적 이슈
인신매매, 성폭력으로 인한 신체 손상의 결과	고문과 외상 피해자들
외상 후 스트레스와 우울을 포함한 정신적 문제	고아가 된 미성년자, 가족 분리의 문제

출처: WHO(2018). pp.79-81.

3 지속가능한 발전목표와 인도적 지원

지속가능한 발전을 위한 2030 아젠다는 2015년 9월 유엔 총회(A/RES/70/1)가 '어느 누구도 뒤에 남겨 두지 말라(leaving no one behind)'고 결의한 것을 정부 간 협상으로 채택한 결과물이다. 인도주의(humanitarian)-발전(development)의 개념은 일찍이 1990년대 학자들 사이에서 주장되었고 정부와 비정부 이해관계자의 개발과 인도주의적 의무 사이의 경계가 모호해지게 되었다(Blind, 2019). 아래 [그림 4-1]은 Blind(2019)가 인도

적 지원과 개발에 대한 관계를 설명하기 위하여 유엔 보고서에서 제시한 그림으로 맥락(context)은 개인, 가구, 지역사회 및 기관들이 서로 다른 도전들을 생성하게 되는 인도주의적 위기 상황을 의미하고, 분쟁(conflict)은 오랫동안 인도주의나 개발 활동가들의 관심 대상이며, 우발상황(contingency)은 인도주의와 개발 실행 의제의 일부가 되고 있으며, 인프라, 소비 및 생산, 도시계획, 지역사회 역량 강화 및 복원력 구축 등 보다 구조적이고 횡단적인 영역을 포함한다.

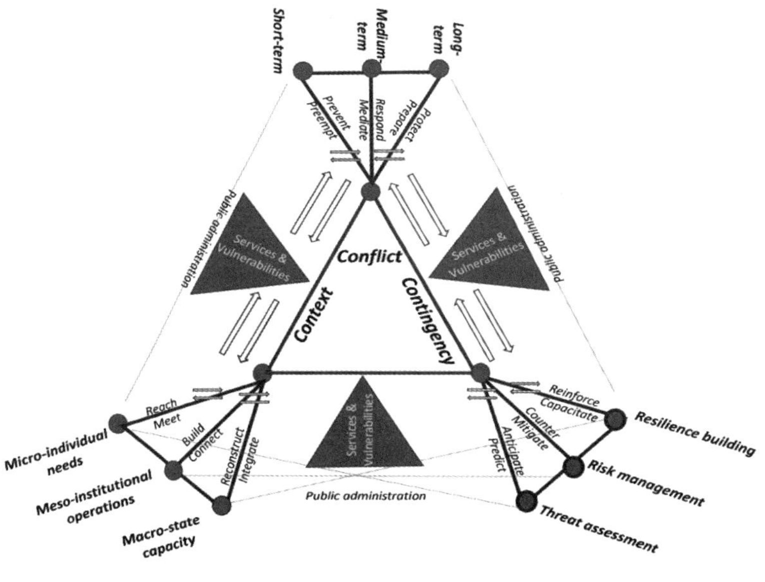

[그림 4-1] 맥락-분쟁-우발상황에서 인도주의와 개발 연계 모델

출처: Blind, P.K.(2019). p.4. https://www.un.org/esa/desa/papers/2019/wp160_2019.pdf

1) 인도적 지원 관련 SDGs 세부목표(Targets)

인도적 지원과 관련된 SDGs와 관련 Target은 아래 [표 4-2]와 같다. SDG 1의 세부목표 1.5와 관련하여 취약 인구집단과 취약한 상황의 복원력을 2030년까지 강화하는 것이고 SDG 2의 세부목표 2.1과 관련하여 특히 영아에게 안전하고 충분한 영양을 성장발달을 고려하여 제공하는 것과 2.2 관련하여 모든 형태의 영양부족을 2030년까지 종식하

는 것이다. SDG 3의 세부목표 3.3을 2030년까지 달성하기 위하여 후천성면역결핍증과 결핵, 말라리아, 소외 열대성 질병, 간염, 수인성 질병과 전염성 질병들을 종식하고 세부목표 3.4 관련하여 국내와 글로벌 보건위기관리 및 위험감소와 조기경보 등 저개발국가의 역량을 강화하는 것이다. SDG 5의 세부목표 5.2 관련 여성과 소녀 대상의 인신매매나 성적 착취와 폭력을 근절시키는 것, SDG 11의 세부목표 11.5 관련 국민총생산 대비 물 관련 재난으로 인한 직접적인 경제적 손실로부터 빈민과 취약계층을 보호하여 사망자와 피해자 수를 현저히 감소시키는 것이다. SDG 13의 세부목표 13.2는 기후 관련 위해나 자연재난으로부터 복원력을 강화하는 것이고 SDG 16의 16.1은 모든 유형의 폭력과 사망을 현격히 감소시키는 것이다.

[표 4-2] 인도주의와 관련된 SDGs와 세부목표

SDGs	Relevant Targets
Goal 1 End poverty in all its forms everywhere	1.5 By 2030, build the resilience of the poor and those in vulnerable situations and reduce their exposure and vulnerability to climate-related extreme events and other economic, social and environmental shocks and disasters
Goal 2 End hunger, achieve food security and improved nutrition and promote sustainable agriculture	2.1 By 2030, end hunger and ensure access by all people, in particular the poor and people in vulnerable situations, including infants, to safe, nutritious and sufficient food all year round
	2.2 By 2030, end all forms of malnutrition, including achieving, by 2025, the internationally agreed targets on stunting and wasting in children under 5 years of age, and address the nutritional needs of adolescent girls, pregnant and lactating women and older persons
Goal 3 Ensure healthy lives and promote well-being for all at all ages	3.3 By 2030, end the epidemics of AIDS, tuberculosis, malaria and neglected tropical diseases and combat hepatitis, waterborne diseases and other communicable diseases.
	3.d Strengthen the capacity of all countries in particular developing countries, for early warning, risk reduction and management of national and global health risks
Goal 5 Achieve gender equality and empower all women and girls	5.2 Eliminate all forms of violence against all women and girls in the public and private spheres, including trafficking and sexual and other types of exploitation

Goal 11 Make cities and human settlements and inclusive, safe, resilient and sustainable	11.5 By 2030, significantly reduce the number of deaths and the number of people affected and substantially decrease the direct economic losses relative to global gross domestic product caused by disasters, including water-related disasters, with a focus on protecting the poor and people in vulnerable situations
Goal 13 Take urgent action to combat climate change and its impacts	13.1 Strengthen resilience and adaptive capacity to climate related hazards and natural disasters in all countries
Goal 16 Promote peaceful and inclusive societies for sus-tainable development, provide access to justice for all and build effective, accountable and inclusive institutions at all levels	16.1 Significantly reduce all forms of violence and related death rates everywhere

출처: Blind(2019). pp.7-9.

2) 난민과 강제 이주민의 글로벌 현황

유엔난민고등판무관실(UNHCR)이 2019년 난민을 지원하는 수는 약 2,070만 명이고[10] 강제 이주민은 2020년 말 기준 4.8백만 명이다[11]. UNHCR의 통계에 의하면 2020년 말 기준으로 난민과 팔레스파인 난민, 강제 이주민, 피난처 수용자는 약 8천 2백만 명(베네수엘라 해외 강제이주민 수 제외)이라고 한다(그림 4-2). 특이할 점은 난민과 베네수엘라 강제 이주민들의 86%를 개발도상국들이 수용하고 있고 이들의 73%를 국경이 인접한 국가들에서 받아들이고 있다. 난민의 3분의 2 이상은 주로 5개 국가에서 발생하는데 미얀마(5%), 남수단(9%), 아프가니스탄(11%), 베네수엘라(16%), 그리고 시리아(27%)이다(UHNCR, 2021a, 2021b).

강제 이주민이 발생한 주요 5개 국가는 [그림 4-3]과 같이 시리아, 베네수엘라, 아프가니스탄, 남수단, 미얀마이고 이들을 수용한 국가들은 주로 국경을 인접한 터키, 콜롬비아, 파키스탄, 우간다와 독일이었다(UNHCR, 2021c). UNHCR은 이들에 대한 지원을 조정하기 위하여 클러스터 방식을 사용하는데, 여러 기관이 협력하여 보호소(Shelter),

10) https://www.unhcr.org/refugees.html (Accessed on 23rd, December 2021)

11) https://www.unhcr.org/internally-displaced-people.html (Accessed on 23rd, December 2021)

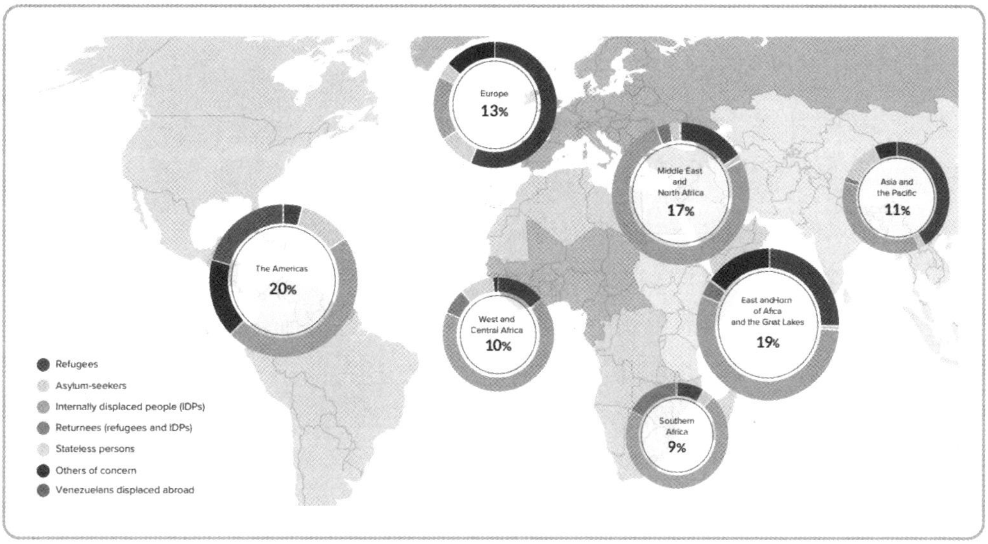

[그림 4-2] 글로벌 난민과 강제 이주민 등 분포

출처 : UNHCR(2021). Global Report 2020. p.10. https://www.unhcr.org/figures-at-a-glance.html

의료, 캠프 관리 및 보호(protection) 같은 지원 영역을 설정하고 지원하는 것이다. 이 접근은 1991년 유엔 총회 결의(46/182)로 시작된 국제인도적 조정체계이고 2005년 예측 가능성과 책무성 및 파트너십 증진을 위한 "인도적 개혁 의제(Humanitarian Reform Agenda)"로 이 접근 방식이 소개되었다.

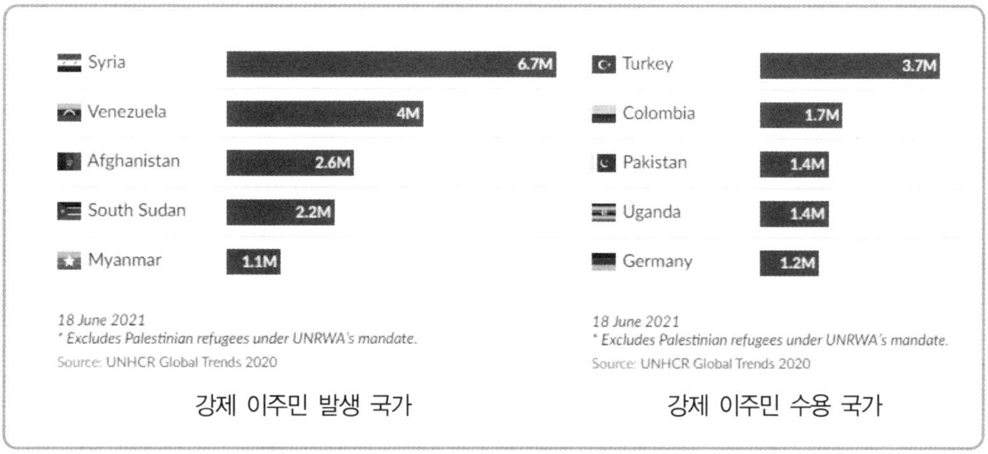

[그림 4-3] 강제 이주민 발생 국가와 수용 국가

출처 : UNHCR(2021). Global Trend. https://www.unhcr.org/figures-at-a-glance.html

클러스터는 인도적 지원 UN 기관 간 또는 Non-UN 기관들이 인도적 활동 분야인 식수, 보건, 물류 등에 참여하고 기관 간 조정위원회(Inter-Agency Standing Committee, IASC)는 클러스터 참여 집단 간 조정책임을 갖는다(표 4-3, 그림 4-4 참조). 이 방식은 2005년 파키스탄 지진 대응에 처음 적용되었고 24시간 이내 9개의 클러스터가 형성되었다. 이후 클러스터 접근 방식이 적용된 인도적 지원에 대하여 2007년과 2010년에 두 차례의 평가가 실시되어 평가 결과 일련의 인도적 지원 절차와 성과를 간소화하기 위하여 IASC 개혁 의제로 발전하게 되었다. 클러스터 접근의 목표는 인도적 긴급 상황에 대응하기 위한 시스템 전반의 대비와 기술적 역량을 강화하고 주요 인도적 지원 대응 영역에서 명확한 리더십과 책임을 제공하는 것이다.

[표 4-3] 클러스터 분야와 주도하는 UN 기관

주도하는 기관	클러스터 분야
IOM / UNHCR	Camp coordination and camp management
UNDP	Early recovery
UNICEF, Save the Children	Education
WFP	Emergency telecommunications
WFP FAO	Food security
WHO	Health
WFP	Logistics
UNICEF	Nutrition
UNHCR	Protection
IFRC / UNHCR	Shelter
UNICEF	Water, sanitation and hygiene (WASH)

4 난민과 강제 이주민에 대한 인도적 지원

1) 우리나라 인도적 지원의 법적 근거

인도적 지원에 관한 법적 근거는 정부 부처별로 산재해 있다. 해외에서 재난 상황이 발생하고 피해 당사국의 공식적인 지원요청이 현지 대사관을 통해 접수되는 경우에는 해외

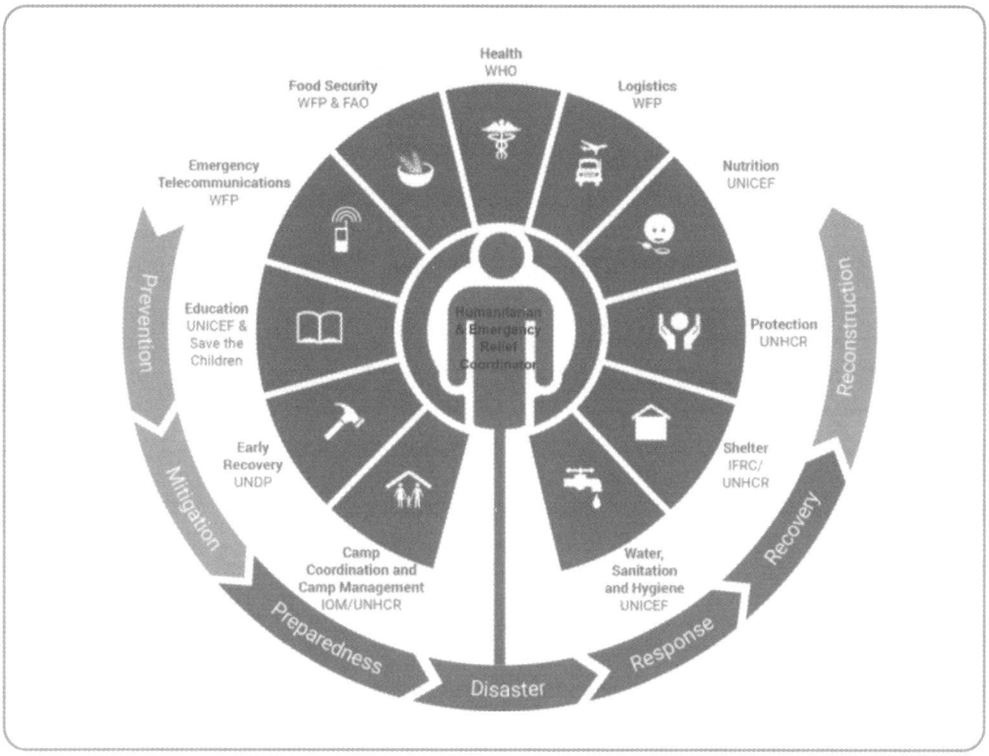

[그림 4-4] UNHCR의 인도적 지원과 클러스터 접근 방식

출처 : https://asiadisasterguide.unocha.org/IV-international-coordination.html

긴급구호를 지원해 줄 수 있다. 「해외긴급구호에 관한 법률」[12] 해외긴급구호에 관한 법률 제2조[13]에 의하면, "해외재난"이란 대한민국의 영역 밖에서 발생한 천재지변・대형사고 그 밖의 재해 또는 사고로 인한 신체 및 재산상의 대규모 피해를 의미하고, "해외긴급구호"란 해외재난에 의하여 발생한 피해의 감소 또는 복구 등 정부 차원에서 피해국을 긴급히 지원하는 모든 활동을 말한다. 해외긴급구호대 구조팀은 「국제구조대의 편성・운영에 관한 규정」[14]에 의해 운영되고 있다.

인도적 지원은 해외재난 상황이 아닌 경우 무상원조 또는 다자원조 형식으로도 지원이 되기도 하는데, 그 근거는 「국제개발협력기본법」[15]이다. 국제개발협력기본법[16] 제2조에

12) [법률 제8317호, 2007.03.29., 제정, 2007.9.30. 시행]

13) [법률 제15789호, 2018.10.16., 일부개정, 2018.4.17. 시행]

14) [소방방재청훈령 제65호, 2005.08.09, 제정, 2005.08.09. 시행]

의하면, “국제개발 협력이란 국가나 지방자치단체 또는 공공기관이 개발도상국의 발전과 복지증진을 위하여 직접 또는 간접적으로 제공하는 무상 또는 유상의 개발협력과 국제기구를 통하여 제공하는 다자간 개발 협력이고 개발도상국이란 OECD-DAC이 정한 공적 개발원조 대상국 및 지역을 말한다.

우리나라 인도적 지원의 주무 부처인 외교부를 중심으로 2015년, 2019년 인도적 지원 전략을 수립 및 개정하고 중앙부처 간 협업 관계 구축 및 강화 필요성을 제시하고 있다. 그러나 긴급구호 활동인 해외긴급구호대(Korea Disaster Response Team, KDRT) 활동시 외교부를 중심으로 국방부, 보건복지부, 119 구조대, 국립중앙의료원, 한국국제협력단(KOICA) 등의 기관과 협업 관계를 유지하고 있다.

2) 우리나라 인도적 지원에 관한 정책과 전략문서

우리나라에서 인도적 지원에 관한 정책과 전략문서는 ‘국제개발협력 기본계획’과 2019년 ‘우리나라의 인도적 지원전략 개정안’이다. ‘국제개발협력 기본계획’은 5년 단위로 우리나라의 국제개발협력의 중・장기적인 기본 방향과 이행 원칙과 전략을 제시하고 있다. ‘인도적 지원전략 개정안(2019)’은 2015년 수립되었고 세계 인도지원 정상회의(2015.6.), 유엔개발시스템 개혁 추진, 인도적 지원-개발-평화 연계(Humanitarian-Development-Peace Nexus)가 강조되는 등 국제적인 논의 동향을 반영하여 2019년 개정하였다. 이외에도 매년 수립되는 ‘국제개발협력 종합기본계획과 시행계획’ 및 해외재난 긴급구호 시스템 구축방안(2006), 공적 개발원조 중기전략(2007), 국제개발협력 선진화 방안(2010), 취약국 지원전략(2016), 다자협력 추진전략(2016) 등 다양한 정책문서에서 인도적 지원에 관한 정책 방향과 과제를 확인할 수 있다(표 4-4 참조).

3) 우리나라의 인도적 지원 현황

인도적 지원 현장에서는 사업 수행의 4대 원칙인 인도성(humanity), 공평성(impartiality), 중립성(neutrality) 및 독립성(independence)이 지켜져야 한다. 인도성은 고통

15) [법률 제9938호, 2010.01.25., 제정, 2010.7.26. 시행]

16) [법률 제17302호, 2020.05.26., 전부개정, 2020.11.27. 시행]

[표 4-4] 제3차 국제개발협력 종합기본계획(2021-2025)의 인도적 지원 주요 정책 방향

인도적 지원 관련 주요 정책 방향
- 전략 목표 : 1. 포용적 ODA - 2. 취약 분야 인도적 지원 확대 - 추진방향 ① 인도적 지원 지속 확대 인도적 위기 심화 해소를 위해 인도적 지원 지속 확대, 복합적이고 만성화된 인도적 지원 수요에 적시 대응 추진 ② 인도적 지원 - 개발 - 평화 간 연계(HDP Nexus) 강화 우리정부의 평화유지 활동(PKO 등) 대상국에 공적개발 원조 지원 추진 및 국제사회의 분쟁 예방 및 평화·유지구축 노력에 적극 동참 ③ 취약국·취약계층 지원 강화 분쟁 취약국 중심으로 우선 지원 및 긴급 재난지원은 지역적 접근성 감안, 아시아 태평양 지역 중심 지원, 인도적 위기 취약(아동·여성·난민) 계층에 대한 젠더 및 인권 중점 지원 ④ 인도적 지원 효과성 제고 다년도 기여, 비지정 기여 확대 및 인도적 지원의 효율성·효과성 제고를 위한 인도적 대합의(Grand Bargain) 권고 사항 준수

출처: 국제개발협력위원회(2021). 국제개발협력 종합기본계획(2021-2025). pp.9-10.

받는 사람의 존엄성과 권리를 보호하는 것이고, 공평성은 인도적 수요에 근거하여 인종, 종교, 국적, 성별, 정치적 성향을 초월한 차별없는 지원을 하는 것이며, 중립성은 정치나 종교 및 이념적 논쟁에서 중립을 유지하는 것이고 독립성은 정부의 정치 경제 군사적 또는 다른 목적의 일환으로 지원되지 않도록 인도적 지원 활동의 독립성이 보장되어야 한다는 원칙이다(한국국제협력단, 2021).

인도적 지원사업의 수와 사업비는 원조 총액에서 2011년 190억 규모(1.25%)에서 2021년 1,930억(6.7%)으로 지속 증가하여, 무상원조액 대비 비중은 2011년 2.5%에서 2021년 11.9%로 증가하였다. 인도적 지원 방식은 '양자, 다자, 다자성양자'로 지원되고 있다.

양자 협력은 우리나라가 인도적 지원 수요 국가에 직접 지원하는 형태로 현금지원, 현물 지원, 긴급구호대 파견, 프로젝트 사업 추진 등으로 진행되었고 다자협력은 현금지원 유형으로 진행되었고 특정 다자기구를 활용하는 다자성양자 채널은 현금지원 유형과 프로젝트 및 프로그램 유형으로 진행되었다. 세 가지 지원 방식의 최근 10년간 연평균 증가율은 아래 [그림 4-5]와 같다.

우리나라는 인도적 지원 분야에 2011년부터 2020년까지 총 1,360개의 사업을 진행하였다. 10년간 인도적 지원 사업의 약정액은 아래 [표 4-5]에 제시된 내용처럼 총 8,166.9

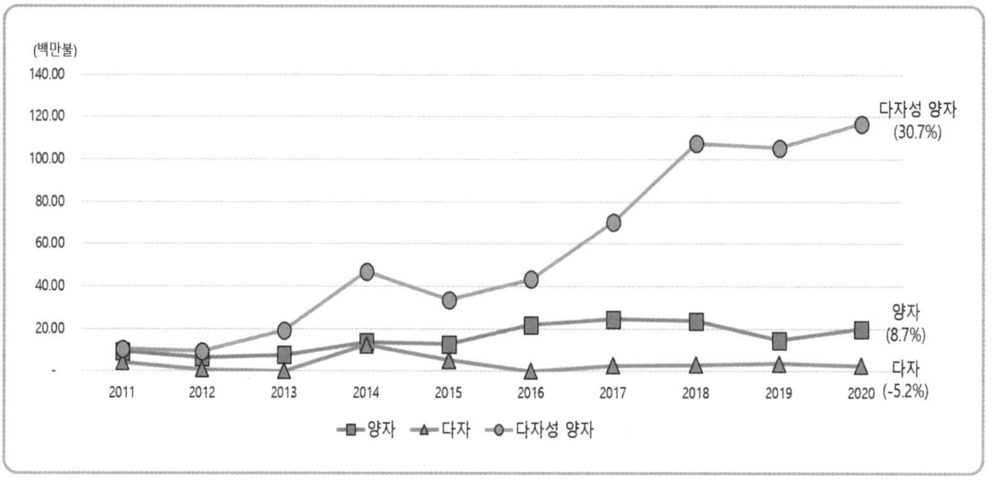

[그림 4-5] 인도적 지원 방식과 지원 규모 추이

출처: ODA KOREA 통계 https://www.odakorea.go.kr/

억 원이었고 지출액은 8,520.6억 원으로 긴급재난 등 예측이 어려운 인도적 지원 분야의 특성상 약정액보다 지출액이 약 354억 원이 추가 집행되었다.

[표 4-5] 인도적 지원 실적(2011-2020)

	참여 기관 수	연차별 사업수 (건)	약정액		지출액		종합 시행계획 (십억원, B)	B-A (십억원)
			(백만불)	(십억원)	(백만불)	(십억원) (A)		
2011	3	98	21.21	23.48	24.12	26.70	19.00	-7.70
2012	4	121	16.64	18.74	16.64	18.74	21.80	3.06
2013	6	86	36.84	40.32	26.84	29.38	23.60	-5.78
2014	3	149	72.92	76.79	72.92	76.79	30.70	-46.09
2015	5	141	44.19	50.00	51.51	58.27	40.30	-17.97
2016	5	152	67.25	78.05	65.17	75.64	46.10	-29.54
2017	4	142	88.18	99.70	97.69	110.45	90.00	-20.45
2018	6	142	118.84	130.74	134.29	147.74	139.10	-8.64
2019	5	166	115.75	134.88	123.51	143.93	143.20	-0.73
2020	5	163	138.97	164.00	139.33	164.42	167.70	3.28
합계	46	1,360	720.78	816.69	752.01	852.06	721.50	-130.56
평균	4.2	136	72.08	81.67	75.20	85.21	72.15	-13.06

출처: ODA KOREA 통계 https://www.odakorea.go.kr/

인도적 지원 사업 상위 10개 수혜 국가는 아래 [표 4-6]과 같다. 시리아가 71.32백만 불(9.5%) 집행으로 1위였고 다음으로 아프가니스탄 69.25 백만 불(9.3%), 예멘 65.45 백만 불(8.7%), 이라크 62.26 백만 불(8.3%) 순이었다.

[표 4-6] 인도적 지원 사업 상위 10개 수혜 국가

순위	국가명	사업비(백만불)	비중(%)
1	시리아	71.32	9.5
2	아프가니스탄	69.95	9.3
3	예멘	65.45	8.7
4	이라크	62.26	8.3
5	다수국가(미배분)	45.05	6.0
6	에티오피아	41.25	5.5
7	케냐	38.21	5.1
8	마다가스카르	29.47	3.9
9	방글라데시	24.77	3.3
10	베트남	24.49	3.3

출처: ODA KOREA ODA 통계 https://www.odakorea.go.kr/

4) 우리나라의 인도적 지원과 글로벌 협력

우리나라의 공적 개발원조 규모가 매년 증가하고 있고 다자협력 주체가 다원화되면서 국제기구를 통한 특정 목적사업의 지정 기여가 확대되고 있다. 국제기구를 활용한 인도적 지원 활동은 정치적으로 불안정한 분쟁취약국에 대한 직접 지원이 어려운 경우에 효과적이다. OECD-DAC 회원국의 전체 ODA 중 다자원조가 차지하는 비중은 약 28%이고 국제기구를 활용한 다자협력은 전체 ODA의 44% 수준이다[17].

우리나라는 18개 공여국과 16개 UN 산하 구호기관들이 2016년 5월 인도적 지원의 효과성과 효율성 제고를 위해서 국제사회 공동목표·공약을 담은 인도적 지원의 효과성과 효율성 제고를 위한 인도적 대합의(Grand Bargain) 원칙에 합의한 지, 약 4년 후인 2020년 2월에 대합의에 가입하여 인도적 대합의 권고 사항을 준수하고자 노력하고 있다. 국

17) 권율과 이주영(2019). 국제사회의 다자 ODA 추진현황과 북한 지원의 정책과제. 대외경제정책연구원. 2쪽 이하.

제사회는 인도적 지원-개발-평화 넥서스(HDP Nexus)를 수립하여 2019년 2월 OECD DAC 회원국을 비롯한 국제사회가 분쟁 및 취약상황에서 인도적 지원, 개발, 평화활동을 구현할 수 있는 포괄적 틀로 사용하도록 마련되었다. HDP Nexus에 관한 OECD DAC 권고안에는 프로그램 구성과 이행 시 SDGs 이행의 주요 내용뿐 아니라, 인도적 지원, 취약 및 분쟁국에 대한 위기 예방, 역량 강화, 학습 등을 포괄하며, 즉각적인 인도적 지원 수요가 충족되도록 보장하고, 국제 개발 협력 사업수행 시, 가능한 예방, 중재, 그리고 평화 구축을 우선순위로 설정하도록 권고하고 있다[18].

5 인도적 지원 사례

1) 난민 인정 현황

우리나라가 1992년 유엔 난민협약에 가입하고 국내에서 난민업무를 개시한 것은 1994년부터이지만, 최초로 난민을 인정한 때는 2001년이었다.

2020년까지 누적 난민 인정신청 건수는 71,042건이고 난민 인정심사 완료 39,954건 중 난민 인정은 총 799건, 인도적 체류자(humanitarian status holder) 1,917건, 불인정 37,238건이었다(출입국・외국인정책 통계연보, 2020, p.96). 2012년 난민법이 제정되고 2013년 시행되면서 난민 인정신청자 수가 증가하기 시작하였고 2020년 한 해 동안 난민 인정신청 건수는 6,684건이었다(표 4-7). 난민 인정신청자 중 인도적 체류자는 2020년 기준으로 총 2,370명이며 2020년 한 해 동안 신규로 인도적 체류자 지위를 받은 인원은 155명이었다.

[표 4-7] 연도별 난민 인정자 현황

계	'94-12	2013	2014	2015	2016	2017	2018	2019	2020
1,091	324	57	94	105	98	121	144	79	69

출처: 법무부 출입국・외국인정책본부(2021). 출입국・외국인정책 통계연보 2020. p.103에서 발췌

18) 최영출 외(2021). 주요 인도적 기구와의 전략적 협력 방안 연구. 한국국제협력단. 65쪽 이하.

2) 해외긴급구호대

해외긴급구호대(KDRT)는 2007년 해외긴급구호에 관한 법률이 제정되고 시행된 이래로 2008년 중국 쓰촨성 지진 피해 지역에 해외긴급구호대(KDRT)가 파견되었고 2018년까지 총 여덟 차례 파견이 이루어졌다(표 4-8 참조).

[표 4-8] 대한민국 해외긴급구호대(KDRT) 파견 실적

연도	KDRT 파견 지원명	인원(명)	기간(일)
2008	중국 쓰촨성 지진 피해 대응 및 구호품 지원	44	8
2008	미얀마 나르키스 사이클론 피해 대응 의료팀 파견	30	11
2009	인도네시아 지진 피해 대응 및 구호 활동	44	7
2010	아이티 지진 피해 대응 및 의약품 등 구호품 지원	53	16
2013	필리핀 하이옌 태풍 피해 대응	127	31
2014-2015	시에라리온 에볼라바이러스 피해 대응	35	95
2015	네팔 지진 피해 대응	47	18
2018	라오스 댐 사고 피해 대응	63	30

출처: 한국국제협력단 홈페이지(접속일 2021.12.20.) https://www.odakorea.go.kr/

특히 2010년 아이티 지진 피해 대응 구호대 파견은 해외긴급구호에 관한 법률 개정의 전환점이 되었고 의료팀의 역량 강화와 이동식 병원의 효과적인 운영 및 관리를 통해 의료지원 시스템 구축(WHO EMT Type I)하여 해외긴급구호에 파견 시 체계적이고 전문적인 의료지원이 가능하게 되었다. WHO의 EMT 유형은 5가지로 분류된다. 유형 1은 이동형과 고정형이 있고 이동형은 하루 50명 이상의 외래환자 진료, 고정형은 하루 100명 이상의 외래환자 수용 능력을 갖추어야 한다. 유형 2는 임시구조물 형태로 응급 수술과 입원 및 외래 진료가 가능하고 하루 100명 이상 외래환자와 20명의 입원환자 수용 및 대수술 7건 소수술 15건을 처리할 수 있는 역량을 구비해야 한다. 유형 3도 임시 구조물 형태이지만 주로 입원환자와 전원병원 기능을 하면 응급환자에 대한 외래진료를 담당한다. 하루 100명 이상 외래환자와 40명의 입원환자 및 중환자 침상 4-6개를 갖추고 매일 15건의 대수술과 30건의 소수술을 감당해야 한다. 이외에도 전문가셀(specialist cell)은 국립시설에 합류하여 인력 보충이 필요한 영역을 지원하는 기능을 한다[19].

해외긴급구호대 구조팀(KDRT USAR Team)은 「국제구조대의 편성·운영에 관한 규

정」[20]에 의해 설립되었고 이 훈령 제2조에 의하면, 대한민국 국제구조대란[21] 국외에서 대형재난 등이 발생한 경우 재외국민의 보호 또는 재난발생국의 국민에 대한 구조 활동을 위하여 소방청 또는 시·도 소방본부 소속 구조대원과 관련 기관 및 단체의 전문가로 편성·운영되는 구조대를 말한다. 2011년 UN으로부터 최상급(Heave) 등급을 최초로 획득하였고 5년마다 재평가를 받는데, 2016년 11월 14일부터 18일까지 진행된 UN 탐색구조자문단(International Search and Rescue Advisory Group, INSARAG) 주관 인증평가에서 최고 등급인 Heavy 등급을 받았다[22]. 최고 등급을 받은 탐색구조단은 해외재난현장에서 피해국의 도움 없이 자급자족하며 24시간 열흘 동안 임무를 수행할 수 있는 역량을 갖추어야 하는데, 특히 인명구조를 위한 최우선 지역에 우선 접근권을 갖고 적극적으로 인도주의 활동을 전개할 수 있는 권한을 갖게 된다.

6 향후 과제

우리나라는 2000년에 UNHCR 실행위원회에 가입하였고 이후 국제사회로부터 난민협약에 가입한 이래로 한명의 난민 인정자가 없다는 질타를 받고 최초로 2001년에 난민을 인정하였다. 2010년 OECD-DAC에 가입하고 나서 아이티 지진피해 복구 현장에 국회의원이 방문하여 한국의 해외긴급구호대 활동 실상을 참관하고 인권선진국의 국격에 미치지 못하는 수준 낮은 인도적 지원 활동에 대해 개탄하고 이후 2011년 해외긴급구호에 관한 법률의 개정이 이루어졌다. 또한 OECD-DAC 회원국으로서 한국에 대한 국제사회에 대한 인도적 책무 비중은 지속적으로 증대하고 있으며, 우리나라는 남한과 북한이 정전상태에 있는 정치적, 지정학적, 국제적으로 복합적인 위치에 있다.

인권, 건강권, 인도주의는 정치나 이념을 떠나서 인간의 존엄성에 대한 보편적 가치로

---

19) WHO(2017). Emergency Medical Team Initiative Regional Chair Asia Pacific. http://pacifichealth.org.nz/wp-content/uploads/2017/04/EMT_Regional-chair_PMA-Bronte-Martin-.pdf

20) [소방방재청훈령 제65호, 2005.08.09, 제정, 2005.08.09. 시행]

21) [소방청훈령 제141호, 2020.4.1. 일부개정, 2020.04.01. 시행]

22) 대한민국 정책브리핑. 2016.11.18. https://www.korea.kr/news/policyPhotoView.do?bbsKey=24628

서 세계인권선언, 유엔 헌장, 대한민국 헌법 등 법적 근거를 찾을 수 있다. 2020년 초부터 2021년 말까지 지속하고 있는 신종감염병의 대유행은 국제재난과 국지적 분쟁으로 인해 발생한 난민과 강제 이주민들의 건강권을 위협할 뿐 아니라, 국내에 거주하는 난민 인정신청자들의 건강권에도 위협이 된다(Kang et al, 2017).

국제보건학적 관점에서 재난, 난민, 강제 이주민의 건강 문제는 그들의 문제가 아니라, 국제사회 공동의 노력으로 함께 해결해야 할 과제라고 생각하고 가깝게는 우리나라 지역사회에 거주하고 있는 미등록 외국인과 난민 인정신청자들의 건강권에 대한 관심을 두고 지원하는 것이 중요하다. 북한에 대한 인도적 지원은 정치와 인도적 지원을 분리하여 국제기구와의 협력을 통해서 지속적으로 의료지원을 포함한 기본적 요구가 충족될 수 있도록 지원을 아끼지 않아야겠다.

요 약

1. 재난은 자연재해와 인위재난(manmade disaster)을 포괄하는 개념으로 사용된다.
2. 재난을 발생 형태별로 나누면 급성 발생(rapid onset)과 만성적 발생(slow onset)으로 나눌 수 있고, 자연 재해와 인위 재해로도 나눌 수 있다.
3. 난민이란 인종, 종교, 국적, 특정 사회집단의 구성원인 신분 또는 정치적 견해를 이유로 박해를 받을 수 있다고 인정할 충분한 근거가 있는 공포로 인하여 국적국의 보호를 받을 수 없거나 보호받기를 원하지 아니하는 외국인 또는 그러한 공포로 인하여 대한민국에 입국하기 전에 거주한 국가(이하 "상주국"이라 한다)로 돌아갈 수 없거나 돌아가기를 원하지 아니하는 무국적자인 외국인을 말한다.
4. 강제 이주민이란 무장 분쟁이나 무분별한 폭력상황과 인권유린 및 각종 재해 등의 피해 영향으로 인해 자신의 일상적인 거주지에서 강제적 또는 의무적으로도 피하거나 떠나게 되었으나 국제적으로 인정된 국경을 넘지는 않은 사람을 의미한다.
5. 난민과 강제 이주민의 건강문제와 보건의료 요구는 거주 기간과 환경 및 보건의료서비스 제공의 범위와 서비스의 지속성 여부에 따라 다양하고 특히 아동과 노인, 여성, 기저질환이나 만성질환 등이 있었던 취약계층에 대한 세심한 상담지원이 중요하다.
6. 인도적 지원은 SDGs의 세부 목표인 1.5, 2.1, 2.2, 3.3, 5.2, 11.5, 13.1, 16.1 등 다수의 목표들과 관련된다.
7. 글로벌 난민과 강제 이주민의 발생 현황은 매년 증가하고 있고 UN은 클러스터 접근에 의해서 인도적 지원을 하고 있다.
8. 우리나라의 인도적 지원 방식은 양자, 다자, 다자성양자 방식이고 그 지원 규모는 매년 증가하고 있다.
9. 인도적 지원의 4대 원칙은 인도성(humanity), 공평성(impartiality), 중립성(neutrality) 및 독립성(independence)이다.
10. 재난과 난민, 강제 이주민에 대한 인도적 지원 활동은 국내와 해외 모두에서 동시에 지원이 이루어진다. 재난에 대한 위험감소와 복원력을 강화하기 위해서는 재난대응과 국제개발이 평화유지를 위한 연속선으로 추구되어 SDG 달성에 이바지해야 한다.

연습문제

1. OECD 통계자료에서 긴급구호, 재난대응, 복구 유형별 주요 공여국 현황을 정리하여 제시하시오.
2. UN OCHA를 중심으로 인도적 지원을 하는 Cluster의 예를 제시하고 활동 사례를 제시하시오(클러스터, 참여기관, 참여활동 등 relief web, OCHA homepage... 등).
3. 우리나라에서 생활하고 있는 난민의 실태를 조사한다(문헌조사 또는 난민 증언 등).

참고문헌

국제개발협력기본법. https://www.law.go.kr/

국제개발협력위원회(2021). *제3차 국제개발협력 종합기본계획(2021-2025)*. 관계부처 합동.

권율과 이주영(2019). *국제사회의 다자 ODA 추진현황과 북한 지원의 정책과제*. 대외경제정책연구원.

난민법. https://www.law.go.kr/

법무부 출입국・외국인정책본부(2021). *출입국・외국인정책 통계연보 2020*.

최영출 외(2021). *주요 인도적 기구와의 전략적 협력 방안 연구*. 한국국제협력단.

한국국제협력단(2021). *2022 인도적지원 민관협력프로그램 수행안내서*(2차 개정본).

Blind, P.K.(2019). *Humanitarian SDGs: Interlinking the 2030 Agenda for sustainable development with the agenda for humanity*. Department of Economic and Social Affairs Working Paper No. 160. ST/ESA/2019/DWP/160. UN. NY, USA. https://www.un.org/esa/desa/papers/2019/wp160_2019.pdf

Cantor, D., Swartz, J., Robertz, B., Abbara, A., Ager, A., Bhutta, Z.A., et al.(2021). Understanding the health needs of internally displaced persons: A scoping review. *Journal of Migration and Health, 4*, 1-8.

Jacobsen KH(2019). *Introduction to Global Health* (3rd Ed). Jones & Bartlett Learning.

Kang, S.J., Kim, Y.J., Kim, I.S.(2017). Refugee's rights to HIV/AIDS healthcare in Korea under the UNAIDS Guidelines. *Journal of East Asia and International Law, 10*(2):535-548. http://dx.doi.org/10.14330/jeail.2017.10.2.10

Matsumoto, M., Wimer, G., Sethi, A. (2019). Health needs of refugees: port of arrival versus permanent camp settings. *Eastern Mediterranean Health Journal, 25*(5), 306-314.

Sphere(2018). *The Sphere handbook*. https://spherestandards.org/handbook-2018/

UN(1951). *Refugee convention*. https://www.unhcr.org/1951-refugee-convention.html

UNHCR(2021a). UNHCR's approach to evaluation the COVID-19 response for refugees and other persons of concern.

UNHCR(2021b). *Global Trends: Forced displacement in 2020*. Geneva. Switzerland.

UNHCR(2021c). *Global Report 2020*. Geneva. Switzerland.

WHO(2018). *Report on the health of refugees and migrants in the WHO European Region: no public health without refugee and migrant health*. World Health Organization. https://www.euro.who.int/en/publications

WHO(2020). *Health cluster guide: A practical handbook*. Geneva. Switzerland. https://apps.who.int/iris/handle/10665/334129

PART

V

감염성 질환

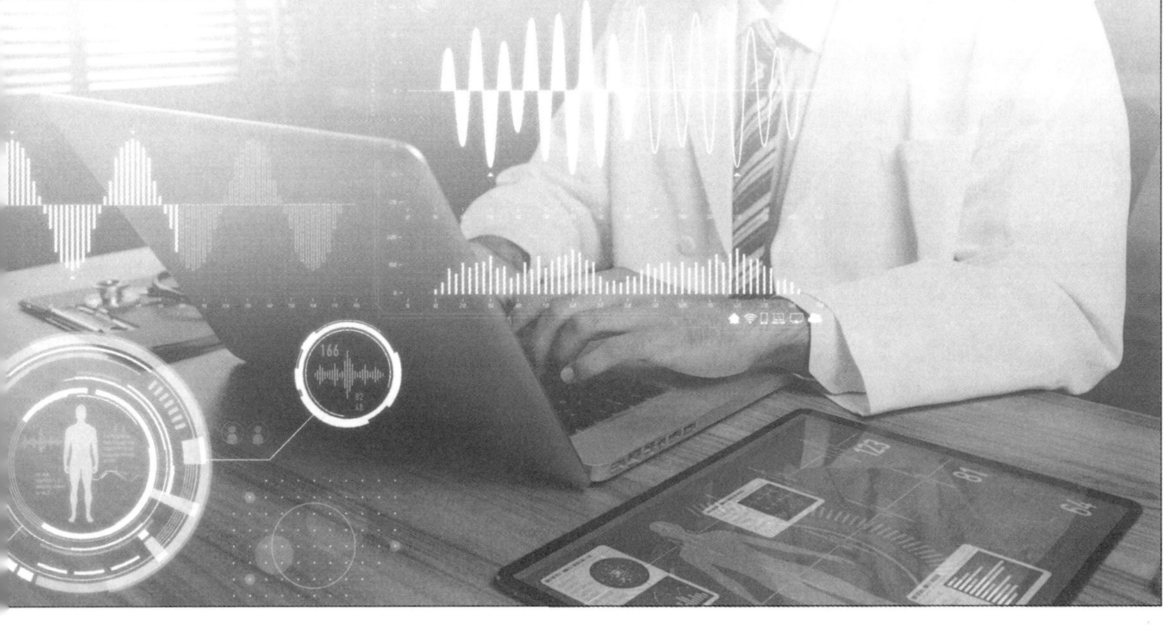

제5장

감염성 질환

학습목표

1. 감염성 질환의 개념과 특성을 설명할 수 있다.
2. 주요 감염성 질환의 특징과 감염성 질환에 대한 질병 패턴을 이해할 수 있다.
3. 감염성 질환에 대한 도전 과제들과 효과적인 전략들을 이해하고 적용할 수 있다.
4. 국제적 맥락에서 SDG의 다른 목표들과 감염성 질환 개선과의 관계를 설명할 수 있다.

약 어

HIV/AIDS human immunodeficiency virus/Acquired Immune Deficiency Syndrome
IHR International health regulations
GHSA Global Health Security Agenda
GTS Global technical strategy for malaria
OHCHR Office of the High Commissioner for Human Rights
PHEIC Public Health Emergency of International Concern
SARS Severe Acute Respiratory Syndrome
UNAIDS he Joint United Nations Programme on HIV/AIDS
TB Tuberculosis
MDR TB multidrug-resistant tuberculosis

1 감염성 질환의 개념과 특성

1) 감염성 질환의 정의와 동향

(1) 감염성 질환의 정의와 특징

병원체의 감염(infection)으로 발병되었을 경우 감염성 질환(infectious disease)이라고 하며, 이 감염성 질환이 전염성을 가지고 새로운 숙주에게 질환을 전염시키는 것을 감염성 질환(communicable disease)이라고 한다(오명돈, 2015). 감염은 병원체가 숙주 내로 침입하여 알맞은 조직이나 장기에 자리 잡고 생활하며 증식하는 상태라고 정의되며, 음식의 섭취, 호흡, 타인과의 접촉 등 다양한 경로를 통해 발생한다.

WHO는 이미 "21세기는 감염성 질환의 시대"라고 규정했다. 그리고 감염성 질환 전문가들은 최악의 경우 14세기 유럽 인구의 3분의 1 이상을 몰살시킨 '페스트의 재앙'이 21세기에 재현될 수 있다고 주장한 바 있다.

2000년 UN 정상회의를 통해 국제사회가 함께 선언한 새천년개발목표(Millennium Development Goals, MDGs)는 국제보건과 감염성 질환 역사에 커다란 전환점이 되었다. 인류가 최초로 세계의 번영과 발전을 위해 전 UN회원국이 합의한 공동의 목표를 정립하였고 이에 따라 국제보건 기관들은 주요 감염성 질환 통제를 위해 적극적으로 활동하였다. MDGs 여섯 번째 목표(MDGs 6)는 HIV/AIDS, 말라리아 및 결핵을 주요 타겟으로 삼았고 국제기구 및 다수의 공여기관들이 감염성 질환의 통제를 위해 지난 15년간 많은 투자를 하였다.

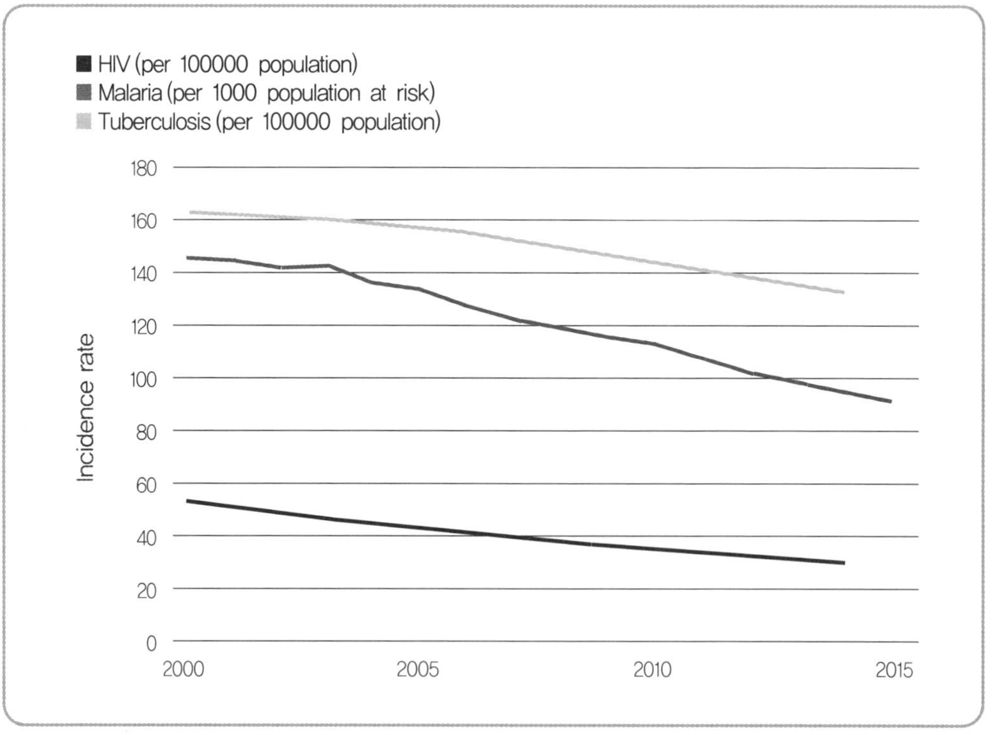

[그림 5-1] 주요 감염성 질환의 감소추세(2000년에서 2015년까지)

지난 MDGs 기간의 성과는 분명하다. 우선 감염성 질환으로 인한 사망이 감소하였다. 전 세계적으로 기생충 감염을 포함한 감염성 질환으로 인한 사망자 수는 2000년 기준 1,210만 명에서 2012년 기준 950만 명으로 감소하였다. 모든 사망원인에서 감염성 질환이 차지하는 비율은 23%에서 17%로 감소하였다(WHO, 2014). MDGs 6에서 중점적으로 투자한 3개 질병 지표 또한 목표를 달성하였다. HIV/AIDS, 말라리아 및 결핵의 발생률이 MDGs 기간 동안 감소하는데 성공하였다. 2000년과 비교할 때 새롭게 HIV/AIDS에 감염되는 사람의 수는 35% 감소하였고, 말라리아는 37%, 결핵은 18% 감소하였다(WHO, 2015).

MDGs의 시대를 넘어 2016년부터 2020년까지 지속가능개발목표(Sustainable Development Goals, SDGs)의 시대를 맞이하게 된 이후 최근 가속화된 세계화에 따라 국제사회는 인류 역사 이래로 질병전파의 가능성이 전례 없이 높아진 시대를 맞이하게 되었다. 과거 무역과 교통이 발달하지 않은 시대에 국지적 유행으로 종료되었을만한 질병들이 이제는 짧은 시간에 전 세계에 타격을 줄 수 있는 시대가 되었다.

이에 따라 비록 NCDs가 전체 사망원인의 70% 이상을 차지하는 만성질환의 시대가 도래했지만(WHO, 2014), 빠르게 퍼질 수 있는 감염성 질환은 인류에게 새로운 위협을 가하고 있다. 2000년대 이후 국제사회가 겪은 감염성의 대유행은 단순히 사망자 수를 넘어 국경통제 및 무역, 교통 등 경제성장에 지대한 영향을 주었다.

(2) 감염성 질환의 역사와 동향

과거 감염성 질환은 인류에게 '재앙'으로 간주되었다. 그리고 의학의 역사는 이러한 감염성 질환의 원인과 치료 및 예방법을 찾고자 했던 노력과 함께 했다고 해도 과언이 아닐 것이다(송영구, 2005). 인류를 위협했던 감염성 질환의 역사는 크게 세균의 시대와 바이러스의 시대로 나눌 수 있다. 세균 시대의 감염성 질환은 흑사병(Black Death, 페스트)을 비롯하여 나병, 결핵, 발진티푸스, 매독, 콜레라, 장티푸스, 천연두 등으로 대표되고 있다.

페스트는 6세기 중엽 로마제국을 강타해서 도시 인구의 40%를 죽음으로 몰고 갔으며, 1300년대 중엽 유럽을 강타하여 불과 4~5년 만에 유럽 인구의 최소 3분의 1 이상의 목숨을 빼앗아 갔다. 소위 '은둔자의 병'으로 불려 지던 매독은 페니실린이 개발되기 전까지 과거 유럽 인구의 15% 정도의 목숨을 잃게 했다.

최근 20~30년 사이에 인류는 이전에 경험하지 못한 감염성 질환을 경험하고 있다. 1981년 처음 모습을 드러낸 후 지금까지 이미 전 세계적으로 2천만 명 이상을 죽음으로 몰아넣은 에이즈와 사망률이 50~90%까지 달했던 에볼라 바이러스 외에도 다양한 바이러스에 의한 감염성 질환들이 매스컴에 오르 내리고 있다(송영구, 2005). 중요한 사실은 불과 몇 개월 만에 2천만 명에서 1억 명 이상의 사망자를 발생시킨 1918년 '스페인 독감' 이후로, 최근 100년 동안 인플루엔자(독감) 바이러스에 의한 감염성 질환은 최근 100년 동안 변종을 만들어 내며 인류를 괴롭히고 있다는 점이다.

특히, 2003년에 유행한 급성호흡기증후군(Severe Acute Respiratory Syndrome, SARS)은 8,098명 감염과 774명 사망자를 발생시켰고 무역과 여행에 악영향을 주었다. 2009년에 세계를 강타한 H1N1 인플루엔자 바이러스 대유행은 20만 명의 목숨을 앗아가는 결과를 낳았다(Daewood FS, 2012). 2012년에는 사우디아라비아에서 중동호흡기증후군(MERS-CoV)이 발생하여 1,112명이 감염되고 422명이 사망하였다(Mathis M, 2015). 특히 2014년부터 서아프리카에서 대유행을 한 에볼라 바이러스는 28,616명의 감염 및 11,310명의 사망자를 발생시켰고(WHO, 2016), 미국 및 유럽으로 감염자가 전파되어 전 세계의 공중보건 위기상황을 초래하였다.

이렇듯 우리는 SDGs와 함께 유래 없이 높아진 감염성 질환 위협에 전 세계가 공동 대응을 해야 하는 시대를 맞이했다. 즉 SDGs가 지향하는 확장성과 보편적 의료보장의 틀 안에서 감염성 질환 대응이라는 주제를 풀어가야 하는 과제가 주어진 것이다. 감염성 질환 대응과 직접적으로 연계되는 SDGs 목표는 3.d 세부 목표이다.

[표 5-1] SDGs 감염성 질환 대응 관련 목표

SDG3.d
Strengthen the capacity of all countries, in particular developing countries, for early warning, risk reduction and management of national and global health risks 국가 및 세계적인 보건 위험에 대한 조기 경보, 위험 감축과 관리를 위해 모든 국가, 특히 개발도상국의 역량을 강화시킨다.

2) 감염성 질환의 위험요소와 영향

(1) 감염성 질환의 사회경제적 영향

기존에 진행된 연구를 통해 보건이 국가의 경제발전의 중요한 요인임은 이미 밝혀져 있다. 경제학 연구를 통해 밝혀진 바에 의하면 보건은 개인과 인구집단 모두에서 생산성을 향상시키고 불평등을 감소시키며 복지 및 경제성장을 촉진시킨다. 또한 삶의 질 저하를 예방하고 빈곤을 감소시키며 국가 및 세계의 안보를 강화하는 역할을 한다(Julio Frenk, 2011). 이렇듯 사회경제적 발전의 기반을 이루는 보건이 감염성 질환의 유행으로 인해 흔들리는 경우 이로 인한 국가 경제에 미치는 부정적인 효과는 매우 크다. 2014-15년 서아프리카 3개국(기니, 시에라리온, 라이베리아)에서 발생한 에볼라 바이러스 대유행은 3개국에 치명적인 타격을 안겼다. World Bank Group은 에볼라 바이러스로 인해 3개국이 입은 경제적 손실은 22억 달러에 이른다고 발표하였다(World Bank, 2016). 에볼라 바이러스 대유행 사례에서 알 수 있듯이 사회/경제적 인프라가 취약한 개발도상국은 감염성 질환의 유행 시 기존에 이룩했던 경제적인 성취를 쉽게 잃을 수 있는 위험을 가지고 있다.

(2) 감염성 질환에 따른 개발도상국의 이중적 문제

현재 NCDs은 개발도상국에 빠르게 확산되고 있다. 연간 3,800만 명이 NCDs으로 사망하는데 이 중 3천만 명이 저소득국과 OECD가 아닌 중고소득국에 속해 있다(WHO, 2014). 개발도상국은 현재 기존에 겪고 있는 상당한 감염성 질환 부담과 함께 증가하는 NCDs의 부감을 동시에 지고 있다. 이는 개발도상국의 보건의료체계에 이중 부담(double burden)으로 작용하고 있다(I. C. Bygbjerg, 2012). 감염성 질환 관리에 적절한 대응을 할 수 있는 선진국과 달리 취약한 보건의료체계를 보유한 개발도상국은 이러한 이중고를 시급히 해결해야 하는 상황에 놓여 있다.

특히 감염성 질환은 대부분의 개발도상국이 속한 특정 지역에 편중되어 지속적인 부담을 주고 있다. 아프리카의 경우 수명손실연수의 50%가 감염성 질환에 기인하고 있다. 동남아시아지역 수명손실연수의 24%, 중동지역 수명손실연수의 27%가 감염성 질환으로 인해 발생한다(WHO, 2015). 상대적으로 안정된 타 지역에 비해 감염성 질환에 취약한 3개 지역은 전 세계 감염성 질환으로 인한 사망의 81%를 차지할 만큼 질병부담이 집중되어 있다. 대부분의 저소득국가가 3개 지역에 위치하고 있으며 이러한 지정학적 특성은 감염성 질환의 고통이 개발도상국 주민에게 집중되어 있다는 현실을 잘 보여주고 있다.

국가의 안정된 보건의료체계 확립은 보건 안보에 있어 핵심적인 요소이다. 그간 국제 사회가 겪었던 공중 보건 위기들은 만약 튼튼한 보건의료체계와 사전 대비가 선행되었다면 예방과 통제가 가능한 사안이었다(Koivusalo, Meri, 2008). 국가의 보건의료체계가 취약할 경우 감염성 질환의 통제는 지극히 어렵다. 인도의 학자 Ghanshyam Shah는 인도의 수랏 지역에서 발생한 감염성 질환 사례를 들어 사회의 보건의료체계 조직과 감염성 질환 대응의 중요성을 연구하였다. 해당 연구에 따르면 수랏 지역에 감염성 질환이 유행을 했을 당시 민간 부문에 속한 많은 수의 의사들이 제일 먼저 해당 지역을 빠져나와 타 지역으로 피신을 하였다. 감염성 질환이 강타한 지역의 76%의 의료진이 피신을 하였으며 따라서 공공 부문에 속한 의료진만이 남아서 환자를 돌보는 상황이 발생하였다(Shah, 1997). 이 사례는 국가의 보건의료체계가 미비할 경우 얼마나 쉽게 지역 감염성 질환 대응 체계가 무너질 수 있는지를 보여주는 사례이다. 대부분의 개발도상국이 취약한 국가 보건의료체계를 가지고 있는 상황을 감안할 때 개발도상국 보건의료체계 강화와 연계한 감염성 질환 대응 역량 강화지원은 시급한 과제이다.

2 주요 감염성 질환의 현황

1) 감염성 질환과 SDGs

(1) 감염성 질환에 따른 SDGs의 목표

지난 2015년 UN이 발표한 SDGs의 17개 목표 중 보건의료부분과 직접적으로 연관이 되어 있는 SDGs 3. Good Health and Well being은 건강에 관한 목표를 제시하고 있다. 표현은 건강한 삶과 모든 세대의 복지를 증진이라는 간단한 문구로 되어 있지만, 세부적으로 다루는 내용은 광범위하다. 산모와 영유아 사망률, 전염성 질병과 같이 개발도상국에서 크게 개선되어야 하는 이슈들을 포함하고 있을 뿐 아니라, 도로 교통사고 사상자, 보편적인 의료보험 제공 그리고 환경오염으로 인한 질병 및 사망과 같이 중간소득국가와 선진국에서도 노력이 필요한 이슈들을 포괄적으로 다루고 있다.

SDGs 3의 세부목표 3.3은 AIDS, 결핵, 소외열대질환(Neglected Tropical Diseases, NTD) 등의 질환과 감염성 질환 퇴치를 목표로 한다. WHO(WHO)와 유엔에이즈계획(UNAIDS)의 보고에 따르면, 1998년 가장 성적으로 활발한 인구(15세~49세)의 주요 사망원인에 AIDS가 포함되었고, AIDS 감염인구가 3천만 명이 넘는 것으로 집계되었다. 이에 1998년 유엔에이즈계획(UNAIDS)과 유엔최고대표사무소(OHCHR)는 세계인권선언 50주년을 기념하여 HIV/AIDS와 인권(HIV/AIDS and Human Rights) 국제 지침을 발간하였다. MDGs에 포함되었던, AIDS, 말라리아 그리고 기타 감염성 질환 퇴치에 이어 SDGs에서는 2010년 WHO에서 처음 집중 보고한 NTD의 심각성을 반영하여 NTD 퇴치도 포함시켰다(WHO, 2022).

2) 주요 감염성 질환에 대한 국제현황

(1) 국제사회의 결핵 현황

2019년 전 세계 215개 국가 및 영토의 결핵 환자는 약 1,000만 명(인구 10만 명당 130

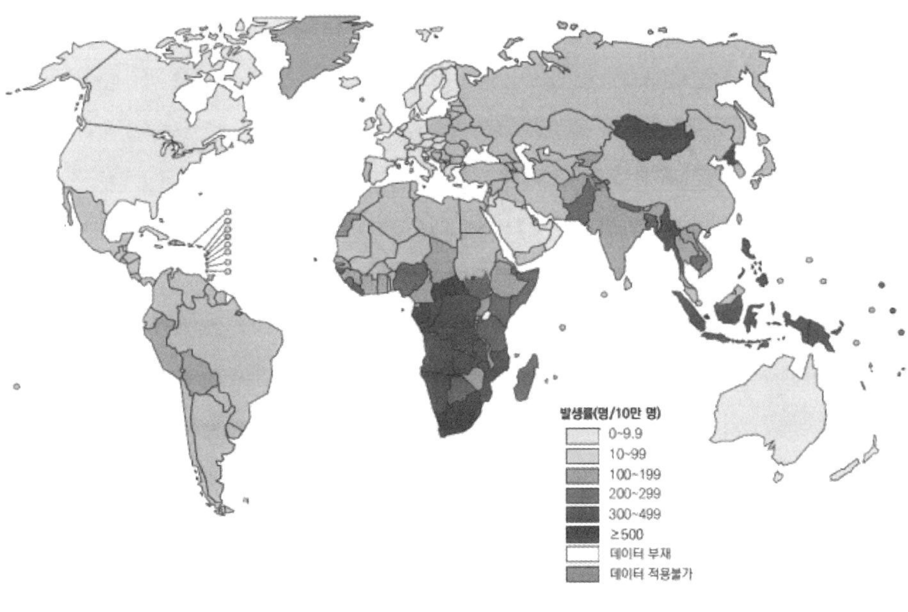

[그림 5-2] 결핵 발생의 국제적인 동향

출처: WHO(2020). Global Tuberclosis Report 2020.

명)이 발생했으며, 전년 대비 2.3% 감소하였다. 결핵 환자 중 남성이 56%, 여성이 32%, 15세 미만 어린이는 12%를 차지했다. 인도(26%), 인도네시아(8.5%), 중국(8.4%) 등 결핵 고부담 30개국에 전 세계 결핵 환자의 86%가 거주하고 있다.

전세계적으로 2000년 이후 결핵 발생률은 매년 약 1.7%씩 감소하고 있고, 가장 빠르게 결핵 발생률이 감소한 지역은 WHO 유럽 지역과 WHO 아프리카 지역으로 2015년 대비 2019년 각각 19%, 16%의 감소세를 보였다. 두 지역의 이러한 감소 경향은 러시아의 2010년 이후 연평균 5.7% 결핵 발생 감소 효과와 아프리카 남부 국가들에서의 HIV 유행 이후 강화된 결핵 및 HIV 예방과 치료 지원사업으로 2015년 이후 매년 결핵 발생률이 4~10%씩 감소한 결과에 따른 것이다. 2019년 결핵 환자 중 220만 명은 영양결핍, 76만 명은 HIV 감염, 72만 명은 알코올 남용, 70만 명은 흡연, 35만 명은 당뇨병이 발병에 기여한 것으로 보고되었다.

2019년 결핵으로 인한 사망자수는 약 142만 명(인구 10만 명당 18명)으로 추정되었다. HIV 음성 결핵 사망자는 약 121만 명(인구 10만 명당 16명)으로, 사망률은 전년 대비 3.7% 감소, 2000년에 비해 45% 감소했다. HIV 양성 결핵 사망자는 약 20.8만 명(인구 10만

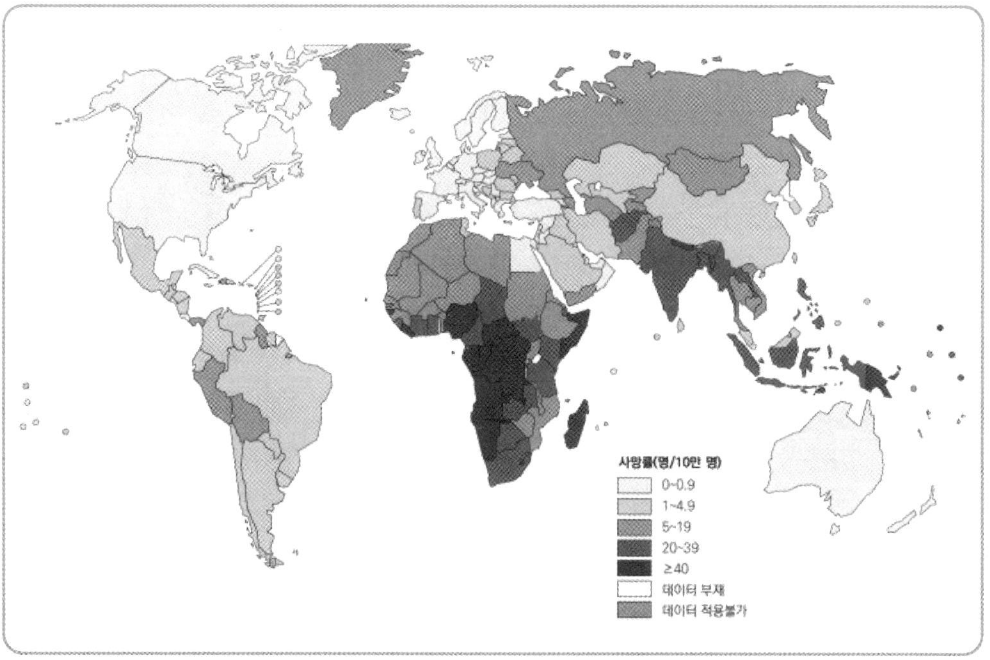

[그림 5-3] 2019년 결핵환자의 사망률(HIV 양성 환자는 제외)

출처: WHO(2020). Global Tuberclosis Report 2020.

명당 2.7명)으로, 사망률은 2000년 대비 76%나 감소하였다. 2015년 이후 사망률이 가장 빠르게 감소하고 있는 지역은 WHO 유럽 지역(31% 감소)이고 가장 더디게 감소하고 있는 지역은 WHO 아메리카 지역(6.1% 감소)이었다.

2019년 약제내성 결핵(Multidrug-resistant TB or rifampicinresistant TB, MDR/RR-TB) 환자는 약 46.5만 명(인구 10만 명당 6.1명)으로 전년 대비 3.9% 감소하였다. 약제내성 결핵(MDR/RR-TB) 환자는 결핵 신환자의 3.3%, 재치료자의 18%를 차지하였다. 전 세계 약제내성 결핵(MDR/RR-TB) 환자의 50%가 인도(27%), 중국(14%), 러시아(8%)에 거주하고 있고 2019년 다제내성 결핵으로 인한 사망자는 18.2만 명이다.

(2) 말라리아의 국제 발생 동향

2020년 전 세계적으로 말라리아 환자는 85개 국가에서 2억4천1백만 명이 발생하였다. 2억2천7백만 명이 발생한 2019년보다 6.2% 증가한 것으로 나타났으며, 대부분 아프리카 지역에서 증가하였다. 삼일열말라리아 사례는 전체 발생의 1.9%(450만 명)를 차지하여 2000년 7.7%(1,850만 명)에서 많이 감소하였다. 말라리아 발병률(위험지역 인구 1,000명당 발생 사례)은 2000년 81건에서 2015년 59건, 2019년 56건으로 감소한 후, 2020년 59건으로 다시 증가하였다. WHO는 2020년의 증가가 전 세계적으로 유행하고 있는 COVID-19로 인한 말라리아 진단 및 치료 등의 시스템 중단과 관련이 있다고 보고하였다. 전세계적으로 말라리아 발병 건수의 96%를 29개국이 차지하고 있으며. 그중에서 나이지리아(26.8%), 콩고 민주공화국(12.0%), 우간다(5.4%), 모잠비크(4.2%), 앙골라(3.4%), 브루키나파소(3.4%)를 포함한 6개국이 전 세계 발생 사례의 55%를 차지한다. 2020년에 아프리카 지역에서 발생한 사례는 2억2천8백만 건으로 추정되며, 전 세계 발생의 95%를 차지하였다.

우리나라는 북한과 인접한 비무장지대와 인근 지역에 국한하여 삼일열말라리아만 발생하고 있으며, 2020년 우리나라 자체 발생 삼일열말라리아 환자는 356명, 해외유입 말라리아는 29건이 발생하였다. 북한의 경우 자체 발생 삼일열말라리아 환자가 1,819명이고, 해외유입 말라리아는 없는 것으로 보고되었다. 말라리아로 인한 사망은 2000년부터 2019년까지 지속적으로 감소하여 2000년에 896,000명에서 2019년 558,000건으로 꾸준히 감소하는 것으로 나타났다. 그러나 2020년에는 627,000명이 사망한 것으로 확인되었으며, 추가 사망자 69,000명 중 47,000명(68%)이 코로나19 팬데믹 동안 진단과 치료 서

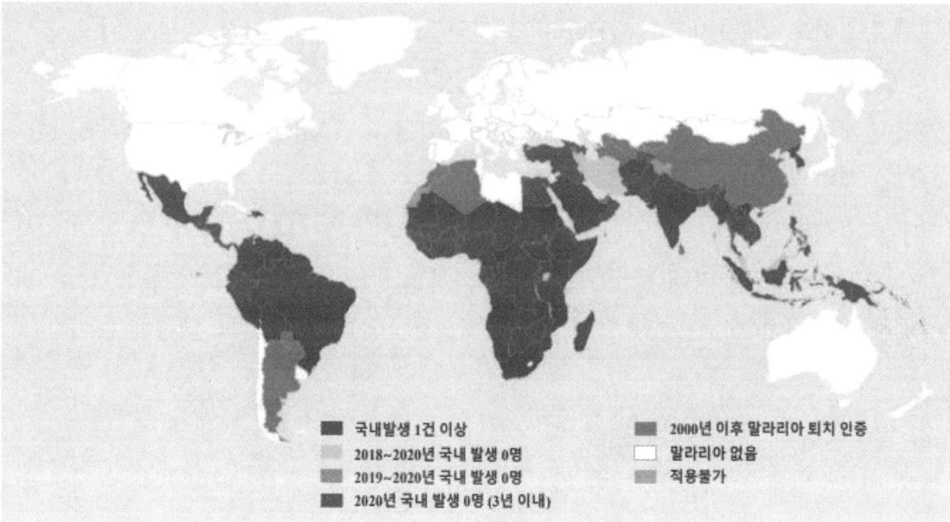

[그림 5-4] 2020년 말라리아 환자 발생 국가

출처: WHO(2021). 2021 World malaria report.

비스를 제공 받지 못해 사망한 것으로 추정하고 있다. 사망자 중에서 5세 미만 아동의 사망률은 2000년에 87%에서 2020년 77%로 감소한 것으로 나타났다. 국가별 사망자는 나이지리아(31.9%), 콩고 민주공화국(13.2%), 탄자니아(4.1%), 모잠비크(3.8%), 우간다(3.5%), 부르키나파소(3.2%) 순으로 나타났다. 전 세계에서 발생한 말라리아에 관련된 환자 발생 사례 95%와 사망 95%가 아프리카 지역에서 발생하였으며, 동남아시아 지역은 환자 발생 사례 2.1%, 사망 2%가 발생하였다.

WHO의 '세계 말라리아 기술 전략 2016~2030(Global technical strategy for malaria 2016-2030, GTS)'의 목표를 달성하기 위해서는 매년 68억 달러가 필요한 것으로 추정하고 있다. 2016년에 41억 달러보다 27억이 증가한 것이다. 2020년 말라리아 관리 및 퇴치를 위해 투자된 자금은 33억 달러이며, 2019년 30억 달러, 2018년 27억 달러이다. 2020년에 투자된 33억 달러 중 미국이 가장 많은 13억 달러를 기부하였으며, 개발 원조 위원회(Development Assistance Committee)가 3억 달러, 독일과 영국이 각각 약 2억 달러, 프랑스와 일본이 각각 약 1억 달러를 기부하였다. 2020년에 투자된 33억 달러 중 약 14억 달러(42%)가 에이즈, 결핵 및 말라리아 퇴치를 위한 글로벌 펀드(Global Fund)

를 통해 말라리아 진단, 치료, 백산 연구 등에 사용되었으며, 2019년 대비 약 2억 달러 증가한 지출이다.

2020년 투자된 자금의 3/4 이상(79%)이 아프리카 지역, 7%가 동남아시아, 4%가 미주 지역, 서태평양 및 동부 지중해 지역에 투자되었다. 2020년 말라리아에 대한 연구 자금은 총 6억 1,900만 달러가 투자되었으며, 의약품 개발(2억 2,600만 달러, 37%)이 주도적이었으며, 기초 연구(1억 7,600만 달러, 28%), 백신 개발(1억 1,800만 달러, 19%)이 뒤를 이었다. 추가 10%는 매개체 방제(vector control) 제품(6,500만 달러)에 사용되었다. 빌 & 멀린다 게이츠 재단은 2007년부터 2018년까지 18억 달러(모든 말라리아 연구비의 25%)를 투자하고 열대열원충의 포자소체막단백질과 다른 항원을 인식하여 열대열원충 말라리아에 면역을 지니게 하는 RTS,S 백신과 같은 주요 혁신의 임상 개발 연구를 지원하고 있다.

(3) HIV/AIDS 현황

1981년 미국에서 첫 번째 HIV/AIDS 환자가 발견된 이후 에이즈는 불치의 병이었으나, 항레트로바이러스제 보급이 확대되면서 HIV (Human Immunodeficiency Virus) 생존 감염인의 수는 증가하게 되었다.

2020년 말 기준으로 전 세계 생존 감염인(People living with HIV, PLHIV) 수는 3,670만 명(3,080~4,290만 명)으로, 이 중 항레트로바이러스 치료를 받고 있는 감염인은 1,950만 명(1,720~2,030만 명)으로, 전체 감염인의 53%를 차지한다. AIDS로 인한 사망은 2020년 100만 명(83~120만 명)으로 2005년 190만 명(170~220만 명)에 비해 무려 48% 감소되었으며, 예방 및 치료 프로그램이 강화되면서 타인으로의 전파 위험이 감소되어 2020년 전세계 HIV 신규 감염인 수는 180만 명(160만~210만 명)으로, 2010년 이후로 16%가 감소되었다.

그러나 이러한 성과에도 불구하고 남동부 아프리카와 같이 HIV/AIDS 발생률이 높은 국가에서는 젊은 여성(15~24세)에서 발생 빈도가 높고, HIV/AIDS 발병률이 낮은 국가에서는 마약사용자, 성매매 종사자(sex workers), 트랜스젠더, 수감자, MSM(Men who have sex with men) 및 그들의 성 파트너와 같은 핵심 인구집단(key population)에서 HIV가 주로 발생하고 있다.

2015년 기준 경제협력개발기구(Organization for Economic Cooperation and Development, OECD) 가입국 34개국의 HIV/AIDS 발생률 평균은 인구 10만 명당 1.0명으로 지난 2000년 2.2명, 2010년 1.7명에 비해 감소하였다. 그러나 우리나라의 경우는 OECD 국가 평균보다 낮은 0.4명이지만, 지난 2000년 0.1명에 비해서는 증가하였다.

대륙별 신규 HIV 감염 현황을 살펴보면, 남동부 아프리카는 2010년에서 2016년에 약 29% 감소하여 가장 빠른 감소세를 보였고, 아시아・태평양 지역은 동기간 동안 13% 감소, 서・중앙 아프리카, 서유럽, 중앙 유럽, 북아메리카는 9% 감소, 캐리비안은 5%, 중동 및 북아프리카가 4% 감소한 반면 라틴아메리카는 변화가 없었고, 동유럽과 중앙아시아에서는 신규 감염이 60%나 증가하였다.

아시아・태평양 지역의 경우, 성매매종사자(sex workers)와 성매수자(clients), MSM (Men who have sex with men), 마약사용자 그리고 트랜스젠더와 같은 핵심 인구집단에서 HIV 발생이 집중되어 있다. 태국의 경우, 2010년에서 2016년 사이 신규 HIV 감염이 50%로 급격히 감소하였고, 베트남은 34%, 미얀마는 26%가 감소한 반면, 같은 기간

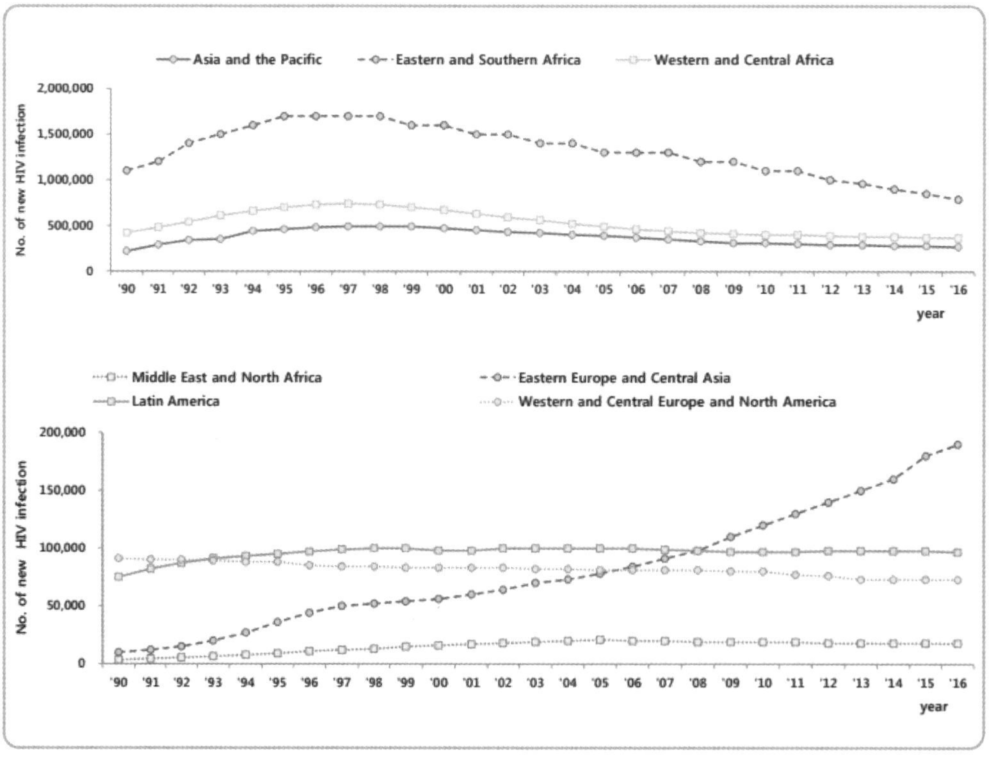

[그림 5-5] HIV/AIDS 감염자 수(1990년에서 2020년까지)

출처: UNAIDS(2021). 2021 UNAIDS Global AIDS Update.

에 파키스탄은 39%, 필리핀이 141% 증가하는 차이를 보였다. 아시아·태평양 지역에서 신규 감염이 발생하는 주요 국가는 중국, 인도, 인도네시아, 말레이시아, 미얀마, 파키스탄, 파푸아뉴기니, 필리핀, 태국과 베트남으로, 2016년 신규 HIV 감염 발생 95% 이상을 차지하고 있다.

동유럽과 중앙아시아의 HIV 감염은 증가 추세이다. 2016년 약 19만 명(16~22만 명)의 신규 감염이 발생하여 2010년 12만 명(10~13만 명)에 비해 60% 이상 증가하였다. 주요 원인은 주사기 공동사용이며 이로 인한 2015년 신규 HIV 감염자는 42%를 차지하였다. 주요 HIV 발생 국가는 러시아와 우크라이나로, 2016년 신규 HIV 감염 중 러시아가 81%, 우크라이나는 9%를 차지하였으며, 특히 러시아의 경우 2010년 신규 감염인 62,581명에서 2016년 103,438명으로 빠른 증가 추세를 보이고 있다.

전 세계적으로 HIV/AIDS는 감소 추세에 있으나 여전히 주요한 질병부담의 원인이 되고 있다. The Joint United Nations Programme on HIV/AIDS (UNAIDS)는 2014년 '90-90-90' 목표를 설정하였고, 2020년까지 이 목표를 달성하기 위한 노력을 가속화하였다.

2016년 6월 UN총회 고위급회의에서 2030년까지 HIV/AIDS 유행 종식이라는 야심찬 목표를 선언하였고, 이를 위하여 예방 및 치료에 대한 투자 확대 등을 권고하였다. 우리나라도 이러한 국제적 노력에 적극적으로 동참하기 위하여 조기진단 조기치료에 역점을 두고 사업을 추진하고 있다. 조기발견을 위하여 전국 보건소에서 무료 익명검사를 제공하고 있으며, 신속검사 확대 및 자가검진 키트 활용, 감염 취약계층 대상 검진상담소를 운영하고 있다. 또한 감염인의 건강관리 및 타인에 대한 전파를 예방하기 위하여 진료비 일부(급여)를 지원하고, 20개 의료기관이 참여하는 감염인 상담사업을 통해 복약관리 및 상담 등을 제공하고 있다. HIV/AIDS 예방과 편견 차별 해소를 위한 다양한 홍보사업을 수행하고 있으며, 특히 청소년을 대상으로 HIV/AIDS 예방 뮤지컬 공연, 홍보물 배포를 통한 예방교육을 실시하고 있다.

3 신종 감염성 질환의 발생과 글로벌안보구상의 대두

1) 신종 감염성 질환의 대유행과 WHO의 대응

(1) SARS의 발병에서 COVID-19의 Pandemic 선언까지

2002년 11월 중국 광동지역에서 시작된 사스는 홍콩, 싱가포르, 베트남 등 아시아 지역을 거쳐 미주로 확산된 신종 감염성 질환이다. 사스는 주로 비말에 의해 밀접 접촉자들에게 전파되며, 발열과 기침, 호흡곤란, 비정형 폐렴 등 증상이 발현된다.

WHO에 의하면, 2002년 11월부터 2003년 7월까지 총 30개국에서 8,098명의 사스 추정환자가 발생하여 774명이 사망한 것으로 최종확인 되었으며, 치사율은 9.6% 수준인 것으로 나타났다. 사스는 짧은 발병 기간에도 불구하고 중국과 캐나다 등에서 40억 달러 이상의 경제적 손실을 야기한 것으로 알려지고 있다(중앙일보, 2015.6.8. 기사).

2009년 4월 돼지로부터 유래한 것으로 밝혀진 신종플루 바이러스가 세계적으로 유행하였다. 신종플루 바이러스는 항공 여행객을 통해 4~6주 만에 전 세계 모든 대륙에 전파되었다. 신종플루가 세계적으로 대유행하게 됨에 따라 WHO는 2009년 4월 25일 국제공중보건 비상사태(Public Health Emergency of International Concern, PHEIC)를 선포하고, 2010년 8월 10일에 신종플루 대유행 종료를 선언하였다. 2009년 11월 22일 WHO의 주간보고에 따르면, 집계된 감염자 수는 최소 622,482명 이상 이며, 2010년 8월 1일 마지막 주간보고를 보면 214개국 이상에서 최소 18,449명이 사망한 것으로 나타났다. 신종플루는 감염성 질환 예방과 의료서비스 접근이 제한된 동남아시아와 아프리카의 가난한 사람들에게 심각한 사망 피해를 야기하였다.

2012년 사우디아라비아에서 처음 발견된 메르스는 2015년 6월까지 23개 국가에서 1,142명의 환자가 발생했다. 이중 465명이 사망해 치사율이 40%에 이를 만큼 높지만, 치사율에 반해 전염성은 낮았다. 급속도로 전파됐던 사스와 달리 호흡기가 아니라 침방울과 같은 접촉을 통해 전파되기 때문이다. 낙타, 박쥐 등을 매개체로 감염 전파된 것으로 추정되며 잠복기(2~14일)를 거친 후 고열과 호흡곤란, 급성신부전 등의 증상을 동반한다.

2014년 에볼라 유행의 경우, 2월 초 서아프리카 기니 남부 산림지대에서 시작되어 아프리카에서 인구가 가장 많은 나이지리아 및 말리까지 확산되었다. WHO는 2014년 8월 국제 공중보건 비상사태를 선포하였으며, 2016년 3월 29일 유행을 종식을 선언하였다. 에볼라 확산 기간 동안 총 28,616명이 감염진단을 받았으며, 사망자는 11,310명으로 치사율은 39.5%에 달하는 것으로 보고되었다.

2019년 12월 31일 중국 우한에서 COVID-19가 최초로 발생하였다. 중국 후베이성 우한시 위생건강위원회가 2019년 12월 31일 27명의 폐렴환자가 발생하여 격리치료 및 모니터 중이라고 발표한 것이다. 이후 우한에서의 대규모 발병이 COVID-19에 의한 것임이 밝혀졌다. COVID-19 감염이 확산되자 중국은 1월 23일 인구 1,100만 명 규모의 우한시를 봉쇄하는 극단적 조치를 전격 단행하였다. 그럼에도 신종 COVID-19 바이러스는 중국 전역으로 확산되었다. 중국으로부터 아시아 여러 나라로 확산됨에 따른 WHO는 2020년 1월 30일 국제적 공중비상사태를 선언하였다. 이후 이탈리아를 중심으로 스페인과 프랑스 등 유럽으로 확산되자 WHO는 2020년 3월 11일 팬데믹을 선언하였다.

(2) WHO의 IHR에 따른 국제적 공중보건 비상사태(PHEIC) 선언

지난 2020년 WHO는 COVID-19를 '국제적 공중보건 비상사태(Public Health Emergency of International Concern, 이하 PHEIC)'로 선포하고, 국제적 위기 관리에 돌입하였다. 무엇보다도, COVID-19는 아직 확실한 치료제가 없기 때문에 면역력 강화가 매우 중요하다.

WHO는 국제보건규정(IHR)에 따라 '국제적 공중보건 비상사태(PHEIC)'를 선포한다. PHEIC은 질병이 국제적으로 퍼져서 다른 나라의 공중보건에 위험이 된다고 판단될 때 선포한다(청년의사, 2020. 2. 27. 기사).

WHO의 위기선언 조건은 ① 공중보건에 미치는 영향이 심각한 경우, ② 사건이 이례적이거나 예상하지 못한 경우, ③ 국가 간 전파 위험이 큰 경우, ④ 국제 무역이나 교통을 제한할 위험이 큰 경우 등의 요건 중 2개 이상 해당될 때이다. 다만, 1개의 상황만 해당하더라도 긴급위원회 논의 결과 필요하다면 위기 상황 선포를 권고할 수 있다. 지금까지 중국과 홍콩 등 아시아를 강타한 신종플루와 조류독감(H5N1), 에볼라 등 5차례 국제 비상사태가 선포되었다.

국제 비상사태는 감염성 질환 대응 6단계 중 4단계 정도에 해당되며, 코로나19는 6번째에 해당된다. 또한, WHO는 전세계적 감염성 질환 대응단계를 6단계로 구분하고 있다. 이는 '인간-동물-환경'을 하나의 시스템으로 바라보는 'One Health' 개념을 강조하는

단계	내용
1단계	동물 사이에 한정된 전염으로 사람에게는 안전한 상태
2단계	동물 사이에 전염되다가 소수의 사람들에게도 전염된 상태
3단계	사람들 사이에 전염이 증가한 상태
4단계	사람들 사이에 전염이 급속히 퍼지기 시작. 세계적 유행병 발생 초기 상태. 에피데믹(Epidemic)
5단계	동물 권역(대륙)의 최소 2개국에서 병이 유행. 전염병 대유행이 임박
6단계	다른 권역의 국가에서도 추가로 전염 발생. 전염병의 대유행. 팬데믹(Pandemic)

[그림 5-6] WHO의 감염성 질환 대응단계

출처: 청년의사. [초점] 정부는 왜 코로나19 위기단계를 '심각'으로 격상해야 했나. 2020.2.27

것으로, 2003년에서 2007년 유행한 조류 인플루엔자로 인해 인체 감염에 대한 우려가 나날이 높아지는 현실에 발빠르게 대응하려는 것으로 해석할 수 있다(이다은, 2017).

결국, WHO는 2020년 3월 11일 코로나19의 위기단계를 6단계로 격상하고 팬데믹을 선언하였다. 이는 1968년 홍콩독감, 2006년 신종인플루엔자 확산 이후 3번째에 해당된다.

2) 신종 감염성 질환의 대응을 위한 글로벌보건안보의 시작

(1) 글로벌보건안보의 배경

전 세계 국가의 약 70%가 감염성 질환 발병에 대한 준비가 충분하지 않다는 보고가 있다. 전 세계에 걸쳐 공공보건 시스템의 격차로 인한 세계보건의 위협은 여전히 존재한다. 이러한 문제의식 아래 미국 CDC와 2014년 2월 14일 28개 협력국, WHO, 국제식량농업기구(FAO), 국제수역사무국(OIE) 등의 국제기구들과 공동으로 국제보건안보구상(Global Health Security Agenda) 네트워크를 구성하였다. 이 기구는 감염성 질환 위협으로부터 안전하고 안정된 국제사회를 위해 다음 4가지 사항에 중점을 두고 활동한다: ① 우선 관심사 질병에 대한 일상적인 감시를 구축하고 IT 도구 및 시스템을 개발하는 것을 포함하는 질병 감시 및 발병 대응, ② 보건위기 발생 시 신속하고 조정된 대응을 할 수 있는 응급 운영 센터를 포함하여 국가가 필요한 지식과 자원을 확보하도록 하는 비상사태 관리, ③ 질병 위협의 근본 원인을 찾아내고 의사결정을 알리는 역량을 구축하는 안전한 실험실 시스템 및 진단법, ④ 보건위기 발생 시 주도적인 역할을 담당하는 일선 대응 요원, 질병 연구자, 질병탐지자, 응급 관리자 및 기타 보건 전문가 역량개발 및 훈련. 이러한 중점활동은 한국을 비롯한 10개 상임회원국으로 구성된 GHSA 선도그룹이 주도하고 추진한다.

(2) 글로벌보건안보의 행동계획

GHSA의 5개년 행동계획(Action Package, 2019~2024)은 회원국 전체가 신종감염성 질환 유행 등을 예방, 탐지 및 대응하기 위한 구체적인 계획으로 3대 중점영역(예방, 탐지 및 대응)에 대한 세부 분야는 아래와 같은 11개 과학기술을 중심으로 구분되어 있다. GHSA는 이들 11개 과학기술 분야와 관련한 국제적인 협력과 혁신을 실행하기 위해 정기적으로 논의하며 의제를 개발해나가고 있다. GHSA의 5개년 행동계획과 관련하여 한국의 경우, 예방 3: 생물안전과 차단방역 체계강화, 예방 4: 예방접종 대책 이행을 위한 기여국(contributing country)으로 지명되어 있다. 또한 신속·효과적 대응 2: 다부문적 신속대응(Multisectoral Rapid Response)의 이행을 위한 주도국(leading country)으로 페루와 함께 지명되었다. 그리고 WHO와 GHSA는 주기적으로 회원국들을 평가한다. 11개 과학기술 분야를 19개 세부과제로 구분하여 합동외부전문가평가(Joint External Evaluation)를 통해 강점과 약점을 식별한다. 이러한 평가결과를 기초로 국가별 보건의료분야 국가대응계획(National Action Plan)을 수립하도록 권고하고 있다.

4 향후 과제

1) 감염성 질환의 감소를 위한 노력

국제사회는 MDGs 이행을 통해 말라리아, HIV/AIDS, 결핵 3대 질병 지표를 성공적으로 감소시켜 왔으며 이를 발판으로 보편적 의료보장을 담은 SDGs를 구성하고 2020년까지 모든 세대의 건강 달성을 목표로 본격적인 출발을 하였다. 그러나 동시에 SARS, H1N1, 에볼라 등의 감염성 질환의 전 세계적 확산으로 국제사회는 보편적 의료보장의 구조 안에서 감염성 질환의 문제를 해결해야 하는 상황에 직면하였다.

특별히, 최근의 감염성 질환 확산 추세가 보건 관리 역량이 취약한 개도국 중심으로 이루어지고 그 파급력이 해당 국가의 경제사회적 불안정성을 높일 뿐만 아니라 국제적인 안보의 영역에 대한 위험에까지 이르렀다. 이에 국제사회는 2014년 GHSA를 구성하고 개발도상국이 IHR(2005)의 핵심 역량을 갖출 수 있도록 지원하기 위해 Action Packages, JEE 등과 같은 도구를 개발하였고 표준화 하는데 성공하였다. 인류의 역사와 함께 해온 감염성 질환을 공통의 문제로 인식하고 이를 해결하기 위해 구성된 GHSA은 실행 가능한 제반 도구들을 제공하고 공통으로 성과를 모니터링할 수 있는 체계를 제공한다는 측면에서 그 의미가 매우 크다.

2) 감염성 질환에 대한 국제보건 관점의 노력

대한민국 역시 국제사회의 일원으로서 '모두를 위한 안전한 삶' 구상을 발표하고 이행을 위한 구체적인 전략을 제시하였으며, 이를 통해 국제사회의 SDGs 달성과 더불어 전 세계가 감염성 질환으로 부터 자유로울 수 있도록 하는 목표달성 노력에 동참하고 있다. 대한민국의 '모두를 위한 안전한 삶'의 성과를 극대화하고 광범위한 감염성 질환 분야를 효과적으로 지원하기 위해서는 감염성 질환의 문제를 이해할 수 있는 전문성과 더불어 진보한 기술적 방법론을 현장에 이행할 수 있는 국내외 전문기관들과의 협력이 필요하다. 이를 위해 국제사회와의 파트너십을 우선순위에 두고 사업을 추진해야 한다.

국제기구, 국내외 감염성 질환 전문기관과의 협력과 연대를 통해 조화를 이루고 원조와 감염성 질환 전문지식을 바탕으로 각 국가의 공중보건위기 대응 능력의 향상을 위한 협력체계를 구축해야 한다.

요 약

1. 병원체의 감염(infection)으로 발병되었을 경우 감염성 질환(infectious disease)이라고 하며, 이 감염성 질환이 전염성을 가지고 새로운 숙주에게 질환을 전염시키는 것을 감염성 질환(communicable disease)이라고 한다.
2. SDGs 3의 세부목표 3.3은 AIDS, 결핵, 소외열대질환(Neglected Tropical Diseases, NTD) 등의 질환과 전염병 퇴치를 목표로 한다.
3. WHO는 국제보건규정(IHR)에 따라 '국제적 공중보건 비상사태(PHEIC)'를 선포한다. PHEIC은 질병이 국제적으로 퍼져서 다른 나라의 공중보건에 위험이 된다고 판단될 때 선포한다.
4. WHO의 위기선언 조건은 ① 공중보건에 미치는 영향이 심각한 경우, ② 사건이 이례적이거나 예상하지 못한 경우, ③ 국가 간 전파 위험이 큰 경우, ④ 국제 무역이나 교통을 제한할 위험이 큰 경우 등의 요건 중 2개 이상 해당될 때이다.
5. GHSA는 감염성 질환의 위협으로부터 안전하고 안정된 국제사회를 위해 다음 4가지 사항에 중점을 두고 활동한다: ① 우선 관심사 질병에 대한 일상적인 감시를 구축하고 IT 도구 및 시스템을 개발하는 것을 포함하는 질병 감시 및 발병 대응, ② 보건위기 발생 시 신속하고 조정된 대응을 할 수 있는 응급 운영 센터를 포함하여 국가가 필요한 지식과 자원을 확보하도록 하는 비상사태 관리, ③ 질병 위협의 근본 원인을 찾아내고 의사결정을 알리는 역량을 구축하는 안전한 실험실 시스템 및 진단법, ④ 보건위기 발생 시 주도적인 역할을 담당하는 일선 대응 요원, 질병 연구자, 질병탐지자, 응급 관리자 및 기타 보건 전문가 역량개발 및 훈련

연습문제

1. 관심있는 감염성 질환을 하나 선정하여 최근 10년간의 해당질환에 대한 국제사회 정책과 각 지표의 변화 추이를 제시하시오.
2. 신종 감염성 질환의 발생에 대하여 IHR의 개정방향, WHO의 개혁방향에 대하여 논의하시오.

참고문헌

Adam Przeworski, Henry Teune(1970). The Logic of Comparative Social Inquiry. Wiley Interscience.

Angela YChang, et al. (2019). Measuring population ageing: an analysis of the Global Burden of Disease Study 2017, Lancet public health; 4(3):159–167

DongZhao (2021). Epidemiological Features of Cardiovascular Disease in Asia, Journal of the American College of Cardiology: Asia; 1(1):1–13

GBD 2015 Risk Factors Collaborators (2016). Global, regional, and national comparative risk assessment of 79 behavioural, environmental and occupational, and metabolic risks or clusters of risks, 1990–2015: a systematic analysis for the Global Burden of Disease Study 2015. Lancet; 388(10053):1659–1724

Last JM(1988). A Dictionary of Epidemiology. 2nd Ed. New York, NY, Oxford University Press.

Rebecca L. Siegel MPH,Kimberly D. Miller, Hannah E. Fuchs BS, Ahmedin Jemal DVM(2021), Cancer Statistics, 2021, A Cancer Journal for Clinicians; 71(1): 7–33

WHO 홈페이지(https://population.un.org/wpp/Maps/). 검색일자: 2022년 4월 20일.

WHO/PAHO 홈페이지(https://www3.paho.org/hq/index.php?option=com_content&view=article&id=8502:2013-the-chronic-care-model&Itemid=1353&lang=en). 검색일자: 2022년 4월 20일.

Winslow CEA(1920). The untilled field of public health. Mod. Med. 2:183.

PART

Ⅵ

비감염성 질환

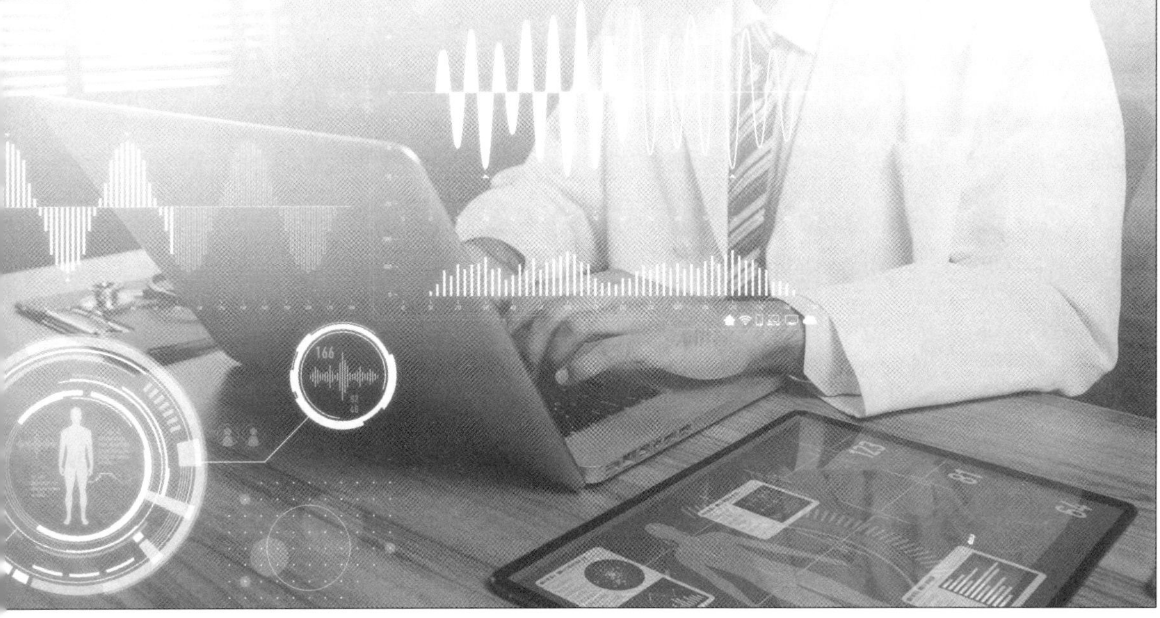

제6장

비감염성 질환

학습목표

1. 비감염성 질환의 개념과 특성을 설명할 수 있다.
2. 주요 비감염성 질환의 특징과 비감염성 질환에 대한 질병 패턴을 이해할 수 있다.
3. 비감염성 질환에 대한 도전 과제들과 효과적인 전략들을 이해하고 적용할 수 있다.
4. 국제적 맥락에서 SDG의 다른 목표들과 비감염성 질환 개선과의 관계를 설명할 수 있다.

약 어

CDC Centers for Disease Control and Prevention
COPD Chronic Obstructive Pulmonary Disease
NCD-GAP Global action plan for the prevention and control of NCDs
NCHS National Center for Health Statistics
GBD Global Burden of Disease
PEN Package of Essential Noncommunicable Disease Interventions for Primary Health Care
UHC Universal health coverage

1 비감염성 질환의 개념과 특성

1) 비감염성 질환의 정의와 동향

(1) 비감염성 질환의 정의와 특징

세계보건기구(World Health Organization, WHO)는 비감염성 질환(Non-Communicable Diseases, NCDs)을 HIV/AIDS, 결핵 등의 감염성 질환과 대비되는 개념으로 NCDs를 정의하고 있다. 이는 유전적 요인, 생리학적 요인, 환경적 요인, 신체적 요인 등의 다양한 요인에 따른 복합적인 결과로 나타나며 대체로 '경과가 길고, 자가 치유가 불가능하며 완치가 어려운 질환'을 말한다. 미국의 질병통제예방센터(Centers for Disease Control and Prevention, CDC) 국립보건통계청(National Center for Health Statistics, NCHS)은 NCDs의 이환기간을 최소 3개월 이상으로 기준하고 있다(박윤형, 2013).

미국의 CDC는 NCDs의 범위를 심혈관질환, 당뇨, 암, 만성호흡기질환, 치매와 같은 신경계질환과 함께 다양한 NCDs의 위험요인인 고혈압, 고콜레스테롤증, 비만 등도 NCDs로 포함하고 있다. WHO는 주요한 NCDs로 심혈관질환, 암, 만성호흡기질환, 당뇨병을 선정하고 있으며 흡연, 과도한 음주, 운동부족, 건강에 해로운 식습관의 4가지가 NCDs를 유발하는 4대 위험요소로 언급하고 있다.

또한 주요 NCDs로 분류되는 질환 외에도 기타 NCDs로 우울증과 같은 정신질환, 퇴행성 관절염과 같이 근골격계질환 등도 있으며 이러한 NCDs를 통칭하여 NCDs(Chronic diseases) 또는 Non-Infectious Diseases라는 단어를 사용하기도 한다. 비감염성 질환은 일반적으로 연령의 증가에 따라 유병률이 올라가며 이에 따라 앞서 언급한 NCDs의 위험요인인 고혈압, 고콜레스테롤증 등의 특정한 위험요인을 공유한다는 특징을 가지고 있다. 이러한 위험요인이 불규칙한 생활습관을 통해 발현되고 촉진된다는 측면에서 NCDs를 생활습관병(Life style disease)이라고 표현하기도 한다.

(2) 비감염성 질환의 국제적 동향

WHO에 따르면 전세계 사망자의 71%가 NCDs의 원인으로 사망한다고 한다. 이는 매년 4,100만 명 이상의 사망자가 NCDs로 인하여 사망하는 것으로 볼 수 있다. NCDs로 인한 사망의 대부분은 심혈관질환(약 1,790만 명)이며 그 뒤를 이어 암(930만 명), 호흡기질환(410만 명), 당뇨(150만 명)의 순서를 보이고 있다. 문제는 NCDs로 인한 사망자의 77%인 약 3,140만 명이 중·저소득 국가에서 발생하고 있어 NCDs로 인한 건강 불균형의 영향이 중·저소득 국가에 심각하게 나타나고 있다는 것이다(WHO, 2022). 따라서 흔히 개발도상국가들의 경우 주요한 질병 문제를 감염성 질환에 국한하여 생각하기 쉽지만 중·저소득 국가에서 NCDs의 문제가 점차 심각해짐에 따라 이러한 국가들은 감염성 질환과 NCDs의 문제를 동시에 안고 있기 때문에 질병부담에 문제가 가중되고 있다.

NCDs의 위험요인은 모든 연령과 사회, 국가와 지역을 초월하여 영향을 주지만 일반적으로 NCDs는 연령에 기인하여 위험요인에 대한 문제가 점차 증가한다고 알려져 있다. 그

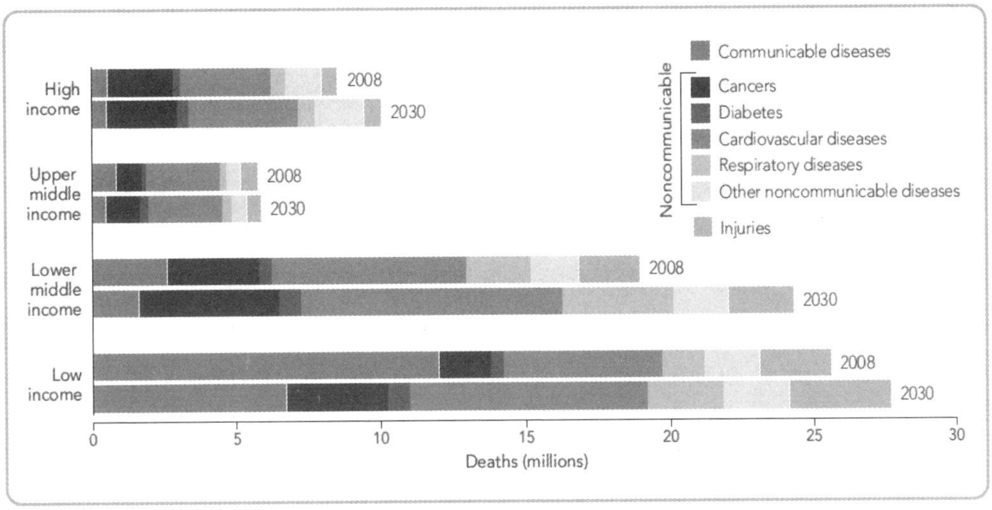

[그림 6-1] 2008년에서 2030년까지의 지역별 사망원인 예측

출처: Sara Reardon (2011). A world of chronic disease. Science. 333;558-9.

러나 WHO에 따르면 30세에서 69세 사이의 인구 중 약 1,500만 명 이상이 매년 NCDs로 인해 사망하는 것으로 집계되고 있다(WHO, 2022). 게다가 이러한 '조기사망'의 85% 비율이 중·저소득 국가에서 발생하는 것으로 추정되고 있다. '조기사망'의 문제가 중·저소득 국가에서 집중적으로 발생하는 것에 대하여 WHO는 급속한 도시화, 건강에 해로운 식습관 등의 생활습관의 증가, 인구 고령화의 문제가 복합적으로 작용한다고 추정하고 있으며 이러한 문제로 인하여 고혈압, 고혈당, 고지혈증 등이 나타나며 이것이 NCDs의 측면에서 심혈관질환을 유발하는 위험요인으로서 작용하기 때문이라고 보고 있다.

문제는 중·저소득 국가들의 보건의료체계가 NCDs으로 인해 가중되는 질병부담에 대처할 여력이 충분하지 못하다는 것이다. 이들 국가의 전체 질병부담 가운데 NCDs가 차지하는 비중은 1990년에 3분의 1에서 2019년에 3분의 2 가까이로 늘어났다. 더구나 감염성 질환으로 인한 사망이 상당히 감소한 것과는 달리 NCDs으로 인한 사망은 증가세를 보이고 있다. 우즈베키스탄의 경우, 당뇨병이 사망자 수 증가율 600%를 기록하며 사망원인 21위에서 5위로 껑충 뛰어올랐다. 비슷하게 필리핀에서도 사망원인 5위였던 허혈성 심장질환이 사망자 수가 350% 이상 증가하며 결국 1위를 차지하는 등의 문제를 보이고 있다(GBD 2019 Diseases and Injuries Collaborators, 2020).

2) 비감염성 질환의 위험요소와 영향

(1) 통제가능한 위험요인의 문제

NCDs는 앞서 밝힌 바와 같이 유전적 요인, 생리학적 요인, 환경적 요인, 신체적 요인 등의 다양한 요인에 따른 복합적인 결과로 나타난다. 그러나 이 중 흡연, 운동부족, 건강에 해로운 식단, 무분별한 알코올의 남용과 같은 생활습관적 요인은 NCDs의 매우 중요한 원인인 동시에 통제가 가능한 요인이다.

이러한 통제가능한 위험요인의 문제로 인하여 흡연(간접흡연을 통한 노출의 피해 포함)은 연간 720만 명의 사망자를 발생시키고 있으며 과도한 염분이나 나트륨의 섭취로 인한 문제로 연간 410만 명이 사망하고 있다. 또한 알코올의 남용으로 인하여 330만 명의 사망자를 기록하고 있는데 이중 절반 이상은 암을 포함한 복합적인 NCDs의 문제에 기인한 것으로 보고 있다. 이 밖에 운동 등의 신체활동의 부족은 연간 160만 명의 사망자와 연관이 있을 것으로 추정하고 있다(GBD 2015 Risk Factors Collaborators, 2016).

통제가능한 위험요인은 NCDs인 동시에 다른 NCDs의 위험을 증가시키는 4가지 주요한 대사질환에 크게 기인하고 있다. 고혈압, 과체중이나 비만, 고혈당, 고지혈증은 NCDs로서 사망원인인 동시에 다른 NCDs의 위험을 증가시키는 주요한 원인이며 이러한 질환은 통제가능한 위험요인을 관리함으로 충분히 그 위험을 억제할 수 있는 것으로 알려져 있다(WHO, 2022). 게다가 사망원인의 측면에서 고혈압은 전 세계 인구의 사망원인의 19%를 차지하고 있으며 과체중과 비만, 고혈당의 문제가 그 뒤를 잇고 있기 때문에 통제가능한 위험요인에 대한 관리가 적극적으로 필요하다.

(2) 비감염성 질환의 사회경제적 영향

UN이 지난 2015년 발표한 지속가능발전목표(Sustainable Development Goals, SDGs)에서 밝힌 NCDs와 관련한 목표는 2030년까지 NCDs로 인한 '조기사망'을 1/3 수준으로 감소시킨다는 것이다.

NCDs 문제의 급격한 증가는 개인과 가정, 사회와 국가 내에서 질병관리 및 건강관리의 측면에서 지불하는 비용을 지속적으로 증가시키며 NCDs의 특성 상 비용의 지불이 관리의 측면에서 지속적으로 진행되야 하는 부분이기 때문에 국가 내의 사회경제적 빈곤층에게 미치는 영향이 더욱 크다. 이와 마찬가지로 국가의 보건의료비용을 지속적으로 증가시키기 때문에 중·저소득 국가에 전체적으로 미치는 부정적 영향도 선진국에 비해 클 수밖에 없다. 사회경제적으로 취약계층인 인구집단이 그렇지 않은 인구집단에 비해 다양한 질병이나 사고의 위험에 더 노출이 많이 되어 있다는 것은 일반적인 사실이다. 또한 앞서 언급한 바와 같이 중·저소득 국가들의 경우에는 아직 선진국에 비해 발전되지 못한 보건의료체계로 인해 NCDs를 포함한 다양한 질병의 위험에 더 크게 노출되어 있다.

게다가 기존 선진국의 경우 보건의료환경을 포함한 보건의료체계의 개선은 이미 이루어져 있으나 개인의 생활습관 등과 관련한 NCDs의 위험요인에 대한 문제는 지속적으로 증가하고 있어 미국의 경우 연령표준화를 거친 건강손실(장애보정생존년수)이 최근 10년간 3%에 가까운 증가율을 보이며 오히려 보건의료적 문제가 지속적으로 악화되는 현상마저 발생했다(GBD 2019 Diseases and Injuries Collaborators, 2020). 질병부담과 관련한 국제 연구에서는 이러한 문제에 대해 비만 증가 외에도 심혈관질환 사망 감소를 유지하는 데 필요한 고혈압 및 고지혈증 등의 치료를 위한 보건의료보장서비스의 확대문제와 흡연인구의 감소가 점차 정체되어 있는 것이 무관하지 않다고 추측했다. 특히, 지난 10년 동안 비만, 고혈당, 알코올 사용, 약물 사용 등 예방 가능한 각종 위험에 대한 노출이 전 세계적으로 매년 0.5% 이상 증가해 우려할 수준으로 늘어나면서 NCDs의 질병부담 증가에 따른, 공중보건 개선을 위한 노력 강화가 중요한 쟁점으로 부각되고 있다(GBD 2019 Diseases and Injuries Collaborators, 2020).

이에 따라 급속히 진행되는 고령화 문제와 맞물려 지속적으로 증가하고 있는 NCDs의 문제에 대처하기 위해 다양한 사회경제적 측면에서 NCDs의 대처를 위한 보건의료서비스 제공을 위한 인력과 비용의 지원, 국가차원의 의지, 근거에 기반한 다양한 이해관계자들의 책임과 의무, 중·저소득 국가를 중심으로 한 취약계층에 대한 국제적 공조가 필요하다.

2 주요 비감염성 질환의 현황

1) 비감염성 질환과 SDGs

(1) 비감염성 질환에 따른 SDGs의 목표

지난 2015년 UN이 발표한 SDGs의 17개 목표 중 보건의료부분과 직접적으로 연관이 되어 있는 SDGs 3. Good Health and Well being은 건강에 관한 목표를 제시하고 있다. 표현은 건강한 삶과 모든 세대의 복지를 증진이라는 간단한 문구로 되어 있지만, 세부적으로 다루는 내용은 광범위하다. 산모와 영유아 사망률, 전염성 질병과 같이 개발도상국에서 크게 개선되어야 하는 이슈들을 포함하고 있을 뿐 아니라, 도로 교통사고 사상자, 보편적인 의료보험 제공 그리고 환경오염으로 인한 질병 및 사망과 같이 중간소득국가와 선진국에서도 노력이 필요한 이슈들을 포괄적으로 다루고 있다.

SDGs 3의 세부목표 3.4는 NCDs로 인한 조기사망을 1/3로 줄이고, 정신건강과 웰빙 증진을 목표로 한다. 유엔의 정치선언(Political Declaration)에 따르면, 2011년 약 20개국의 지도자들과 대표단들은 유엔에 모여 NCDs의 예방 및 통제에 대해 논의하였으며, 모든 사람들이 높은 수준의 신체적·정신적 즐거움을 보장받도록 선언하였다. 세계보건기구(WHO)의 2022년 보고서에 따르면, 세계에서 가장 높은 사망 원인은 심장계 질환, 암, 만성 호흡기 질환 및 당뇨병과 같은 NCDs 이다. NCDs는 매년 4,100만 명이 넘는 사망자를 기록하고 있으며 이는 전세계 사망자의 71%를 차지한다(WHO, 2022).

문제는 이러한 NCDs로 인한 사망자의 비율의 77%가 World Bank 기준의 중·저소득 국가 비율이 77% 이며 그 중, 30세에서 69세 사이의 인구 중 매년 1,500만 명 이상이 NCDs로 사망한 것이다(WHO, 2022). 또한 조기사망의 85%가 중·저소득 국가에서 발생하였으며 절대 다수가 서태평양과 동남아시아 지역에서 발생하는 양상을 나타내고 있다. 따라서 국제적인 관점에서 NCDs는 더 이상 선진국을 중심으로 한 단순한 NCDs의 문제가 아니다. 그렇기 때문에 적극적인 관리를 위한 보건의료체계를 통해 더 효과적이고 공정하게 대응하여 NCDs를 예방하고 조기에 치료적 접근을 가능하게 하는 체계를 구축하는 것이 필요하다.

2) 주요 비감염성 질환에 대한 국제현황

NCDs는 주요 4가지의 질환이 존재한다. 대부분의 국가에서는 심혈관 질환이 NCDs의 사망원인의 대부분을 차지하고 있으며 연간 1,790만 명의 사망자가 심혈관 질환을 원인으로 한다. 이에 뒤를 이어 암(930만 명), 호흡기 질환(410만 명), 당뇨병(150만 명)의 순서로 나타나고 있다. 또한 위 4가지 질병의 문제는 조기 NCDs 사망원인의 80% 이상을 차지하는 것으로 나타나 있으며 이에 따라 연령과 무관하게 NCDs의 위험요인 문제로 가장 중요하게 알려져 있는 담배, 신체활동의 부족, 알코올 등의 남용, 건강에 해로운 식단 등에 대하여 전 연령층에 걸친 지속적인 관리가 반드시 필요하다.

(1) 노화로 인한 NCDs의 문제

NCDs와 관련하여 지속적으로 대두되고 있는 문제 중 하나는 NCDs와 노화의 문제이다.

노화 관련 질병부담(age-related disease burden)을 측정한 결과 기능 손상과 신체, 정신 및 인지능력 상실을 포함하여 5가지는 감염병의 문제, 81가지는 6가지 부상과 함께 NCDs의 문제롤 확인된다는 연구결과가 발표된 바 있다(Angela YChang, et al., 2019).

문제는 세계 65세 평균 연령층을 기준으로 각 나라 인구층이 동일한 부담률을 경험한 연령치를 추정한 결과, 65세 이상 인구의 건강격차 문제를 살펴보면 국가별로 최대 30년의 건강격차 문제가 발생하고 있다는 것이다. 이것은 늘어난 노년기 기대 수명이 전체 인구 복지에 대한 기회 또는 위협인 동시에 인구 복지 자체가 실제 나이와 상관 없이 사람들이 경험하는 노화 관련 건강 문제이기 때문에 모든 전 세계 인구의 공통적인 문제이기도 하다는 것이다.

(2) 심혈관 질환

앞서 언급한 바와 같이 심혈관 질환은 전세계 인구의 사망원인 1위로서 20년간 200만 명 이상의 사망자가 증가하였다. 지난 2019년을 기준 전 세계 인구 중 약 890만 명 이상의 사망자가 심혈관 질환으로 사망하였으며 대한민국의 경우 암에 이어 국내 사망원인 2위로서 2019년을 기준으로 할 경우 약 3만 명의 사망자가 발생하였다(WHO, 2020).

심혈관 질환의 발생양상을 살펴보면 점차 아시아권 국가의 문제가 심각해지고 있음을 알 수 있다. 2019년을 기준으로 전세계 심혈관 질환 사망자의 50% 이상이 아시아 국가에서 발생하였으며 지난 1990년에서 2019년 사이 사망자 수가 560만 명에서 1,080만 명으로 무려 2배 가까이 증가하였음을 알 수 있다. 또한 아시아권 국가의 심혈관 질환 사망자의 39%가 조기 사망자로서 미국의 경우 약 23%에 비해 약 10% 이상 그 수치가 높음을 알 수 있다(DongZhao, 2021).

아시아 국가의 심혈관 질환의 문제에 대한 유행을 분석한 연구결과에 따르면(DongZhao, 2021) 지속적 증가세를 보이고 있으며 사망률과 원인에 대한 지리적, 지역적 차이, 국가

간의 역학적 변천 단계 차이가 발생하고 있다고 설명하고 있다. 이와 더불어 일부 국가의 경우 관리능력의 부재 문제로 발생하는 문제를 지적하였다. 예를 들어 허혈성심질환은 중앙아시아, 서아시아, 남아시아를 중심으로, 뇌졸중은 동아시아, 동남아시아를 중심으로 발생하고 있으며 일부의 고소득 국가와 선진국인 아시아권 국가를 제외한 대부분의 아시아권 국가는 역학적 변천 과정 상 대부분 2단계(범 유행 감축의 시대)인 것으로 확인된다.

심혈관 질환의 문제는 조절 가능한 위험인자 관리의 미비 문제가 발생하는 것으로서 위험인자를 어떻게 관리하는가가 매우 중요하다. 따라서 조절 가능한 위험인자인 식이습관, 흡연, 이상지질혈증, 당뇨병, 고혈압 등의 문제를 국가적인 차원에서 예방 및 관리할 수 있는 체계와 프로그램을 개발하는 것이 시급한 문제이다.

(3) 암 질환의 동향

심혈관 질환에 이어 암 질환은 지속적으로 증가하고 있는 국제사회의 가장 큰 NCDs의 문제 중 하나이다. 폐암은 지난 20년간 국제적으로 암 발생 순위의 1위를 차지하였으나 암의 역학적 전환을 통한 변화에 따라 유방암의 사례가 지난 2020년 11.7%로 폐암 11.4%보다 약 230만 건 더 발생한 것으로 확인되었다. WHO는 이러한 변화에 대하여 암 환경이 변화하고 있는 것으로 평가하기도 하였다(Rebecca L. Siegel MPH, Kimberly D. Miller, Hannah E. Fuchs BS, Ahmedin Jemal DVM, 2021).

암의 발생동향을 살펴보면 전 세계적으로 1,930만 명이 암 진단을 받았으며 이에 따라 지난 2000년 약 1,000만 명 규모에서 2배 가까이 증가한 것을 알 수 있다. WHO는 암에 대하여 전 세계 인구 대비 5명 중 1명은 암 진단을 받을 것으로 전망하고 있다.

암 발생의 문제에 있어 WHO는 암 발생에 따른 대처수준이 국가마다 큰 차이를 보이고 있는 것에 대하여 지적하고 있으며 이는 암에 대한 진단 및 치료 서비스에 대한 접근성이 국가 별로 차이를 보이고 있기 때문으로 지적하고 있다. 이러한 암에 대한 국가별 대처 가능성에 대한 차이는 지속적으로 저소득 국가가 암, 심혈관 질환 등의 NCDs의 문제 보다는 현재 당면한 감염성 질환, 모성 건강 등에 보건의료 자원과 역량을 집중하고 있기 때문이다. 이러한 대처의 차이는 결국 조기 사망률의 문제로 이어지는 악순환이 계속되고 있다. 고소득 국가가 지난 2000년에서 2015년 사이 조기 사망률이 20% 감소한 반면 저소득 국가의 경우 약 5%만이 감소하였다.

암 질환의 조기 사망률 감소와 관리를 위해서는 암 관리에 대한 체계적인 접근과 지속적인 위험인자의 관리가 필요하다. 암 관련 보건의료서비스의 지원 강화가 반드시 필요한 부분이다. 이를 위해 1차 진료와 환자를 상급의료기관으로 의뢰하는 체계의 명확한 구축과 적용에 따른 조기 발견을 위한 보건의료체계가 마련되어야 한다.

또 다른 관점에서는 UHC 달성을 위한 보건의료의 불평등 관점에서 암에 대한 관리를 시작해야 한다. WHO는 현재 추세가 지속될 경우 20년 간 암 사망자는 약 60% 이상 증가할 것으로 전망하고 있으며 대부분의 사망자가 저소드 국가가 될 것이라고 예측하고 있다. 이에 따라 저소득 국가에 대한 암관리서비스 지원이 필요한 상황이다.

(4) 만성폐쇄성폐질환(이하 COPD)

COPD는 2020년 세계 3대 사망원인의 하나로서 중요한 NCDs의 문제이다. 현재 지속적인 증가세의 문제가 대두되고 있으며 WHO는 2050년 COPD가 전 세계 사망원인 1위가 될 것으로 전망하고 있다(WHO, 2020). 대한민국의 경우 2020년을 기준으로 인구 10만명당 11.0명으로 전체 사망원인의 11위 이다(질병관리청, 2020).

COPD의 가장의 가장 큰 문제는 심각성 인식의 부족 문제이다. 대부분의 COPD 환자들이 증상에 대하여 단순한 감기 등으로 오인하는 경우가 많다. 대한민국의 경우 약 2.8%만이 COPD를 사전에 인지하였으며 대부분 악화 이후에 의료기관을 방문하는 사례가 많다. 또한 COPD의 70%~80% 정도가 흡연과 연관성이 있는 것으로 확인된다.

COPD는 다른 NCDs와 마찬가지로 완치가 매우 어려운 문제를 가지고 있으며 앞서 언급한 바와 같이 증상에 따른 인지의 부족이 발생하기 쉽다. 그 결과 주로 폐기능이 40% 정도 떨어진 상태에서 의료기관을 방문한다. 이러한 경우 약물치료를 통해 증상의 악화를 방지하는 것은 가능하지만 기능이 약화된 폐기능 자체는 상태의 호전이 어려운 것이 현실이다.

따라서 COPD의 예방을 위한 위험인자의 제거가 반드시 필요하다. 기침과 호흡곤란이 흔한 증상이지만 기관지 천식, 심부전, 폐렴, 폐암, 기관지확장증 등 다른 질환에서도 이러한 증상이 발생하기도 한다. 따라서 COPD의 위험인자인 65세 이상의 고령, 남성, 저소득, 과거 또는 현재 흡연자인 상태에 따라 증상이 지속적으로 나타나는 경우 반드시 의료기관을 방문하여 COPD에 대한 정밀한 검사를 받는 것이 필요하다.

(5) 당뇨병의 문제

당뇨병은 2020년을 기준으로 전 세계적으로 4.6억 명의 환자가 존재하며 중국을 포함한 동아시아 지역의 환자가 가장 많은 비중을 차지하고 있다.

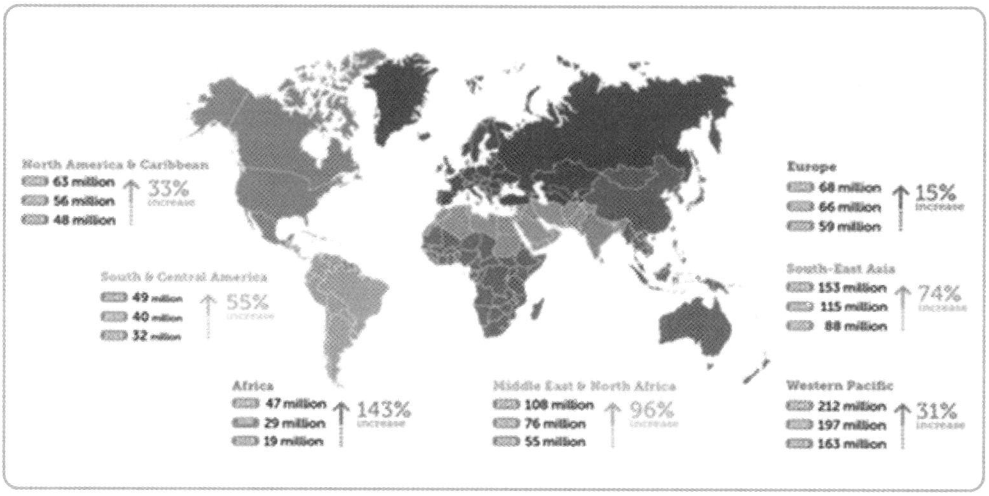

[그림 6-2] 당뇨병 발생의 국제적인 동향

출처: International Diabetes Federation(2021), IDF Diabetes Atlas 2021

당뇨병의 문제는 우선 당뇨병 자체가 완치가 어렵다는 것이다. 또한 발생원인이 매우 복합적인 문제를 가지고 있다. 따라서 당뇨병 관리의 방향성은 위험인자 자체에 대한 관리와 합병증을 예방하는 것으로 나눌 수 있다, 위험인자의 관리는 생활습관과 식이조절을 통해 당뇨병 전 단계에서의 철저한 관리가 필요하다. 합병증의 예방측면에서는 다학제적 접근을 통한 당뇨관리의 필요성이 대두되고 있는 것이며 지속적인 관리와 관심이 반드시 필요하기 때문에 소득 불균형에 따른 문제 등 생활환경의 개선과 함께 진행될 필요성이 존재한다. 따라서 당뇨병의 관리를 위해 소득 불균형에 따른 취약계층에 대한 관심이 필요하며 생활환경의 변화에 초점을 맞춰 지속적인 관리를 위한 변화와 개인의 인식변화를 중요한 방향성으로 설정해야 한다.

(6) 치매 문제의 대두

WHO는 치매 발생에 대한 전망과 관련하여 지속적인 인구 고령화에 따라 전 세계 치매 환자수가 2030년엔 7,800만 명, 2050년에는 1억 3,900만 명까지 증가할 것이라고 예측하고 있다. WHO는 2021년을 기준으로 치매 인구를 5,500만 명 이상으로 집계하고 있으며 치매 관련 투입비용으로 연간 1조 3000억 달러(약 1,504조 원) 이상의 비용이 지출될 것으로 분석하고 있다.

치매 발생에 따른 추가적인 NCDs의 문제는 치매와 동반되는 뇌졸중 및 뇌 손상, 알츠하이머 등의 뇌질환 증가세가 계속 나타나고 있다는 것이다. 또한 치매는 65세 이하 연령층에도 적지 않은 영향을 미치며, 소위 젊은 치매가 전체 치매의 약 10% 비율을 차지하고 있는 상황이다.

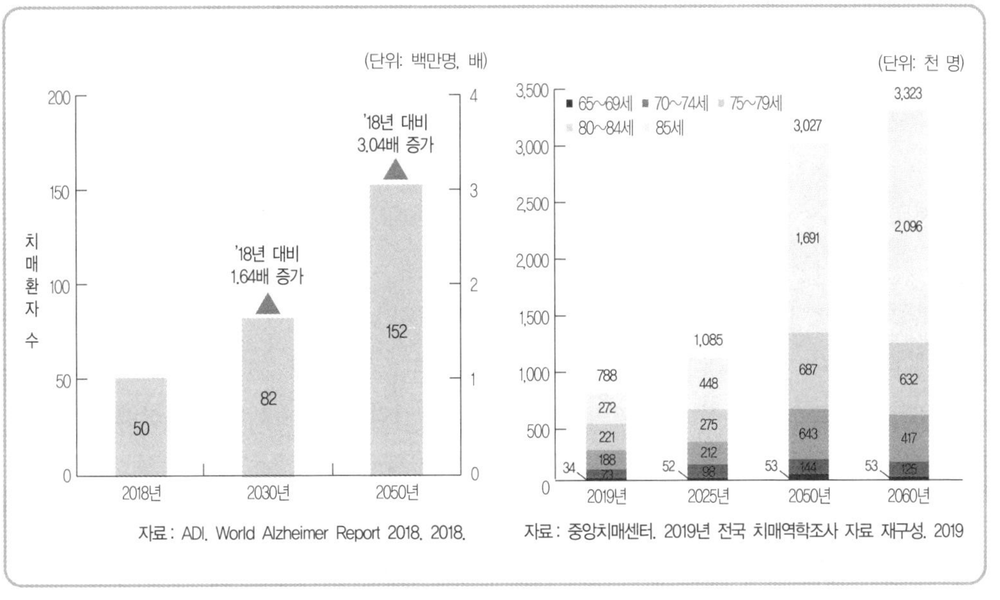

[그림 6-3] 치매 발생에 따른 환자 수 증가와 비용

출처: 중앙치매센터(2019). 2019년 전국치매역학조사 자료 재구성

또한 급격한 치매환자의 증가와 함께 사회경제적인 부담도 기하급수적으로 증가하고 있다. 지난 2010년 6,040억 달러(약 713조 7,468억 원)에서 2015년에는 8,180억 달러(약 966조 6,306억 원), 2018년 1조 달러(약 1,130조 2,100억 원), 2030년에는 2조 달러(약 2,282조 원)로 치매환자 수 증가에 비례하여 치매에 대한 사회경제적 부담도 지속적으로 증가하고 있는 추세이다.

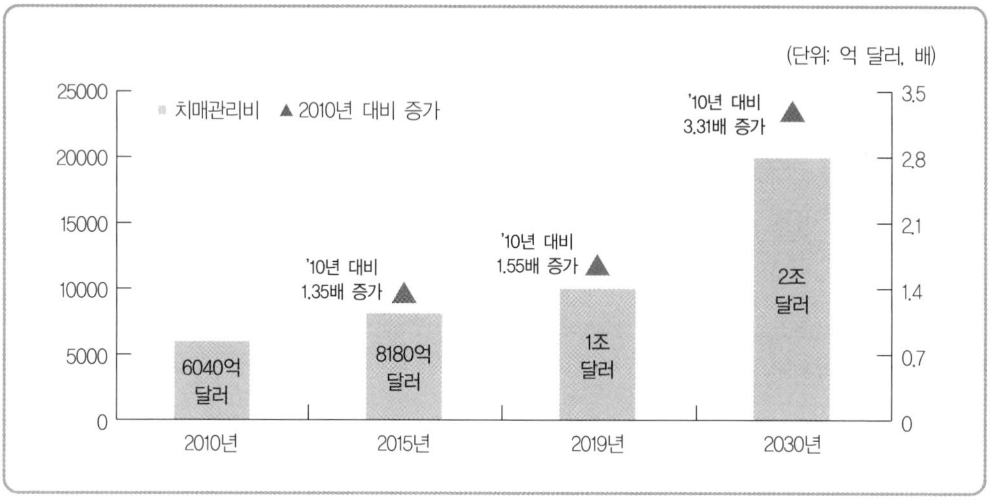

[그림 6-4] 치매 발생에 따른 사회경제적 부담

출처: WHO(2018) The Global Action Plan on the Public Health Response to Dementia 2017.

치매의 관리는 크게 사회경제적 부담과 가족 돌봄의 문제와 같은 측면에서 문제가 존재한다. 이에 따라 치매 환자를 지역사회 내에서 가족보호자가 돌보는 것은 매우 큰 경제적 부담으로 느끼고 있으며 이는 전 세계에 공통적인 현상이다. 전체 치매관리비용의 40%에 해당하는 약 10억 달러(약 1조 1280억 원)의 경제적 손실이라고 확인된다. 이는 가족보호자의 사회 경제적 문제의 발생에 따른 2차적인 문제의 해결이 근본적으로 필요한 원인 중 하나이다.

2011년 OECD 조사결과, 치매환자 가족 보호자의 취업률(49.5%)이 비보호자평균(52.4%)보다 낮았고, 2016년 평균 보호 시간이 1% 증가할 때 취업률이 10% 이상 감소하였다. 이와 더불어 2015년 OECD 조사결과에 따르면 주 20시간 이상 치매환자를 돌보는 가족보호자가 비보호자보다 평균 20% 이상 정신건강 문제(mental health problem)가 발생하였다.

3 비감염성 질환의 문제와 해결 전략

1) 우리나라의 해결 전략

NCDs 감소 정책 및 프로그램의 선택에 있어 인구집단 접근법이 크게 확대될 필요가 있다. 우리나라에서 이루어지고 있는 NCDs 감소 정책 및 프로그램의 상당수는 고위험군 접근법으로 그 효과의 크기가 제한적이거나 효과성이 제대로 입증되지 않은 것이 많다. 가격 정책, 접근성 규제, 마케팅 규제, 매스미디어 캠페인 등의 인구집단 접근법은 잠재적 효과의 크기가 크고 인구집단 수준에서의 효과성도 입증되어 있는 경우가 많다. 인구집단 접근법은 NCDs 위험요인 감소를 위한 활동에 모든 국민의 참여를 보장함으로써 위험요인에 대한 사회적 규범을 바꿀 수도 있다. 물론 고위험군 접근법이 일반적으로 효과가 없다거나 유효하지 않은 접근법이라고 주장하는 것은 아니다. 효과성이 검증된 고위험군 접근법 또한 많으며, 특히 우리나라의 보건의료체계를 활용한 고위험군 접근법의 가능성도 충분히 열려져 있다. 다만 우리나라의 기존 NCDs 감소 정책과 프로그램이 과학적 효과성이 충분히 검증되지 않은 고위험군 접근법에 경도되어 있다는 점은 수정할 필요가 있다.

2) 글로벌 대응

WHO와 국제사회는 보건의료 분야는 물론 다른 분야의 정책도 NCDs 위험인자 관리를 위해 입안되어야 한다는 방향성을 가지고 있다. 일생동안 치료에 대한 접근, 위험인자에 대한 노출, 예방에 대한 접근의 불형평성으로 NCDs의 불형평성이 나타난다. 따라서 NCDs를 유발하는 사회경제적 건강결정 인자에 반응하기 위한 정책이 필요하다.

또한 NCDs의 예방과 관리를 위한 국가의 다부처적인 접근 방법의 개발이 필요하다. 국가 건강 관리 계획에 NCDs의 예방과 관리를 위한 정책을 포함시킨다. 보건의료제도의 강화와 재정립으로 NCDs를 가지고 있는 사람들이 필요에 따라 효과적이고 공평하게 활용할 수 있도록 한다.

이와 더불어 WHO는 각 국가의 NCDs를 위한 자원은 한정되어 있기 때문에 NCDs로 인한 위협에 대한 적절한 공중 보건학적인 반응을 보이기 위해서는 국제적인 협력이 필요하다는 측면의 정책적 방향성을 가지고 있다. 또한 개별 국가 내에서도 NCDs의 사회경제적 위험인자를 해결하려면 부처간 협의를 이룰 수 있는 파트너십이 필요하다.

마지막으로 국제적인 측면에서 WHO를 중심으로 NCDs와 그 위험인자에 대한 모니터링을 통해 국제적인 Action Plan과 개별 국가의 정책을 수립하는 것이 중요하다. NCDs의 규모와 트렌드에 대한 정보도 중요하지만 중재 방법의 효과와 진행되고 있는 프로그램을 어떠한 방식으로 평가할 것인가 대하여 논의하는 것이 필요하다. Package of Essential Noncommunicable Disease Interventions for Primary Health Care(이하 PEN)은 자원이 부족한 국가에서 비용 효과적인 중재방법을 사용하여 수용 가능한 수준의 의료를 제공하여 궁극적으로는 국가의 보건제도를 강화하는데 기여하도록 하는데 그 목적이 있다. WHO PEN은 국가가 심혈관질환, 뇌졸중, 당뇨, 암, 천식, 만성폐쇄성폐질환 등을 관리하기 위한 최소한의 요구치를 제시한다. 여기에는 일차의료에서 인적 자원의 배치, 치료와 진단을 위한 프로토콜, 뇌졸중, 심근경색의 위험인자 예측, 필수적인 약품과 기술에 대한 최소요구조건, WHO PEN을 잘 이행하고 있는지를 평가하는 지표 등이 포함되는 것이 필요하다.

4 성공 사례

1) 글로벌 대응

NCDs의 위험요인 감소를 위한 효과적 정책으로는 WHO의 Best Buy 정책을 들 수 있다(WHO, 2011). Best Buy 정책에서는 담뱃세 인상, 실내 및 공공장소 금연 정책, 담배의 위해성에 대한 정보와 경고그림, 담배 광고/판촉/후원의 금지와 같은 정책을 제시하고 있다. 알코올과 관련해서는 주세 인상, 알코올 판매 규제, 광고규제를 제시한다. 심혈관 질환과 당뇨에 대해서는 심혈관계 질환의 고위험군에 대한 상담과 약물 치료가 Best Buy 정책에 들어 있다.

[표 6-1] Best Buy 정책의 방향성

Risk factor	Interventions/actions
Tobacco use	흡연으로부터 사람들을 보호 담배의 위험성에 대한 경고 담배 광고 금지 담배에 대한 세금 인상
Harmful use of alcohol	술 소매에 대한 제한 술 광고 금지 술에 대한 세금 인상
Unhealthy diet	소금 섭취 감소 트랜스 지방 줄이기 공공에게 영양에 대한 홍보
Physical inactivity	매스미디어를 사용한 홍보
CVD and diabetes	카운슬링과 다약제 사용이 CVD 위험을 30% 줄여줌 심근경색에 대한 아스피린 처방
Cancer	자궁경부암 스크리닝 및 조기 치료

2) 우리나라의 사례

NCD 예방과 통제를 위해, 국가 심혈관질환, 뇌졸중, 당뇨 예방과 관리 계획을 실행하고 있다. 사망통계와 위험 인자 측정을 위한 조사 시스템 구축, 담배 없는 환경 조성, 식염과 트렌스 지방 감소를 위한 홍보활동, 알콜 소비 감소를 위한 대중매체 광고, 건강도시를 위한 정책 수립 등을 추진하고 있다.

암 예방관리 10개년 계획을 통해 조기진단 사업(위, 간, 대장, 유방, 자궁경부암), 저소득층을 위한 재정 지원, 의료비 중 30~70%를 지원, 호스피스 기관을 지원하고 있으며, 사업의 성과로 지난 2010년 5년 생존율이 41.2%에서 62.0%로 개선된 바 있다.

5 향후 과제

1) 비감염성 질환의 감소를 위한 노력

Wagner는 NCDs 관리의 주요요소 중 하나가 자가관리라고 주장하였다(Edward H. Wagner, Brian T. Austin, Connie Davis et al., 2001). 자가관리가 필요한 이유에 대하여 NCDs로 나타날 수 있는 건강 상의 문제에 대하여 의료인이 24시간 상시 환자를 직접 감시할 수 없기 때문에 환자 스스로의 증상 및 질병 관리가 반드시 필요한 것이라고 설명하였다(Edward H. Wagner, Brian T. Austin, Connie Davis et al., 2001).

미국의 질병관리본부(Center for Disease Control and Prevention, 이하 CDC)는 NCDs는 가장 일반적이면서도 비용이 많이 드는 질환이지만 예방 가능한 질병이기에 개인의 관리가 중요하다는 것을 강조하고 있다(NCCDPHP, 2009). 그리고 예방과 질병의 관리를 위해 개인의 역할이 크고 중요하다고 이야기하고 있다(NCCDPHP, 2009).

영국은 NHS 제도를 통해 NCDs에 대한 자가관리의 의무에 대하여 법적으로 규정하고 있다. 영국의 보건복지부(UK Department of Health, 이하 DH)는 지난 2008년 NHS 시행 60주년을 맞아 NHS의 기본가치와 NHS 이용에 대한 개인권리 및 의무에 대한 사항을 법률에 명시하였다(Rosalind Raine, Mordechai Shani, Yael Ashkenazi, 2012). 해당 내용을 살펴보면 NHS를 통해 진료를 받으면 자신과 가족의 건강에 기여해야 하고 이에 대한 개인적인 책임을 가져야 하며 스스로 동의한 모든 치료과정에 충실히 임해야 함을 강조하고 있다. 또한 자신이 받은 진료에 대하여 그 효과의 유무와 부작용을 의료인에게 반드시 제공해야 한다는 원칙을 규정하고 있다(DH, 2009)1). 따라서 영국은 관련 법률에 의거하여 스스로의 건강을 돌보지 않는 사람에게 NHS의 서비스에 대한 접근을 제한할 수도 있으며(DH, 2008) 환자와 의료인이 상호 간에 책임이 있음을 분명히 하고 있다(CAF, 2008).

이와 유사한 형태로 독일 역시 개인의 건강에 대한 의무로서 공동체와 개인이 건강의 공공책임을 가지고 있으며 사회적 의무가 있음을 나타내고 있다(Rosalind Raine, Mordechai Shani, Yael Ashkenazi, 2012). 특히 독일은 개인의 의무에 대하여 일부 질환의 치료 비용에 대한 인센티브를 적용하고 있다. 유방암이나 대장암, 또는 자궁경부암 환자의 경우 해당 질환에 대한 치료 및 약물요법을 위해 연간 소득의 1%를 본인부담금 형식으로 지불해야 하는데 만일 적절한 치료나 요법에 응하지 않을 경우 2%를 본인부담금으로 지불하는 형태의 벌금을 부과하고 있다.

즉 점차 NCDs의 관리에 있어 국제사회의 역할, 국가의 역할이 증가하고 NCDs를 통한 사회경제적 부담의 수준이 증가하면서 개인이 자가관리를 수행하지 못하는 경우 법률 또는 가이드라인을 통해 제한하려는 움직임이 점차 증가하고 있다. 이러한 변화의 중심에는 개인의 생활습관이나 행동이 NCDs를 증가시키는 경우 이것이 사회적 비용의 증가로 이어지고 전체 보건의료비용의 지출에 문제를 일으키는 결과로 보일 수 있다는 측면이 강하다. 따라서 NCDs의 관리에 있어서 NCDs의 관리와 문제가 환자 개인의 자가관리와 예방의 차원에서 적극적인 공동체적 의무로 전환되고 있음을 알 수 있다.

2) 비감염성 질환에 대한 국제보건 관점의 노력

UN과 WHO는 NCD-GAP(2030)을 통해 NCD 감소를 통해 조기사망률의 25% 감소와 SDG의 달성을 위한 노력을 기울이고 있다. 이를 위해 WHO는 SDG 달성 차원의 국제적 협력을 바탕으로 개별 국가들이 대응을 위한 역량을 강화할 필요성이 있음을 강조하고 있다. 앞서 언급한 바와 같이 점차 NCDs가 개인의 문제에서 국가와 사회의 문제로 확대되는 과정에서 WHO는 지난 2001년부터 NCDs의 대응능력에 대한 국가별 수준에 대한 연구를 실시하였다. 2001년부터 2015년까지 총 5회 실시한 이 연구를 통해 WHO는 각 국가별 NCDs 대응인력, 정책, 감시, 보건의료전달체계, 법률체계에 대한 수준을 파악하였다(WHO, 2015). WHO는 각 국가 별로 NCDs에 대응하기 위한 주요한 요소로 'Key objectives of the second WHO Global NCD Action Plan 2013-2020'를 통해 6가지 선정했다(WHO, 2015).

주요 요소는 예방 및 관리를 위한 우선순위 설정과 국제적 협력, 다양한 분야의 파트너십과 협력강화, 위험요소를 감소시키기 위한 근본적인 환경증진, 일차보건의료와 건강보험의 강화를 통한 보건의료체계의 강화, 관련 연구역량의 강화, 지역과 국가 수준의 평가이다(WHO, 2015). 또한 UN 총회는 이러한 각 요소가 어느 정도 진행되었는가를 파악하기 위한 척도의 하나로 2016년까지 국가 수준의 NCDs 예방 및 관리 프로그램과 법·제도적 가이드라인 또는 법률을 얼마나 갖추고 있는가를 선정하여 국가차원 제도 및 법률의 필요성을 나타낸 바 있다(WHO, 2015).

요 약

1. 유전적 요인, 생리학적 요인, 환경적 요인, 신체적 요인 등의 다양한 요인에 따른 복합적인 결과로 나타나며 대체로 '경과가 길고, 자가 치유가 불가능하며 완치가 어려운 질환'을 말한다.
2. WHO에 따르면 전세계 사망자의 71%가 NCDs의 원인으로 사망한다고 한다. 이는 매년 4,100만 명 이상의 사망자가 NCDs로 인하여 사망하는 것으로 볼 수 있다.
3. NCDs로 인한 사망자의 77%인 약 3,140만 명이 중・저소득 국가에서 발생하고 있어 NCDs로 인한 건강 불균형의 영향이 중・저소득 국가에 심각하게 나타나고 있다는 것이다.
4. NCDs는 앞서 밝힌 바와 같이 유전적 요인, 생리학적 요인, 환경적 요인, 신체적 요인 등의 다양한 요인에 따른 복합적인 결과로 나타난다
5. 흡연, 운동부족, 건강에 해로운 식단, 무분별한 알코올의 남용과 같은 생활습관적 요인은 NCDs의 매우 중요한 원인인 동시에 통제가 가능한 요인이다.
6. 통제가능한 위험요인은 NCDs인 동시에 다른 NCDs의 위험을 증가시키는 4가지 주요한 대사질환에 크게 기인하고 있다.
7. 대 부분의 국가에서 심혈관질환이 NCDs의 사망원인의 대부분을 차지하고 있으며 연간 1,790만 명의 사망자가 심혈관질환을 원인으로 한다.
8. NCDs의 위험요인 감소를 위한 효과적 정책으로는 WHO의 Best Buy 정책을 들 수 있다.
9. WHO는 SDG 달성 차원의 국제적 협력을 바탕으로 개별 국가들이 대응을 위한 역량을 강화할 필요성이 있음을 강조하고 있다.

연습문제

1. 관심있는 국가를 하나 선정하여 최근 10년간의 비감염성 질환에 대한 국가 정책과 각 지표의 변화 추이를 제시하시오.
2. 암, 심혈관질환에 대하여 세계은행의 소득국가별로 하나의 국가를 선정하고 해당 국가의 질병 부담을 IHME 자료를 사용하여 제시하시오.

참고문헌

Adam Przeworski, Henry Teune(1970). The Logic of Comparative Social Inquiry. Wiley Interscience.

Angela YChang, et al. (2019). Measuring population ageing: an analysis of the Global Burden of Disease Study 2017. Lancet public health; 4(3):159–167

DongZhao (2021). Epidemiological Features of Cardiovascular Disease in Asia. Journal of the American College of Cardiology: Asia; 1(1):1–13

GBD 2015 Risk Factors Collaborators (2016). Global, regional, and national comparative risk assessment of 79 behavioural, environmental and occupational, and metabolic risks or clusters of risks, 1990–2015: a systematic analysis for the Global Burden of Disease Study 2015. Lancet; 388(10053):1659–1724

Last JM(1988). A Dictionary of Epidemiology. 2nd Ed. New York, NY, Oxford University Press.

Rebecca L. Siegel MPH, Kimberly D. Miller, Hannah E. Fuchs BS, Ahmedin Jemal DVM (2021). Cancer Statistics, 2021. A Cancer Journal for Clinicians; 71(1):7–33

WHO 홈페이지(https://population.un.org/wpp/Maps/). 검색일자: 2022년 4월 20일.

WHO/PAHO 홈페이지(https://www3.paho.org/hq/index.php?option=com_content&view=article&id=8502:2013-the-chronic-care-model&Itemid=1353&lang=en). 검색일자: 2022년 4월 20일.

Winslow CEA(1920). The untilled field of public health. Mod. Med. 2:183.

PART

Ⅶ

상해와 사고

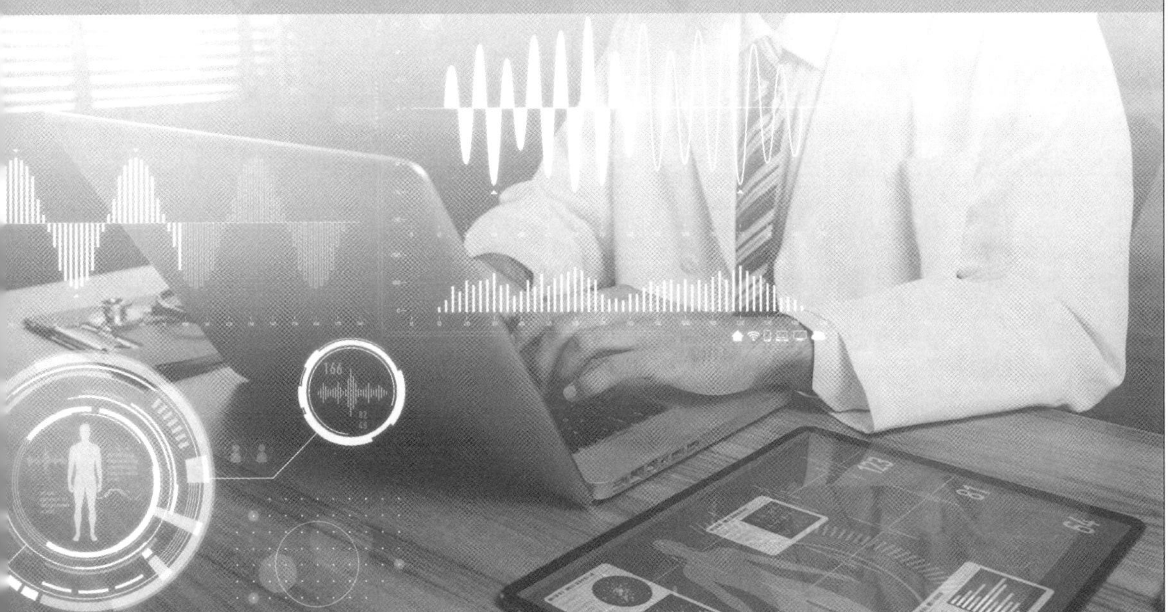

제7장

상해와 사고

학습목표

1. 상해의 기본 개념과 글로벌 질병부담의 특성을 설명할 수 있다.
2. SDG3에서 상해 관련 지표를 설명할 수 있다.
3. 글로벌 질병부담을 도로 교통 상해를 예로 들어 설명할 수 있다.
4. 상해 관련 SDG3 달성을 위한 향후 전망과 효과적인 전략을 제시할 수 있다.

약 어

GBD Global Burden of Disease
YLD Years Lost due to Disability
YLL Years of Life Lost
DALY Disability-adjusted Life Year
RSI Road Safety Indicators
UN ECOSOC United Nations Economy and Society Council

1 상해의 기본 개념과 특성

도로 교통 상해, 폭력, 기타 의도하지 않거나 고의적인 상해는 사망과 장애의 빈번한 원인이 되고 그 위험은 나이와 성별에 따라 차이가 난다. 아동은 익사와 학대 위험이 높고 여성은 화상이나 성폭력 위험이 높고 젊은 청년은 직업이나 취미 활동으로부터 위험이 높은데 이러한 상해들은 예방 가능하다(Jacobsen, 2019).

1) 상해의 개념

상해(Injury)는 질병 이외의 외부적 요인에 의해서 신체적 손상(physical damage)을 입는 것이다. 손상(damage)이란 대개의 경우 줄이거나 없앨 수 있는 환경적·생물학적 및 행동적 결정인자를 갖는 사건과 행동의 결과이다. 즉, 상해는 사건(event)과 사고(accident)가 일어난 상황을 가리키고, 그 사건 사고로 인해 신체에 가해지는 결과를 손상이라고 한다(WHO, 1989, p.5).

상해는 고의적 상해와 비의도적 상해로 구분하는데, 고의적 상해(Intentional injury)는 타인에 의해(Interpersonal violence) 가해지거나 스스로 행한(self-inflicted) 폭력에 의한 손상 즉, 살인, 폭행, 성폭행 및 가족 구성원이나 성적 상대자(intimate partners)에 의한 폭력이 포함된다. 비의도적 상해(Unintentional injury)는 비의도적으로 우연적인(accidental) 상황(교통사고, 추락, 화재, 중독, 익수 등)으로 발생한 사망이나 장애를 의미한다(WHO, 1989).

2) 상해와 글로벌 질병부담의 관계

각종 사고, 재해 또는 중독 등 외부적 위험요인에 의하여 발생하는 모든 신체적·정신적 건강에 대한 손상을 치료하는 것은 사회경제적으로 보건재정 지출에 부담이 된다. 질병부담(Burden of disease)은 장애보정생존년수(Disability-adjusted life year, DALY)로 산출되는데 특정 질병이나 위험요인으로 인해 정상적인 수명을 누리지 못하고 조기사망으로 인한 질병부담(Years of life lost, YLL)과 장애로 인한 건강상실년수(Years lost due to disability, YLD)의 합이다(대한예방의학회, 2020).

글로벌 상해의 이환율(morbidity)과 사망률(mortality)에 관한 James et al.(2020)의 연구에서 비치명적인 상해(non-fatal injury) 측정을 하기 위해서 상해 특이적 사고(injury-specific accident)의 유병률과 장애율을 YLDs로 변환하고 YLLs과 YLDs를 합산하여 장애보정생존년수(DALYs)를 측정하였다. 연구결과 상해로 인한 사망자 수는 1990년 4,260,493명(4,085,700~4,396,138)에서 2017년 4,484,722명(4,332,010~4,585,554)으로 증가한 것으로 추정하였고 인구 10만 명당 나이-표준화 사망률은 1,079명(1,073~1,086)에서 738명(730~745)으로 감소한 것으로 추정되었다(그림 7-1). 글로벌 상해에 대한 연령교정 DALY 상해 비율을 보면, 도로 상해는 여성보다 남성에게서 1990년부터 2017년까지 인구 10만 명당 2배 이상 증가하였음을 알 수 있다.

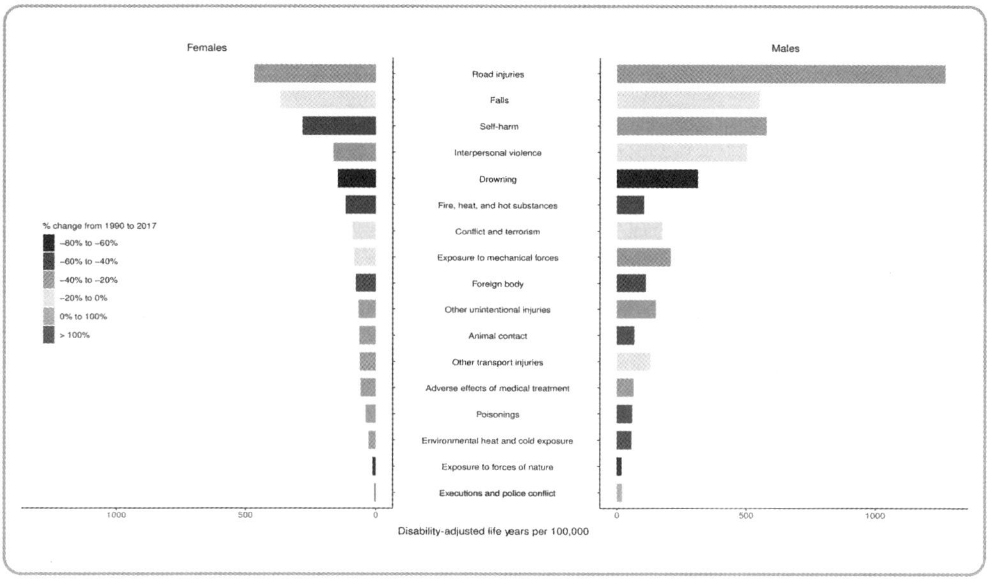

[그림 7-1] 상해에 대한 연령교정 장애보정생존년수(DALY) 성별 비율(1990-2017)

출처 : James, S.L, et al.(2020). Global injury morbidity and mortality from 1990 to 2017: results from the Global Burden of Disease Study 2017. *Injury Prevention, 26*(Supp 1), p.i104에서 발췌.

글로벌 상해에 관한 1990년부터 2019년까지 30년 동안 연령대별 장애보정생존년수(DALY)의 기여 원인을 분석한 연구결과(Natalia, 2021), 전체 연령에서 도로 상해가 1990년 8위에서 2019년 7위로 상승하였고, 10~24세에서 1990년에는 1순위가 도로 상해, 2순위가 자해, 6순위가 대인 간 폭력이었는데 2019년에도 1순위는 도로 상해, 자해는 3순위로, 대인 간 폭력은 5순위로 각각 1순위씩 변동되었다. 25~49세에서는 1990년과 2019년 모두 1순위가 도로 상해를 차지하였고, 50~74세에는 1990년 11순위였던 도로 교통 상해가 2019년에 10순위로 상승하였다. 75세 이상에서는 1990년에는 11순위인 낙상이 2019년에 8순위로 크게 상승하였다(그림 7-2).

A All ages

Leading causes 1990	Percentage of DALYs 1990	Leading causes 2019	Percentage of DALYs 2019	Percentage change in number of DALYs, 1990–2019	Percentage change in age-standardised DALY rate, 1990–2019
1 Neonatal disorders	10·6 (9·9 to 11·4)	1 Neonatal disorders	7·3 (6·4 to 8·4)	–32·3 (–41·7 to –20·8)	–32·6 (–42·1 to –21·2)
2 Lower respiratory infections	8·7 (7·6 to 10·0)	2 Ischaemic heart disease	7·2 (6·5 to 7·9)	50·4 (39·9 to 60·2)	–28·6 (–33·3 to –24·2)
3 Diarrhoeal diseases	7·3 (5·9 to 8·8)	3 Stroke	5·7 (5·1 to 6·2)	32·4 (22·0 to 42·2)	–35·2 (–40·5 to –30·5)
4 Ischaemic heart disease	4·7 (4·4 to 5·0)	4 Lower respiratory infections	3·8 (3·3 to 4·3)	–56·7 (–64·2 to –47·5)	–62·5 (–69·0 to –54·9)
5 Stroke	4·2 (3·9 to 4·5)	5 Diarrhoeal diseases	3·2 (2·6 to 4·0)	–57·5 (–66·2 to –44·7)	–64·6 (–71·7 to –54·2)
6 Congenital birth defects	3·2 (2·3 to 4·8)	6 COPD	2·9 (2·6 to 3·2)	25·6 (15·1 to 46·0)	–39·8 (–44·9 to –30·2)
7 Tuberculosis	3·1 (2·8 to 3·4)	7 Road injuries	2·9 (2·6 to 3·0)	2·4 (–6·9 to 10·8)	–31·0 (–37·1 to –25·4)
8 Road injuries	2·7 (2·6 to 3·0)	8 Diabetes	2·8 (2·5 to 3·1)	147·9 (135·9 to 158·9)	24·4 (18·5 to 29·7)
9 Measles	2·7 (0·9 to 5·6)	9 Low back pain	2·5 (1·9 to 3·1)	46·9 (43·3 to 50·5)	–16·3 (–17·1 to –15·5)
10 Malaria	2·5 (1·4 to 4·1)	10 Congenital birth defects	2·1 (1·7 to 2·6)	–37·3 (–50·6 to –12·8)	–40·0 (–52·7 to –17·1)

B 0–9 years

Leading causes 1990	Percentage of DALYs 1990	Leading causes 2019	Percentage of DALYs 2019	Percentage change in number of DALYs, 1990–2019	Percentage change in age-standardised DALY rate, 1990–2019
1 Neonatal disorders	23·0 (22·0 to 24·1)	1 Neonatal disorders	32·4 (30·7 to 34·1)	–36·2 (–45·4 to –24·7)	–35·4 (–44·8 to –23·8)
2 Lower respiratory infections	17·0 (14·9 to 19·7)	2 Lower respiratory infections	11·6 (10·5 to 12·6)	–69·1 (–75·9 to –60·9)	–69·6 (–76·3 to –61·6)
3 Diarrhoeal diseases	13·1 (10·7 to 15·1)	3 Diarrhoeal diseases	9·3 (7·9 to 10·8)	–67·8 (–75·3 to –57·2)	–68·5 (–75·9 to –58·4)
4 Congenital birth defects	6·6 (4·6 to 10·0)	4 Congenital birth defects	8·6 (7·4 to 10·7)	–41·6 (–54·6 to –17·4)	–40·1 (–55·1 to –17·9)
5 Measles	5·7 (2·0 to 11·8)	5 Malaria	6·4 (3·3 to 10·8)	–36·9 (–61·4 to –2·2)	–38·5 (–63·1 to –6·5)
6 Malaria	4·6 (2·5 to 7·5)	6 Meningitis	2·1 (1·8 to 2·5)	–59·7 (–68·1 to –49·3)	–61·0 (–69·2 to –51·1)
7 Protein-energy malnutrition	4·1 (3·1 to 5·5)	7 Dietary iron deficiency	2·0 (1·3 to 2·9)	–0·8 (–5·3 to 3·6)	–8·2 (–12·3 to –4·1)
8 Meningitis	2·3 (2·0 to 2·7)	8 Protein-energy malnutrition	2·0 (1·7 to 2·3)	–78·1 (–85·0 to –68·9)	–78·3 (–85·5 to –69·9)
9 Whooping cough	1·9 (0·8 to 3·8)	9 Whooping cough	1·9 (0·9 to 3·3)	–54·7 (–74·7 to –17·3)	–53·2 (–75·6 to –20·4)
10 Drowning	1·8 (1·5 to 2·1)	10 STIs	1·4 (0·5 to 2·8)	–16·3 (–30·7 to 1·7)	–14·9 (–30·1 to 2·5)

C 10–24 years

Leading causes 1990	Percentage of DALYs 1990	Leading causes 2019	Percentage of DALYs 2019	Percentage change in number of DALYs, 1990–2019	Percentage change in age-standardised DALY rate, 1990–2019
1 Road injuries	7·8 (6·9 to 8·8)	1 Road injuries	6·6 (5·6 to 7·7)	–20·1 (–28·3 to –12·9)	–33·6 (–40·4 to –27·7)
2 Self-harm	4·9 (4·1 to 5·6)	2 Headache disorders	5·0 (0·6 to 10·9)	24·6 (20·6 to 27·1)	3·3 (0·2 to 5·6)
3 Headache disorders	3·8 (0·4 to 8·2)	3 Self-harm	3·7 (3·1 to 4·5)	–28·4 (–36·3 to –18·9)	–40·5 (–47·2 to –32·8)
4 Tuberculosis	3·6 (3·1 to 4·1)	4 Depressive disorders	3·7 (2·6 to 5·0)	20·7 (17·4 to 23·5)	0·0 (–2·8 to 2·4)
5 Diarrhoeal diseases	3·2 (2·1 to 4·9)	5 Interpersonal violence	3·5 (2·9 to 4·1)	2·1 (–5·0 to 11·1)	–15·4 (–21·3 to –7·9)
6 Interpersonal violence	3·2 (2·8 to 3·6)	6 Anxiety disorders	3·3 (2·3 to 4·4)	17·9 (15·7 to 20·3)	–2·0 (–3·8 to –0·1)
7 Maternal disorders	3·0 (2·6 to 3·4)	7 Low back pain	3·2 (2·2 to 4·3)	6·0 (4·4 to 7·6)	–12·0 (–13·3 to –10·6)
8 Depressive disorders	2·8 (2·0 to 3·9)	8 Dietary iron deficiency	2·6 (1·9 to 3·4)	15·9 (8·6 to 22·4)	–3·5 (–9·5 to 2·0)
9 Low back pain	2·8 (1·9 to 3·8)	9 HIV/AIDS	2·6 (1·9 to 3·5)	159·0 (115·4 to 211·1)	112·8 (84·3 to 141·9)
10 Drowning	2·7 (2·3 to 3·2)	10 Diarrhoeal diseases	2·6 (1·9 to 3·6)	–25·7 (–40·1 to –0·3)	–37·0 (–50·2 to –17·0)

D 25–49 years

Leading causes 1990	Percentage of DALYs 1990	Leading causes 2019	Percentage of DALYs 2019	Percentage change in number of DALYs, 1990–2019	Percentage change in age-standardised DALY rate, 1990–2019
1 Road injuries	5·6 (5·1 to 6·1)	1 Road injuries	5·1 (4·6 to 5·7)	23·2 (11·1 to 33·2)	–22·5 (–30·1 to –16·2)
2 Tuberculosis	5·5 (4·8 to 6·2)	2 HIV/AIDS	4·8 (4·0 to 5·9)	176·2 (131·1 to 244·3)	72·2 (52·4 to 91·9)
3 Ischaemic heart disease	4·4 (3·8 to 4·9)	3 Ischaemic heart disease	4·7 (4·0 to 5·4)	42·7 (28·4 to 57·3)	–18·5 (–26·7 to –10·1)
4 Low back pain	3·9 (2·9 to 5·1)	4 Low back pain	3·9 (2·9 to 5·0)	33·0 (29·2 to 36·9)	–19·2 (–20·5 to –18·0)
5 Self-harm	3·8 (3·3 to 4·4)	5 Headache disorders	3·7 (0·8 to 7·7)	61·2 (56·5 to 64·5)	0·2 (–3·7 to 2·3)
6 Stroke	3·5 (3·1 to 3·9)	6 Depressive disorders	3·5 (2·5 to 4·5)	53·2 (49·3 to 56·8)	–4·9 (–6·4 to –3·4)
7 Headache disorders	3·1 (0·7 to 6·4)	7 Gynaecological diseases	3·3 (2·5 to 4·2)	52·7 (49·7 to 56·0)	–4·5 (–6·3 to –2·5)
8 Depressive disorders	3·0 (2·2 to 3·9)	8 Other musculoskeletal	3·2 (2·3 to 4·2)	107·1 (101·0 to 114·3)	26·7 (23·4 to 30·5)
9 Cirrhosis	2·8 (2·5 to 3·2)	9 Stroke	3·2 (2·8 to 3·6)	19·9 (8·0 to 31·1)	–31·0 (–37·9 to –24·6)
10 Gynaecological diseases	2·8 (2·2 to 3·7)	10 Tuberculosis	3·0 (2·6 to 3·4)	–27·0 (–34·7 to –18·7)	–55·5 (–60·2 to –50·5)

E 50–74 years

Leading causes 1990	Percentage of DALYs 1990	Leading causes 2019	Percentage of DALYs 2019	Percentage change in number of DALYs, 1990–2019	Percentage change in age-standardised DALY rate, 1990–2019
1 Ischaemic heart disease	12·5 (11·6 to 13·4)	1 Ischaemic heart disease	11·8 (10·7 to 12·9)	46·1 (35·6 to 56·4)	–29·1 (–34·2 to –24·1)
2 Stroke	10·9 (10·0 to 11·8)	2 Stroke	9·3 (8·5 to 10·1)	31·5 (19·5 to 42·9)	–36·3 (–42·1 to –30·8)
3 COPD	6·5 (5·5 to 7·1)	3 Diabetes	5·1 (4·6 to 5·7)	156·1 (143·4 to 167·9)	24·5 (18·5 to 30·4)
4 Tuberculosis	4·0 (3·6 to 4·4)	4 COPD	4·7 (4·2 to 5·2)	12·0 (0·9 to 32·3)	–45·9 (–51·4 to –36·2)
5 Lung cancer	3·6 (3·3 to 3·9)	5 Lung cancer	3·9 (3·4 to 4·3)	64·3 (48·8 to 80·2)	–19·8 (–27·3 to –12·1)
6 Diabetes	3·1 (2·8 to 3·4)	6 Low back pain	3·1 (2·3 to 4·0)	72·1 (70·0 to 74·3)	–15·9 (–16·9 to –14·9)
7 Cirrhosis	2·8 (2·6 to 3·1)	7 Cirrhosis	2·7 (2·4 to 3·0)	44·6 (33·2 to 57·1)	–29·1 (–34·7 to –23·0)
8 Low back pain	2·8 (2·1 to 3·7)	8 Chronic kidney disease	2·3 (2·1 to 2·5)	130·2 (113·0 to 145·6)	12·1 (3·7 to 19·5)
9 Diarrhoeal diseases	2·6 (1·6 to 4·0)	9 Age-related hearing loss	2·2 (1·5 to 3·0)	100·8 (96·0 to 104·9)	–2·6 (–4·9 to –0·5)
10 Stomach cancer	2·4 (2·2 to 2·6)	10 Road injuries	2·1 (1·9 to 2·3)	72·9 (56·5 to 83·9)	–15·2 (–23·2 to –9·9)
11 Road injuries	1·9 (1·8 to 2·0)	11 Other musculoskeletal	1·9 (1·4 to 2·6)	172·0 (160·6 to 187·4)	33·6 (280 to 40·2)

F 75 years and older

Leading causes 1990	Percentage of DALYs 1990	Leading causes 2019	Percentage of DALYs 2019	Percentage change in number of DALYs, 1990–2019	Percentage change in age-standardised DALY rate, 1990–2019
1 Ischaemic heart disease	18·6 (17·1 to 19·7)	1 Ischaemic heart disease	16·2 (14·6 to 17·6)	66·6 (57·7 to 74·2)	–32·4 (–35·8 to –29·4)
2 Stroke	15·5 (14·3 to 16·7)	2 Stroke	13·0 (11·7 to 14·0)	60·5 (48·7 to 72·5)	–33·4 (–38·3 to –28·5)
3 COPD	9·9 (8·6 to 10·7)	3 COPD	8·5 (7·5 to 9·2)	63·6 (49·1 to 86·1)	–31·0 (–37·1 to –21·9)
4 Alzheimer's disease	3·8 (1·7 to 8·6)	4 Alzheimer's disease	5·6 (2·6 to 12·2)	180·0 (168·0 to 194·7)	2·6 (–2·1 to 6·6)
5 Lower respiratory infections	3·3 (3·0 to 3·6)	5 Diabetes	4·0 (3·6 to 4·3)	190·7 (179·4 to 201·0)	23·1 (18·6 to 27·5)
6 Diarrhoeal diseases	3·1 (2·0 to 4·5)	6 Lower respiratory infections	3·3 (2·9 to 3·6)	87·4 (76·2 to 99·6)	–25·3 (–29·3 to –20·4)
7 Diabetes	2·6 (2·4 to 2·9)	7 Lung cancer	2·6 (2·3 to 2·8)	164·3 (143·6 to 183·8)	16·4 (7·4 to 24·9)
8 Hypertensive heart disease	2·3 (1·9 to 2·5)	8 Falls	2·6 (2·2 to 2·9)	166·4 (151·1 to 183·4)	6·4 (0·4 to 13·3)
9 Age-related hearing loss	2·0 (1·5 to 2·7)	9 Chronic kidney disease	2·5 (2·3 to 2·7)	196·0 (173·9 to 211·1)	21·6 (12·6 to 27·4)
10 Lung cancer	1·9 (1·8 to 2·0)	10 Age-related hearing loss	2·5 (1·9 to 3·3)	137·8 (132·0 to 143·9)	–2·2 (–4·3 to –0·2)
11 Falls	1·8 (1·6 to 2·1)	11 Hypertensive heart disease	2·4 (1·8 to 2·7)	106·0 (68·5 to 131·7)	–15·1 (–31·5 to –5·0)

[그림 7-2] 연령보정 DALY 비율과 연령대별 상해 순위(1990-2019)

출처 : Natalia, V. (2021). Global burden of 369 diseases and injuries in 204 countries and territories, 1990-2019: a systematic analysis for the global burden of disease study 2019. pp.1210-1222에서 일부 발췌

2 상해와 지속가능한 발전목표

1) 상해 관련 지속가능한 발전목표와 지표

상해와 관련한 지속가능한 발전목표(Sustainable development goals, SDGs)의 세부 목표(Targets)는 아래 [표 7-1]에 제시하였다. SDG 5의 세부 목표 5.3은 아동, 조혼 및 강제 결혼, 여성 할례 등 여성에게 가해지는 모든 유해한 폭력 행위의 근절이며, 지표로는 결혼하거나 15세 이전과 18세 이전에 결혼한 20-24세 여성의 비율(5.3.1), 여성 할례를 받은 15~49세 소녀와 여성의 연령별 비율(5.3.2)이다. 지난 10년 동안 결혼한 젊은 여성의 전 세계 비중은 2010년 4명 중 1명에서 2020년 5명 중 1명으로 15% 감소하는 등 자녀 결혼 관행이 크게 줄었다. 이러한 진보의 결과로, 약 2,500만 명의 여자아이들의 결혼이 금지되었다. 그러나, 대유행의 결과로 다음 10년 동안 최대 1,000만 명의 소녀들이 추가로 결혼의 위험에 처하게 될 정도로, 대유행의 심각한 영향은 여전히 개선 노력을 위협하고 있다. 조혼 관행이 집중된 31개국과 지역 자료에 의하면, 적어도 2억 명의 여성과 소녀들이 여성 성기를 여성 할례라는 명목으로 훼손당했다고 한다(UN ECOSOC, 2021, p.10).

SDG 5의 세부 목표 5.5는 여성의 완전하고 효과적인 참여와 정치, 경제, 공공 생활 모든 수준의 의사결정에서 동등한 리더십 기회 보장을 목표로 하는 지표로 (a) 국회의원과 (b) 지방자치단체에서 여성이 차지하는 의석의 비율(5.5.1), 관리직 여성 비율(5.5.2.)이다. 2021년 1월 1일 현재 135개국 등의 자료를 보면, 여성이 의회에서 차지하는 전 세계 평균 비율이 25.6%이며, 성 평등을 달성하려면 40년이 소요되는 느린 상승 추세를 보이며 지방의회 심의기구의 여성 비율은 36.3%이다(UN ECOSOC, 2021, p.10). 여성은 2019년까지 전 세계 노동 인구의 39%를 차지했으나, 관리직에서 차지하는 비율은 28.3%에 불과하고 2000년 이후 고작 3% 포인트 상승하였다. 불균형적인 경향은 특히 여성 기업가들이 관리직의 전 세계적인 성 차이 감소에 있어서 개선되지 않음을 나타내고 있고 그동안의 개선을 되돌릴 위험까지 있다고 할 수 있다(UN ECOSOC, 2021, p.11).

SDG 5의 세부 목표 5.6은 국제 인구 및 개발에 관한 국제회의 행동 프로그램 및 베이징 행동 플랫폼과 검토 회의 결과 문서에 따라 합의한 대로 성·생식 건강 및 생식 권리에 대한 보편적 접근성 보장에 관한 지표로 5~49세 여성이 성관계, 피임약 사용 및 생식 건강관리에 관하여 스스로 정보에 근거하여 의사결정을 내리는 비율(5.6.1), 15-49세 여성이 성·생식 건강관리, 정보 및 교육에 접근할 수 있도록 보장하는 법률과 규정을 갖춘 국가 수(5.6.2)이다. UN 경제사회위원회 보고서에 의하면, 95개국과 지역의 절반 이상이 여성에 대한 국회 의석수 할당이 부족하였고 83%는 여성에 대한 폭력을 다루는 법을 시행하기로 한 예산 약속을 포함했다. 63%는 동의 원칙에 따라 강간법이 부족했지만, 90% 이상은 금지되었다. 성별에 근거한 고용의 차별, 그러나 거의 절반은 여성이 특정 직업이나 산업에서 일하는 것을 계속 제한했다; 그리고 약 35%는 여성에게 결혼하고 이혼 절차를 시작하는 것에 대해 남성처럼 동등한 권리를 부여하지 않았다(UN ECOSOC, 2021, pp.10-11).

SDG 16은 지속가능한 발전을 위하여 평화적이고 포용적인 사회를 촉진하고, 모두를 위한 정의에 대한 접근을 제공하며, 모든 수준에서 효과적이고 책임감 있고 포용적인 기관을 건설하는 것이다. 세부 목표 16.1은 모든 형태의 폭력 및 관련 사망률을 대폭감소시키는 것으로 지표는 인구 10만 명당, 성별 및 연령별 고의적 살인 피해자 수(16.1.1), 인구 10만 명당 성별, 나이, 원인별 갈등 관련 사망(16.1.2), 직전 12개월 동안의 (a) 신체적 폭력, (b) 심리적 폭력, (c) 성폭력 대상 인구 비율(16.1.3), 자신이 거주하는 지역 중심으로 혼자 걷는 것이 안전하다고 느끼는 인구의 비율(16.1.4)이다. UN 경제사회이사회 보고서에 의하면 수백만 명의 사람들이 연약하고 분쟁에 영향을 받는 국가에 거주하고 있으므로 평화롭고 정의롭고 포용적인 사회를 건설한다는 목표를 달성하기에는 시기상조라고 한다. 2019년 말 전 세계적으로 강제로 이주된 사람은(internally displaced persons) 7,950만 명으로 전 세계 인구의 1%에 해당한다(UN ECOSOC, 2021, p.24).

유엔 경제사회이사회 보고서에 의하면 2018년부터 2020년까지 전 세계에서 가장 치명적인 12건의 무력 충돌에서 69,276명의 민간인 사망자가 발생하였다. 2020년에는 인구 10만 명당 5명의 민간인이 사망하였고 7명 중 1명은 여성이나 어린이였다. 코로나 19 대유행 이전에도 아동에 대한 폭력이 만연하였고 2012년부터 2020년까지 이용 가능한 자료가 있는 저소득 및 중산층 국가 등에서는 1세~14세 아동 10명 중 8명이 가정 내에서 어떠한 형태로든 심리적 공격이나 체벌을 받아왔다. 2018년에는 전 세계적으로 적발된 인신매매 피해자 10명 중 5명이 여성이었고 10명 중 2명이 여학생이었다. 적발된 피해자의 피해 원인은 약 50%는 성적 착취, 38%는 강제 노동을 위한 인신매매였고 코로나19로 인한 실업률의 급격한 증가는 인신매매를 증가시킬 가능성이 있다고 경고하였다(UN

ECOSOC, 2021, p.24).

[표 7-1] 상해와 폭력과 관련되는 SDGs 세부 지표

목표 (SDG)	지표 (Indicators)
SDG 5 Gender Equality	5.3.1 Proportion of women aged 20-24 years who were married or in a union before age 15 and before age 18 5.3.2 Proportion of girls and women aged 15-49 years who have undergone female genital mutilation/cutting, by age
	5.5.1 Proportion of seats held by women in (a) national parliaments and (b) local governments 5.5.2 Proportion of women in managerial positions
	5.6.1 Proportion of women aged 15-49 years who make their own informed decisions regarding sexual relations, contraceptive use and reproductive health care 5.6.2 Number of countries with laws and regulations that guarantee women aged 15-49 years access to sexual and reproductive health care, information and education
SDG 16 Peace, Justice and Strong Institutions	16.1.1 Number of victims of intentional homicide per 100,000 population, by sex and age 16.1.2 Conflict-related deaths per 100,000 population, by sex, age and cause 16.1.3 Proportion of population subjected to (a) physical violence, (b) psychological violence and (c) sexual violence in the previous 12 months 16.1.4 Proportion of population that feel safe walking alone around the area they live

출처: UNDP. Sustainable Development Goals https://www1.undp.org

2) 도로 안전 관련 지표

SDG 3의 Target 3.6은 특히 도로에서의 상해와 사망을 줄이는 것으로 2020년까지 교통사고를 50%를 줄이는 것을 목표[23]로 했으나 이를 달성하지 못하자 2020년 9월 유엔 총회에서 2030년까지 도로교통사고로 인한 사망자와 부상자를 최소 50%를 예방하기 위해 '도로 안전 실천의 10년 2021~2030년'을 선포하는 결의안을 채택하였다(UN General

23) By 2020, halve the number of global deaths and injuries from road traffic accidents. https://apps.who.int/iris/handle/10665/208284

Assembly Resolution, A/RES/74/299).

2021년 10월에는 '행동하는 10년을 위한 글로벌 플랜'을 공표하였다(UN DSS, 2021). 이 글로벌 플랜은 도로 교통사고 사망자와 부상자의 절반 이상이 보행자, 자전거 운전자, 오토바이 운전자와 같은 취약한 도로 사용자 및 승객과 관련되므로 이러한 교통수단을 이용하는 사람들을 위해 안전한 도로와 차량 이동 및 운행을 보장하기 위하여 시기적절하고 효과적인 조치와 사고 발생 시 응급조치를 취할 수 있는 시스템을 갖추도록 권고한다(그림 7-3).

3 GOOD HEALTH AND WELL-BEING

SDG GOAL 3: Ensure healthy lives and promote well-being for all at all ages

TARGET 3.6: By 2020, halve the number of global deaths and injuries from road traffic accidents

11 SUSTAINABLE CITIES AND COMMUNITIES

SDG GOAL 11: Make cities and human settlements inclusive, safe, resilient and sustainable

TARGET 11.2: By 2030, provide access to safe, affordable, accessible and sustainable transport systems for all, improving road safety, notably by expanding public transport, with special attention to the needs of those in vulnerable situations, women, children, persons with disabilities and older persons

[그림 7-3] 도로 안전 관련 지속가능한 발전목표와 구체적인 목표(Target)

출처: Natalia, V. (2021). Global burden of 369 diseases and injuries in 204 countries and territories, 1990-2019: a systematic analysis for the global burden of disease study 2019. pp.1210-1222에서 일부 발췌

SDG 3.6.1의 도로 안전과 관련된 지표는 다섯 가지로 구분된다. 도로교통 사망률(Road traffic mortality), 정책(Policy), 교통사고 후 응급조치(Post-crash response), 국가입법(National Legislation), 기관 프레임워크(Institutional Framework)이고 세부 지표는 33개이다(표 7-2).

[표 7-2] 도로 안전 지표(Road Safety Indicators)

구분	지표 (Indicators)
Road traffic mortality	Estimated road traffic death rate (per 100,000 population) Estimated number of road traffic deaths Distribution of road traffic deaths by type of road user (%)
Policy	Existence of a national policy on public transport Existence of a national policy on walking and cycling Existence of road safety audit for existing roads Existence of road safety audit for all new roads Vehicle standards
Post-crash response	Existence of a universal access telephone number for pre-hospital care Reported % of seriously injured patients transported by ambulance Training in medical emergency - available for doctors Training in medical emergency - available for nurses
National Legislation	Adaptation of national speed limit at a local level Existence of national speed limits Seat-belt wearing rate (%) Definition of drink-driving by BAC Existence of a national drink-driving law Attribution of road traffic deaths to alcohol (%) Existence of a national seat-belt law Applicability of seat-belt law to all occupants Existence of a national child-restraint law Applicability of national motorcycle helmet law to all occupants Blood Alcohol Concentration (BAC) limit for drivers Maximum speed limits Applicability of national motorcycle helmet law to all road types Requirement of motorcycle helmet use to adhere to standard Motorcycle helmet wearing rate (%) Law requires helmet to be fastened Existence of a national motorcycle helmet law Applicability of national motorcycle helmet law to all engine types
Institutional Framework	Availability of funding for national road safety strategy Existence of a national road safety strategy Existence of a road safety lead agency

출처 : WHO. The Global Health Observatory:Explore a world of health data. Indicators-Road Safety. https://www.who.int/data/gho/data/indicators

3 글로벌 도로 교통 상해와 질병부담 현황

1) 도로 교통 상해로 인한 질병부담 추이

전 세계적으로 지난 20여 년 동안 자동차 수는 꾸준히 증가하고 있고 교통사고 사망률은 감소하고 있지만, 사망자 수는 10만 대의 자동차 당 약 64명의 사망자가 발생하고 있고 꾸준히 증가하고 있다(WHO, 2018, p.4).

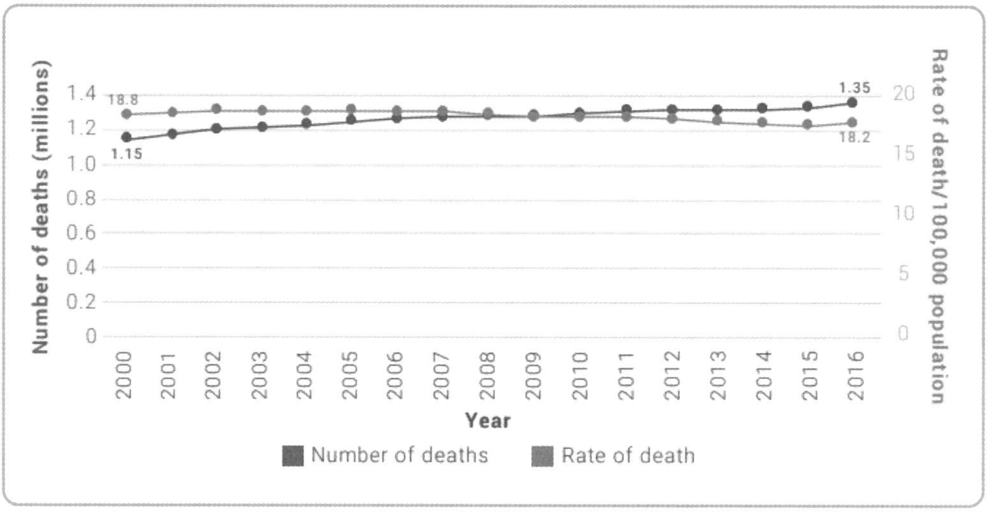

[그림 7-4] 인구 10만 명당 도로 교통 사망자 수와 사망률 추이(2000-2016)
출처 : WHO.(2018). Global Status Report on Road Safety. p.4에서 발췌.

산업화 사회에서 증가한 자동차 보급으로 교통사고는 심각한 사회경제적 피해를 주고 있어 전 세계적으로 주된 공중보건 문제가 되고 있다. 그러나 도로 교통 상해로 인한 사망자 수는 인구 성장 속도보다는 다소 느리게 증가하고 있다(그림 7-5).

WHO 글로벌 통계 자료에 의하면 도로 교통사고 사망자 수는 매년 135만 명이고 사망자의 54%는 취약한 도로 이용자였다. 지난 3년 동안 도로 교통 상해로 인한 주요 위험 요소에 관한 관리 개선을 위해서 22개 국가에서 법률을 개정하였다(WHO, n.d). 이 보고서에 의하면 매일 3,500명 이상의 사람들이 도로에서 사망하며 매년 130만 명에 육박

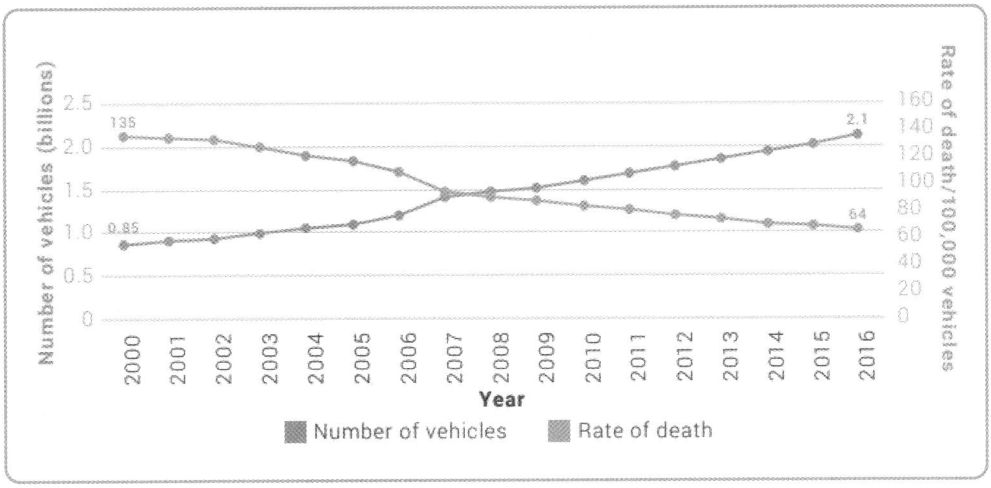

[그림 7-5] 인구 10만 명당 자동차 수와 도로 교통 사망률 추이(2000-2016)

출처 : WHO.(2018). Global Status Report on Road Safety. p.5에서 발췌.

하는 예방 가능한 사망자와 2,000만~5,000만 명으로 추산되는 부상자들이 발생하고, 도로 사망자의 대부분은 2~29세의 어린이와 청소년들이고 사망사고의 93%가 중·저소득 국가에서 발생하고 사망률은 아프리카 지역에서 가장 높다고 한다(WHO, 2018). 정책과 관련하여 도로 안전에 대한 안전시스템 접근방식은 모든 도로 사용자를 위한 안전한 운전시스템을 보장하는 것을 목표로 한다. 이를 위해 안전한 도로와 안전한 속도, 안전한 차량, 안전한 도로 이용자에 대한 것으로 교통사고 발생을 방지하고 사망과 부상을 최소화하는 것이 정책 지표이다.

WHO가 도로 교통사고가 발생하는 원인과 각 원인에 대하여 유형별로 사고 위험을 감소하게 해주는 주요 사실(Road traffic injuries Key facts)을 웹사이트에 게시하여 홍보하고 있다(WHO, n.d.). 주요 사실로는 교통수단의 평균 속도가 1% 증가하면 치명적인 충돌 사고의 위험은 4% 증가하고 부상을 유발하는 심각한 충돌 위험은 3% 증가한다. 시속 65km의 속도는 50km보다 사고 발생률이 약 4.5배가 높고 시속 65km로 정면충돌할 경우 치사율은 85%에 달한다. 오토바이를 운전할 때 헬멧을 착용하면 치명적인 부상의 위험이 43% 감소하고, 머리부상의 위험이 60% 감소할 수 있다. 안전벨트를 착용하면 사망 위험이 운전자와 앞 좌석 탑승자는 45~50% 감소하고 뒷좌석 탑승자는 25% 감소한다. 어린이용 좌석을 사용하면 사망률을 60% 감소시킬 수 있다. 음주운전, 안전벨트 미착용, 속도제한, 헬멧 등 교통법규가 시행되지 않으면 교통사고의 발생으로 인한 사망률과 부상자의 감소를 가져올 수 없다. 따라서 입법화하고 제도 내에서 지표관리를 해야 한다.

2) 저개발국가의 도로 교통 상해와 질병부담 현황

도로 교통 사망의 부담은 중·저소득 국가의 인구가 고소득 국가보다 작음에도 불구하고 더 크게 차지하고 있음을 [그림 7-6]을 보면 알 수 있다. 저소득 국가는 전 세계 교통수단의 1%만을 보유하고 있으나, 사망자 수는 13%를 차지하고 있어서 그 부담이 비대칭적으로 편중되어 있다.

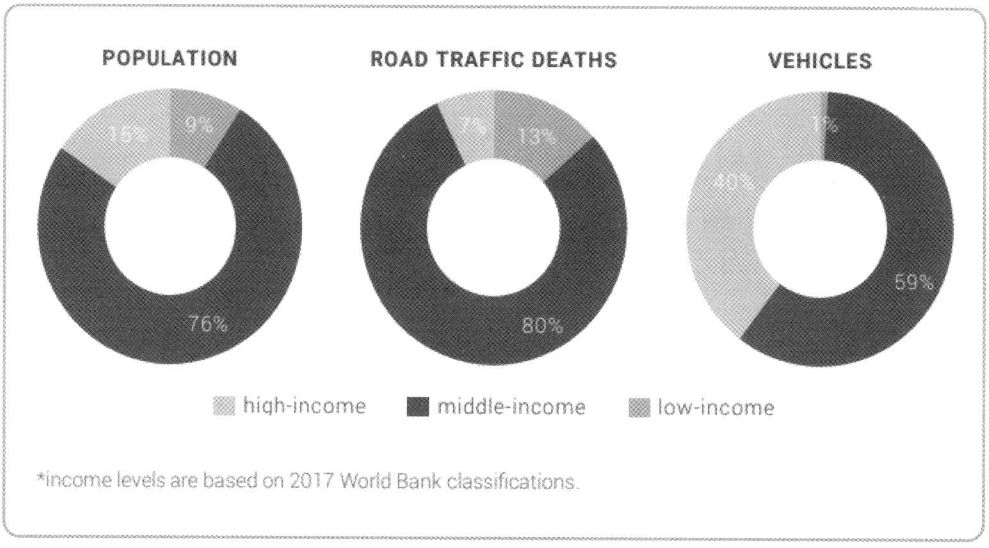

[그림 7-6] 국가별 인구비, 도로 교통 사망률, 등록 차량률(2016년 기준)
출처 : WHO.(2018). Global Status Report on Road Safety. p.7에서 발췌.

3) 우리나라의 도로 교통 상해와 질병부담 현황

우리나라에서는 2019년 229,600건의 교통사고가 발생하였고 3,349명이 사망했다. 요일은 금요일(15.9%), 시간대는 저녁(18~20시, 13.9%)에서 가장 많이 발생했고, 도로교통사고비용은 25조 9,593 억원으로 전년 대비 3.5% 증가하였고 지난 10년간 운수사고 발생 건수도 전년 대비 5.7% 증가하였으나, 사망자 수는 전년 대비 11.4% 감소하였다(표 7-3).

우리나라의 교통사고로 인한 사망자 수는 2000년 10,637명에서 2003년 7,835명, 2005년 6,376명, 2006년 6,327명으로 감소 추세였으나 OECD 국가 중에서는 여전히 높은 편이다.

[표 7-3] 교통사고 현황(2010-2019)

연도	사고 건수		사망자 수			부상자 수	
	건수	전년 대비 증감률	명수	전년 대비 증감률	치사율	명수	전년 대비 증감률
2010	226,878	−2.2	5,505	−5.7	2.4	352,458	−2.6
2011	221,711	−2.3	5,229	−5.0	2.4	341,391	−2.6
2012	223,656	0.9	5,392	3.1	2.4	344,565	0.9
2013	215,354	−3.7	5,092	−5.6	2.4	328,711	−4.6
2014	223,552	3.8	4,762	−6.5	2.1	337,497	2.7
2015	232,035	3.8	4,621	−3.0	2.0	350,400	3.8
2016	220,917	−4.8	4,292	−7.1	1.9	331,720	−5.3
2017	216,335	−2.1	4,185	−2.5	1.9	322,829	−2.7
2018	217,148	0.4	3,781	−9.7	1.7	323,037	0.1
2019	229,600	5.7	3,349	−11.4	1.5	341,712	5.8

출처 : 교통사고분석시스템. 부문별 교통사고-사망사고 (2010-2020) 조회
http://taas.koroad.or.kr/sta/acs/exs/typical.do?menuId=WEB_KMP_OVT_UAS_UDS

4) 도로 교통 상해와 미국의 현황

미국의 경우 매년 38,000명 이상의 사람들이 교통사고로 사망하고 교통사고 사망률은 인구 10만 명당 12.4명이며, 440만 명이 중상을 입는다. 미국에서 1-54세 사이의 주요 사망 원인이 교통사고이고 교통사고로 인한 경제적 사회적 영향은 미국 시민에게 8,710억 달러의 피해를 주며 교통사고로 인한 직접 의료 비용으로 3억 8000만 달러 이상을 지출하게 하였다. 미국은 고소득 국가 중 가장 많은 교통사고 사망자를 내고 있으며, 서유럽이나 캐나다, 호주 및 일본의 유사한 국가보다 약 50% 더 높다. 미국 도로교통안전국(NHTSA)에 따르면 보행자와 자전거 사망자가 계속 증가하고 있고 2018년은 1990년 이

후 가장 많은 수의 보행자와 자전거 이용자가 사망하였다[24]. 2020년 코로나19 대유행으로 인해 다소 운전량이 감소하였으나, 미국 연방고속도로관리국(Federal Highway Administration, FHWA)의 예비 데이터에 따르면 2020년의 차량 주행 거리(VMT)는 약 4,302억 마일 또는 약 13.2% 감소하였지만, 2020년의 사망률은 1억 VMT당 1.37명으로 2019년 1억 VMT당 1.11명에서 증가한 수치다. NHTSA의 분석에 따르면 이러한 증가를 주도한 주요 행동은 운전 장애, 과속 및 안전벨트 미착용이라고 한다[25].

4 베트남 성공 사례

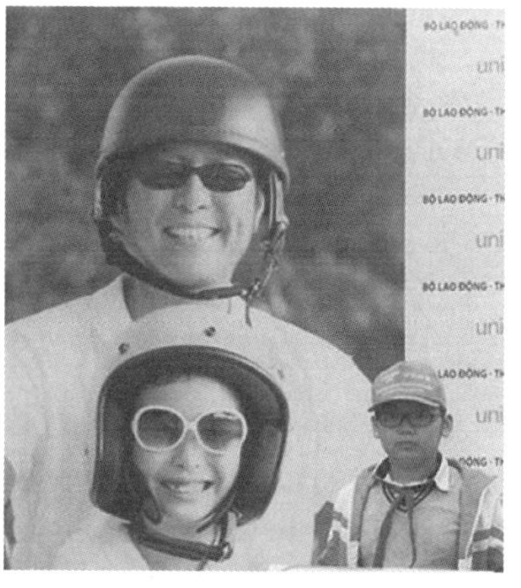

출처: https://www.unicef.org/vietnam/stories/childrens-way-school-journey-worry

베트남은 도로 안전(Road Safety)을 관리하기 위한 국가 교통안전 위원회(National Traffic Safety Committee, NTSC)를 1997년 구성하였고, 2011년 부총리가 위원장을 맡았다. 2001년 하노이 보건대학이 설립되면서 상해 예방에 관한 연구에 착수하였다. 2001년 최초로 상해에 관한 전국 가구 조사를 하여 교통사고로 인하여 매년 4,100명의 아동 사망과 29만 명의 아동 상해가 발생하는 통계 자료를 산출하였다.

이후 국가정책에 사고와 상해 예방 및 관리(2002-2020)를 반영하였고 관계 부처를 보건부와 교통부로 지정하여 2010년까지 인구 1만 명당 도로에서 차량 추돌로 인한 사망을 14명에서 9명으로 줄이는 것을 목표로 정하였다. 2006년 말, 베트남 정부는 글로벌 협력으로 워크숍을 실시하고 국가 헬멧 액션 플랜을 개발하였으며, 첫 번째 국가 도로 안전 전략으로 2020년까지 매년 5~10%씩 도로 사고 사망을 감소시키는 목표를 수립하였다. 2006년 '국가 교통안전 위원

24) https://www.asirt.org/safe-travel/road-safety-facts/

25) https://www.nhtsa.gov/press-releases/2020-fatality-data-show-increased-traffic-fatalities-during-pandemic

회'는 베트남 헬멧 착용 연대(Vietnam Helmet Wearing Coalition, VHWC), 시민단체 등과 협력하여 범국가적인 "헬멧을 쓰세요, 변명은 하지 마세요(Wear a helmet. There are no excuses)" 캠페인을 실시하였다. 그리고 2011년 베트남은 UN 도로 안전 10년 액션 플랜에 서명하였다(AIP and FIA Foundation, 2017, p.84). 베트남은 오토바이를 운전할 때는 의무적으로 헬멧을 착용하는 법을 2007년 말부터 시행하였다(Universal Helmet Law, 2007년 6월 29일 공표, 2007년 말 시행). 그 결과 인구 10만 명당 교통사고 사망자 수는 현격히 감소하였다(그림 7-7).

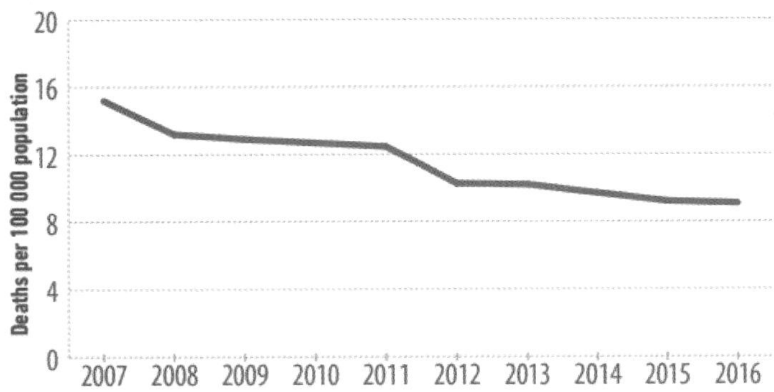

[그림 7-7] 베트남의 도로 교통사고 사망자 수 추이(2007-2016)

출처: WHO.(2018). Global Status Report on Road Safety. p.264에서 발췌.

베트남에서 헬멧을 착용하라는 캠페인을 지난 10여년 간 수행해 온 AIP 재단과 FIA 재단이 발간한 2017년 보고서에 따르면, 수천 명의 인명과 수십억 달러의 보건재정을 절약한 것으로 추정하였고 동남아시아 지역 국가들의 도로안전법규 시행에 영향을 미칠 것으로 전망하였다. 재단은 헬멧 의무화 착용이 본격적으로 시행된 2008년부터 시민들의 동참을 이끌기 위하여 "Head First" 캠페인을 2008년부터 꾸준히 실시해 왔는데, 10년 전 호찌민시에서 7살 여아가 헬멧을 착용하지 않고 아버지가 운전한 오토바이에 탑승했다가 술 취한 차량 운전자와 오토바이가 정면충돌하자마자 튕겨 나가서 즉사하였던 사건을 잊지 못한다고 한다. 그 사건이 계기가 되어 재단이 창립되게 되었다고 한다. 현재 베트남에는 헬멧 표준(Vietnamese helmet standard, QCVN 2:2008)이 있는데, 헬멧은 머리를 보호하는 세 가지 층인 바깥 쉘(Hard shell), 충격 흡수층(impact-absorbing liner),

내부 패팅(padding)으로 구성되어야 한다(AIP and FIA Foundation, 2017).

5 상해 관련 SDG3 도전 과제와 해결 전략

상해와 관련해서는 도로 교통사고 이외에도 다양한 원인에 의한 상해가 있는데 이 장에서는 모든 나이의 사망 원인이 되는 도로 교통 상해를 중심으로 SDG 지표와 질병 부담 현황 및 성공 사례를 살펴보았다.

2030년까지 상해와 관련된 SDG를 달성하기 위해서는 치명적인 도로 교통 상해로 인한 질병부담에 대한 대국민 인식 개선과 2021년 유엔 총회 결의에서 채택한 10년 행동계획과 세부 지표에 대한 공동의 노력이 근거 자료에 기반하여 우선순위를 설정하고 진행되어야 한다.

성공 사례로 제시한 베트남의 경우, 헬멧 착용 의무화법에 대한 시행 이후 도로 교통사고 사망자 수 감소에 대한 지속적인 모니터링과 상해의 치사성(fatality)에 대해서는 임상 기반 연구를 수행하여 Glasgow Coma Scale을 활용하여 헬멧을 착용하였을 때와 착용하지 않았을 때의 정도를 비교하여 근거를 축적하였다. 그리고 헬멧 표준을 마련하여 질(quality) 관리를 하였으며 헬멧을 착용하는 생활 습관을 조성하기 위하여 아동들에게 life skill로서 학습할 수 있도록 다각적인 제도적 노력을 기울였다.

요 약

1. 상해(Injury)는 질병 이외의 외부적 요인에 의해서 신체적 손상(physical damage)을 입는 것이다.
2. 상해는 고의적 상해와 비의도적 상해로 구분한다. 고의적 상해(Intentional injury)는 타인에 의해 가해지거나 스스로 행한 폭력에 의한 손상이고 비의도적 상해는 비의도적으로 우연적인 상황으로 발생한 사망이나 장애를 의미한다.
3. 질병부담은 장애보정생존년수(Disability-adjusted life year, DALY)로 산출되는데 특정 질병이나 위험요인으로 인해 정상적인 수명을 누리지 못하고 조기 사망으로 인한 질병부담(Years of life lost, YLL)과 장애로 인한 건강상실년수(Years lost due to disability, YLD)의 합이다.
4. 글로벌 상해에 관한 30년 간 연령대별 장애보정생존년수(DALY)의 기여 원인을 분석한 연구결과(Natalia, 2021), 전체 연령에서 도로 교통 상해가 1990년 8위에서 2019년 7위로 상승하였다.
5. 상해와 관련한 지속 가능한 발전목표(SDGs)의 세부 목표는 5.3, 5.4, 5.6, 16.1이다.
6. 도로 안전 관련 지표는 다섯가지로 도로교통 사망률, 정책, 교통사고 후 응급조치, 국가 입법, 기관 내 프레임워크이고 세부 지표는 33개이다.
7. 전 세계적으로 지난 20여 년 동안 자동차 수는 꾸준히 증가하고 있고 교통사고 사망률은 감소하였지만, 사망자 수는 10만 대의 자동차 당 약 64명의 사망자가 발생하고 있고 꾸준히 증가하고 있다.
8. 저소득 국가는 전 세계 교통수단의 1%만을 보유하고 있으나, 사망자 수는 13%를 차지하고 있어서 그 부담이 비대칭적으로 편중되어 있다.
9. 베트남은 2007년 헬멧 착용 의무화법을 제정하고 2008년부터 전면 시행하여 도로 교통 사망자 수의 현격한 감소를 달성하였다.
10. 2021년 유엔 총회 결의에서 채택한 10년 행동 계획과 세부 지표를 달성하기 위해서는 근거 기반 자료 관리와 성공 사례에 대한 벤치마킹 및 우선순위를 설정하고 공동의 노력으로 대응해야 한다.

연습문제

1. 저개발국가와 OECDD 국가 중에서 관심있는 국가를 각각 하나씩 선정하여 최근 10년간의 도로 교통 상해에 대한 주요 지표와 정책 변화를 제시하시오.
2. 폭력에 관하여 SDG 관련 지표를 중심으로 글로벌 현황에 대하여 정리하시오.
3. 상해와 사고 예방 관련 우리나라의 정책과 액션 플랜을 설명하시오.

참고문헌

대한예방의학회.(2020). *예방의학과 공중보건학 II*(4판). p.570.

AIP and FIA Foundation.(2017). *HEAD FIRST: A case study of Vietnam's motorcycle helmet campaign*. https://www.fiafoundation.org

Jacobsen KH.(2019). *Introduction to Global Health(3rd Ed)*. Jones & Bartlett Learning.

James, S. L., Castle, C. D., Dingels, Z. V., Fox, J. T., Hamilton, E. B., Liu, Z., . . . LeGrand, K. E.(2020). Global injury morbidity and mortality from 1990 to 2017: results from the Global Burden of Disease Study 2017. *Injury Prevention, 26* (Supp 1), i96–i114.

Natalia, V.(2021). Global burden of 369 diseases and injuries in 204 countries and territories, 1990-2019: a systematic analysis for the global burden of disease study 2019. *Lancet 2020;396:* 1135-59

United Nations.(2019). *Road Safety Strategy: For the United Nations System and its Personnel. A partnership for safer journeys.* https://www.un.org/sites/un2.un.org/files/road_safety_strategy_booklet.pdf

UN General Assembly Resolution.(2020). *Improving global road safety*. A/RES/74/299. 2 September 2020. https://undocs.org/en/A/RES/74/299

UN Department of Safety and Security. *One UN Vision for Road Safety*. https://www.un.org/en/safety–and–security/road–safety

United Nations.(2021). *Progress towards the SDGs Report of the Secretary–General.* E/2021/58. 2021 session 23 July 2020–22 July 2021 Agenda item 6 HLPF on sustainable development, convened under the auspices of the ECOSOC. https://undocs.org/en/E/2021/58

World Health Organization.(1989). *MANIFESTO FOR SAFE COMMUNITIES, Safety – a universal concern and responsibility for all*, Adopted in Stockholm, 20 September 1989. The first world conference on accident and injury prevention. 1989.

World Health Organization.(2018). *Global Status Report on Road Safety 2018*. Geneva. Switzerland.

World Health Organization.(2018). *Global status report on road safety 2018*. Geneva, Switzerland. https://www.who.int/publications/i/item/9789241565684

World Health Organization.(2020). *Health at a glance: Asia/Pacific 2020 measuring progress towards universal health coverage: Measuring progress towards universal health coverage:* OECD Publishing.

WHO.(n.d.). *Estimated road traffic death rate* [Data] Retrieved December 27, 2021 from https://www.who.int/data/gho/data/themes/topics/sdg–target–3_6–road–traffic–injuries

PART

VIII

성과 재생산 모성, 신생아, 어린이, 청소년 보건

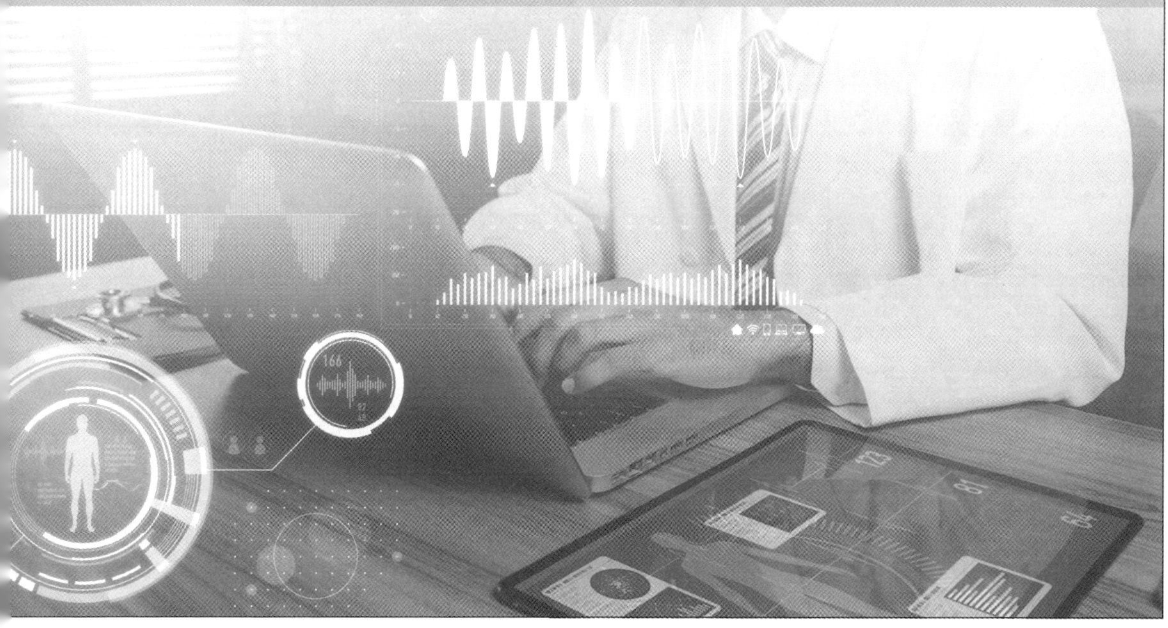

제8장

성과 재생산 모성, 신생아, 어린이, 청소년 보건

(RMNCAH: Reproductive, Maternal, Newborn, Child and Adolescent Health)

학습목표

1. SDG3 목표에서 모성 사망과 영유아 사망 감소를 위한 도전 과제들을 이해할 수 있다.
2. 모자보건 증진과 효과적인 전략들을 이해하고 적용할 수 있다.
3. 국제적 맥락 속에서 SDG의 다른 목표들과 모자보건과 성생식 보건 향상을 위한 관계에 대해 이해하고 설명할 수 있다.

약 어

RMNCAH Reproductive, Maternal, Newborn, Child and Adolescent Health
POA Programme of Action
SRH Sexual and Reproductive Health
UNIGME United Nations Inter-Agency Group for Child Mortality Estimation
LBW Low Birth Weight
DALYs Disability-adjusted Life Years
IEC/BCC Information Education Communication/ Behavior Change Communication

성재생산 건강(sexual and reproductive health)이란 여성과 남성의 모든 생애 주기별 성생식 건강상태를 의미한다. 성생식 보건의 역사적 흐름을 소개하면, 1960년대에 국제 인구 정책들은 주로 인구 조절에 주로 집중했었고, 여성들의 생식에 대한 것은 인구 대상(population targets) 차원에서 토론되었다. 그리고 정책들은 여성들의 자율성보다는 출산력(fertility)을 주로 다루었다.

1984년에 당시 미국 대통령이었던 로날드 레이건 대통령은 첫 멕시코시 정책(Mexico

City Policy), 즉 훗날 국제 금지 규정(Global Gag Rule)으로 지칭되는 정책을 발표했는데, 미국 연방 자금을 가족 계획 방법으로 낙태를 촉진하는데 지원하지 않는 것을 기술하고 있다. 이후 여성들을 위한 보건 활동가들은 조금 더 "여성 중심의 인구 정책들(women-centered population policies)"과 생식권(reproductive rights)을 주장하는 국제 옹호 활동 운동(Global Advocacy movement)을 전개하게 되었다. 1994년 UN이 조직한 최초의 국제 인구와 개발 회의(The first International Conference on Population and Development: ICPD)에서 성과 재생산 건강 및 재생산권(sexual and reproductive health and reproductive rights: SRHR)이란 용어가 처음으로 포함되었다. 회의 결과, 프로그램 오브 액션(Programme of Action: POA)을 197개국 정부가 채택하였고 성과 재생산 건강(Sexual and Reproductive Health: SRH)에 대한 권리는 강요(Coercion), 차별(Discrimination), 그리고 폭력(Violence)으로부터의 자유에 대한 중요한 의미로 인정하였다. ICPD의 POA는 재생산권과 더불어 안전한 낙태, 생식 보건 교육을 제공 받게 되는 청소년들의 권리를 공식적으로 인정한다는 것을 포함하였다.

1 RMNCAH의 목표 청중은 누구인가?

성재생산 건강, 모자청소년 보건 프로그램에서 다루는 청중들은 아래와 같다.

- 임신한 여성이거나 출산과 출산 후 산모
- 신생아(출생 이후 28일 이내)
- 영유아(출생 이후 1년 이내)
- 1세에서 5세 미만 어린이(출생 후 1년부터 5년 이내)
- 5세에서 10세 미만 어린이
- 청소년(10-19세)
- 가임기 여성(15-49세 여성으로 임신하지 않았거나, 출산 후 기간에 있는 여성들)

2 RMNCAH에서 다루는 문제들은 어떤 것들이 있는가?

국제 보건 환경에서 RMNCAH 프로그램들이 다루는 문제들은 다음과 같다.
2.1. 모성 사망(maternal mortality)
2.2. 아동 사망(child mortality including neonatal mortality: 신생아 사망 포함)
2.3. 사산(stillbirth)
2.4. 고출산(high fertility)
2.5. 어린이들의 영양 부족(child under-nutrition)
2.6. 청소년 건강 이슈들

위의 문제 외에도 선천성 기형, 어린이 돌봄과 발달, 자궁경부암도 급부상하고 있는 보건 문제들이며, 잠재적 요인으로는 식수 위생 그리고 환경 보건 등이 있다. 하지만 우선 위에서 나열한 6가지 문제들에 대해 하나씩 살펴보기로 한다.

1) 모성 사망

많은 개발 도상국에서 모성 사망은 매우 높다. UN 모성사망률예측기관간그룹(the United Nations Maternal Mortality Estimation Inter-Agency Group, MMEIG)은 2017년 전 세계에서 295,000명의 모성 사망이 발생하였고 이는 100,000명당 211명 모성 사망비로 보고되었다(WHO, UNICEF, UFPA, Worldbank, 1990~2019). 새천년개발목표(MDG)의 5A 타겟(Target)은 모성 사망을 2015년까지 3/4으로 감소하는 것이었다, 세계적으로는 단지 9개국만이 이 목표를 달성했다. 2000년에서 2017년 사이 모성 사망비는 의미있게 감소하는 추이를 보였지만, 아직도 모성 사망은 거의 모든 국가에서 중요한 공중 보건 문제이다.

2015년 이후 지속가능한발전목표(SDGs)는 2030년까지 SDG Target 3.1에서 70/100,000 모성 사망비를 목표로 하고 있다. 이전부터 이미 알려진 임신과 출산 전후에서 발생할 수 있는 합병증을 예방하고 관리하는 건강 돌봄 해결책을 통해 모성 사망을 예방할 수 있다. 모든 여성들이 임신했을 때와 출산 전・후로 양질의 돌봄 서비스에 접근할 필요가 있다. 주요 모성 사망 원인으로 의학적으로는 분만 후 하혈(post partum hemorrhage), 주로 출산 후 감염, 임신 중 고혈압 장애(pre-eclampsia와 eclampsia), 그리고 안전하지 않은 낙태 등이 모성 사망의 75%를 차지한다. 가장 많이 모성 사망 원인으로 보고되는 분만 후 하혈의 경우 건강한 산모라도 출혈이 방치되는 경우 수 시간 내 사망할 수 있을 만큼 위험하지만, 출산 직후 옥시토신(oxytocin) 주사를 놓으면 이런 사망을 막을 수 있다. 출산 이후 감염으로 인한 사망은 위생적 관리와 감염의 초기 증후들을 인지하여 제때에 치료를 받게 하여 예방할 수 있다. 전자간증(pre-eclampsia)은 경련과 다른 생명에 위협이 되는 합병증이 발병되기 전에 발견하고 적절하게 관리되어야만 한다. 전자간증을 위해 황산 마그네슘과 같은 약물 투여는 추후 자간증으로 발전할 위험을 줄여줄 수 있다.

모성 사망을 피하기 위해서는 원치 않은 임신들을 예방하는 것이 필수적이다. 모든 여성, 청소년들은 현대적 피임 방법에 접근이 가능해야 하고 법적 테두리 내에서 안전한 낙태 서비스와 낙태 이후 양질의 돌봄 서비스 접근이 가능하도록 해야 한다. 모성 사망은 저소득 그리고 중간 소득 국가들(low and middle income countries: LMICs)에서 더 많이 발생하고 있다. 저소득과 중・저소득 국가들의 경우 1990년부터 2015년 MDGs 시기에 모성 사망뿐 아니라 어린이 유병률과 사망률 감소를 위해 효과적인 중재들을 확장하였다. 이러한 세계적인 노력에도 불구하고 고소득 국가와 저소득 국가들 간 모성 사망 격차는 줄어들지 않았다. 현대적 피임 방법을 포함한 가족계획 서비스, 숙련된 출산 조력자(SBA: skilled birth attendant)에 의한 분만 서비스, 백신 접종 등산모들의 요구를 충족하는데 노력을 기울여 왔다. 하지만 아직도 세계적으로 MDGs 이후 인구집단 수준에서 보면, 고소득 국가들과 중・저소득국가들 간, 도시지역과 지방, 부유한 가구와 빈곤 가구 간의 건강 불평등은 아직도 존재하고 있으며 특히 이런 불평등은 중・저소득국가들에서는 많은 변화가 없는 것으로 파악되고 있다. 이러한 나라들에서 개인 수준 격차는 젠더, 연령, 교육, 지역적 위치에 따라 격차가 존재하는 만큼 중재를 기획하고 실행할 때 더 많은 고려가 필요하다.

2) 아동 사망

유엔 아동사망률예측기관간그룹(UNIGME; United Nations Inter-Agency Group for Child Mortality Estimation)에 의하면 2018년 기준, 5세 미만 아동들이 5.3백만명 사망한 것으로 보고하였다(UNICEF, 2019). 1990년에서 2018년 사이 5세 미만 사망률은 58% 감소, 유아 사망률은 55% 그리고 영아 사망률은 51% 감소하는 결과가 있었다

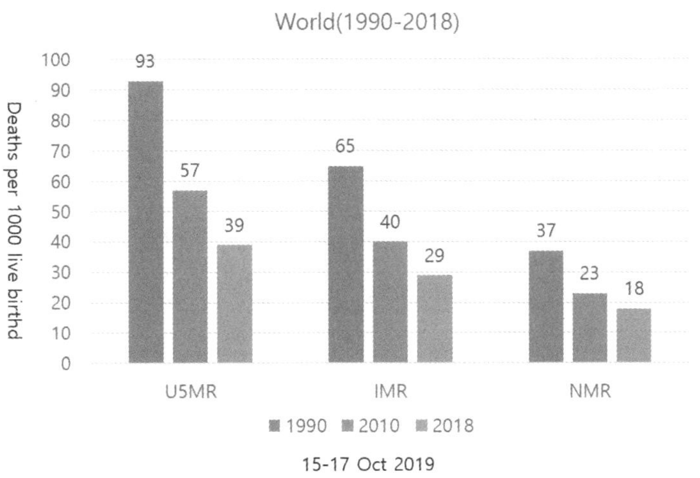

[그림 8-1] UNIGME의 2018년 아동사망률

출처: Year 1990-2018: UN-IGME Child Mortality Report 2019

(그림 8-1). 아동 사망의 주요 원인으로는 특히 신생아에게 발생하는 문제들, 폐렴, 설사 등이 있다. 또한 조산으로 인한 여러 가지 선천 기형, 의학적 문제들로 인한 사망들도 있다. 영유아 사망의 경우 임신 기간, 출산 전후의 적절한 보건 서비스를 통한 모성 건강과 밀접하게 연관되어 있다(그림 8-2). 아동들의 사망 역시 여러 가지 중재 노력을 통해 해결할 수 있는데, 예방접종 및 산전 관리를 통한 모성 건강 관리와 동시에 태아와 신생아 관리를 제공하는 서비스를 이용하도록 하고, 이런 서비스들에 대한 제공 가용성을 높여야 한다. 하지만 모성 건강과 사망 예방을 위한 노력과 마찬가지로 인구집단 간, 개인 수준의 격차를 파악하고 적절하고 효과적인 중재들을 기획하고 실행하는 것이 중요하다.

3) 사산

사산이란 수정 후 28주 된 아기가 사망한 상태로 출산하는 경우를 말한다. 임신 29주기부터 출산까지 시기를 임신 말기(third trimester)로 보는데 세계적으로 2백 60만 건의 사산아가 발생하는 것으로 보고 있다. 이런 시기의 사산 발생이 많은 10개국이 있다(그림 8-3).

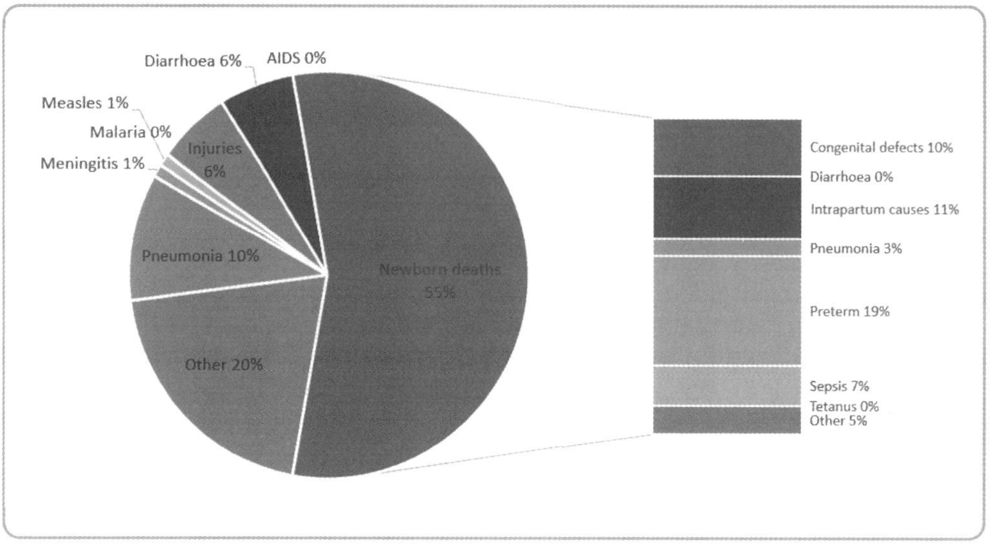

[그림 8-2] 2018년 기준 5세 미만 아동 사망 요인

출처: Estimates generated by the WHO and Maternal and Child Epidemiology Estimation Group(MCEE), 2018, 재구성

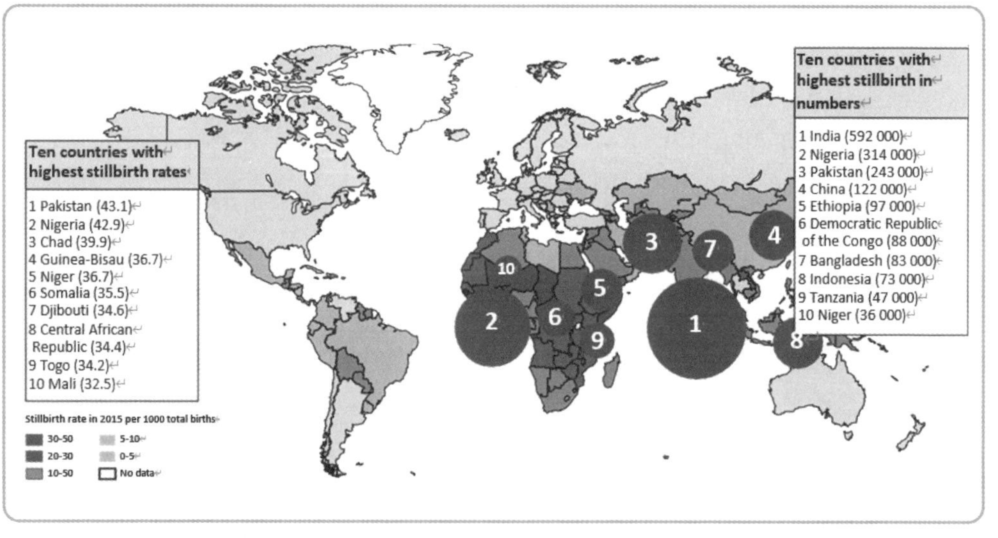

[그림 8-3] 2015년 기준 사산 발생 국가

출처 : Ending preventable stillbirths: Lancet series 2016(blue circles are proportionate to the number of stillbirths)

태아의 생존 여부는 임신과 출산에 이르기까지 효과적인 모성 관리와 직접 연관되어 있다. 사산의 예방을 위해 검증된 여러 가지 방법들이 있다. 임신 준비 동안 엽산 강화제를 투여하고, 임신 준비 혹은 임신 기간의 기본적 산전 관리로써, 약품 처리된 모기장 사용 등을 통한 말라리아 예방과 치료, 그리고 매독 검사와 치료가 있다. 산전관리와 더불어 임신 기간 중 고혈압, 당뇨 등에 대한 발견과 치료, 태아 발달 장애에 대한 발견과 관리, 41주 이상 된 산모들을 발견하고 유도 분만하는 것 등이 있다. 산과적 돌봄으로는 숙련된 돌봄에 의한 분만과 신생아 돌봄, 기초 응급 산과 돌봄(Basic Emergency Obstetric Care)과 포괄적인 응급 산과 돌봄(Comprehensive Emergency Obstetric Care)이 있다.

4) 고출산(high fertility)

중・저소득 국가는 전반적으로 현대적 피임률이 증가함에 따라 총출산율이 감소하고는 있지만, 임신 사이의 간격, 자녀 수를 제한하는 목적의 가족계획은 중・저소득 국가에서 잘 받아들여지고 있지 않다.

5) 어린이 영양상태

어린이들의 영양 부족은 어린이 사망에 이르게 되는 주요 원인이다. 어린이들의 영양상태가 열악하면, 폐렴, 설사, 다른 감염으로 인해 사망할 위험이 더 커진다. 영양상태는 어린이가 인간으로서 이루어야 할 충분한 잠재력에 도달하는 것을 방해하는 요소이기도 하다. 5세 미만 어린이들의 발달 장애와 저체중(stunting & wasting)은 임신 이후부터 24개월에 도달할 때까지 충분한 영양 공급으로 양호한 영양상태와 영양 불균형 상태로 인한 악영향을 예방할 수 있는 가장 소중한 시기이다. 저체중 출생아(LBW: low birth weight)와 조산아들의 경우 모성 건강과 영양이 모두 중요한 기여 요인들이다. 저체중아와 영양 부족한 어린이들은 성인이 되었을 때 비전염성 질병들에 노출될 위험이 있다.

5세 미만 어린이들의 발달 장애(stunting)의 경우 1990년 이후 꾸준히 감소하고 있으며 특히 아프리카 지역과 동남아시아 지역의 감소가 다른 지역들에 비해 더 진행되고 있다. 반면 5세 미만 아동들의 비만은 조금씩 증가하는 것으로, 성인이 되었을 때 만성질환으로 발전되지 않도록 특별한 주의가 필요하다(그림 8-4).

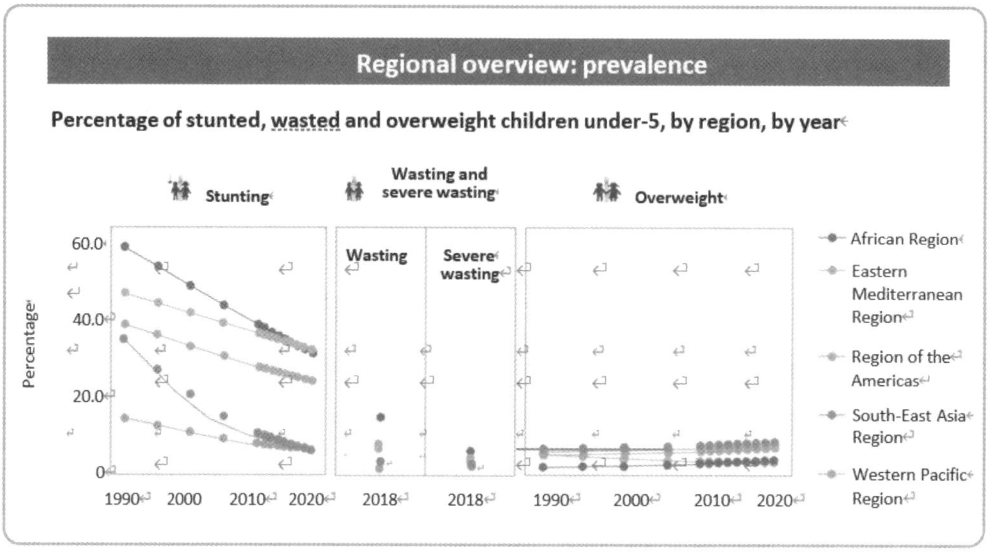

[그림 8-4] 1990-2018년의 5세 미만 아동의 영양상태

출처: http://apps.who.int/gho/tableau-public/tpc-frames.jsp?id=402

6) 청소년 건강

일반적으로 청소년들은 건강하지만, 청소년기에 발생하는 사망률과 유병률에서 의미있는 부분들이 있다. 10-19세 청소년들의 주요 사망 원인은 자해(자살), 교통사고 및 모성 사망(15-19세 소녀)이다. 심각한 장애 등으로 손실된 수명(Disability-adjusted Life Years: DALYs) 등은 자해, 철분 부족과 빈혈, 우울증, 교통사고 손상들과 설사병들이 있다. 또한 15-19세 소녀들은 세계 평균 44.1/1,000의 출산율을 나타내고 있다. 10-14세 청소년들 역시 5세 미만 어린이들이 겪는 설사병과 철분 부족과 같은 질병에 노출되고 있다. 이시기의 청소년들 역시 정신과적인 우울증과 상해들로 DALYs를 잃는다.

3 SDGs와 RMNCAH

2021년 SDGs 진행 상황상 세계적인 성생식, 모성, 영아, 어린이 보건에 대한 무거운 짐은 지난 30여년 간 노력했음에도 향상되고 2030년까지 목표 달성 여부에 대해서 많은 학자들이 우려하고 있다. SDG 3에서는 "건강한 삶을 보장하고 모든 연령층의 안녕을 증진한다"는 목적을 갖고 있으며, 목표로는 3.1 2030년까지 세계적인 모성 사망률을 100,000명 출산 대비 70명 미만으로 하는 것을 얘기하고 있으며, 3.2 2030년까지 예방 가능한 영아와 5세 미만 어린이 사망률을 감소시키는 것을 설명하고 있다. 1,000명 출생아 중 12명 미만의 영아 사망률과 1,000명 출생아 중 25명 미만의 사망률로 감소하는 것을 모든 나라와 함께 달성하는 것을 설명하고 있다. 2017년 기준 임신이나 출산으로 여성 330,000명이 사망하였으며, 신생아 약 250만명이 출생 후 한달 내 사망하였으며 이 숫자는 5세 미만 어린이 총 사망의 50%를 차지한다. WHO의 2019년 자료에 의하면 세계 모성 사망률은 2017년 기준 10만명 출생아 당 211명으로 집계되고 있다. 하지만 사망률은 국가들의 소득 수준에 따라 큰 격차를 나타내었다.

SDGs는 MDGs에 경제적 환경적 지속 가능성 차원을 더한 것으로 지속가능한 발전을 위하여 평화롭고 포용적인 사회를 위해 모두 협력하자는 취지를 갖고 있다. 발전을 위한 3가지 주요 기둥들이 있는데 경제, 사회 그리고 환경 이슈가 지속 가능성에 고려되어야 하고 동시에 아무도 뒤처지지 않도록 하는 의미(No one left behind)를 담고 있다. SDGs에서는 MDGs 시대에서 경험했던 국가 간 그리고 국가 내에서 불평등한 진전들이 있었음을 주목하고 해결 필요성을 얘기하고 있다. 17개의 목적들(goals)과 169 타겟(targets)들을 갖고 있다. 이들 중 3번째 목적이 건강에 관련된 것이며 13개의 타겟을 갖고 있다. 모든 연령에서 모든 사람들이 건강한 생활을 확보하고 안녕을 촉진하자(Ensure healthy lives and promote well-being for all at all ages)이다. 건강 목적은 다른 비건강 목적들과 서로 연결되어 있는데 이는 건강은 경제, 사회, 환경적 결정 요인들에 영향을 주기도 하고 영향을 받기도 하기 때문이다. 또한 SDG target 3.8은 보편적 건강보장(UHC; universal health coverage)의 두 가지 면들을 검토하는 것을 언급하고 있다: 재정적 보호와 필수 보건 서비스의 범위. 이는 기초 보건 돌봄을 강화하기 위한 새로운 요구와 기회를 제공하는 부분이다. 다음은 SDGs에서 SDG 2번과 5번 목적은 RMNCAH와 직접 관련되어 있는 것으로 설명한 표이다(표 8-1).

[표 8-1] SDG 2번 및 5번과 RMNCAH와의 관련성

<table>
<tr><th>SDG goal</th><th>Targets</th><th>Indicators</th></tr>
<tr><td>Goal 2. End hunger, achieve food security and improved nutrition and promote sustainable agriculture</td><td>Target 2.2: By 2030, end all forms of malnutrition, including achieving, by 2015, the internationally agreed targets on stunting and wasting in children under 5 years of age, and address the nutritional needs of adolescent girls, pregnant and lactating women and older persons.
The intermediate target is a reduction in the prevalence of stunting by 40% by 2015(from 2012 levels)</td><td>2.2.1 Prevalence of stunting among children under 5 years of age.
2.2.2 Prevalence of wasting and overweight among children under 5 years of age.</td></tr>
<tr><td rowspan="4">Goal 3. Ensure healthy lives and promote well-being for all at all ages</td><td>3.1 Reduce the global maternal mortality ratio to less than 70 per 100,000 live births.
No country should have an MMR grater than 140/100,000 LB.
Country target is: Reduce the MMR by at least two thirds from the 2010 baseline by 2030.</td><td>3.1.1 Maternal mortality ratio
3.1.2 Proportion of births attended by skilled health personnel</td></tr>
<tr><td>3.2 End preventable newborn and under-5 child deaths:
- Reduce neonatal mortality to at least 12 per 1,000 live births.
- Reduce under-5 mortality to 25 per 1,000 live births.</td><td>3.2.1 Under-five mortalily rate
3.2.2 Neonatal mortality rate</td></tr>
<tr><td>3.7 Ensure universal access to sexual and reproductive health-care services including for family planning, information and education and the integration of reproductive health into national strategies and programmes.</td><td>3.7.1 Proportion of women of reproductive age(aged 15-49 years) who have their need for family planning satisfied with modern methods.
3.7.2 Adolescent birth rate(aged 10-14 years; aged 15-19 years) per 1000 women in that age group.</td></tr>
<tr><td>3.8 Achieve universal health coverage, including financial risk protection, access to quality essential health-care services, medicines and vaccines for all.</td><td>3.8.1 Coverage of essential health services that include RMNCH, infectious diseases, non communicable diseases and service capacity and access, among the</td></tr>
</table>

		general and the most disadvantaged populations. 3.8.2 Number of people covered by health insurance or a public helath system per 1,000 population.
Goal 5. Achieve gender equality and empower all women and girls	5.6 Ensure universal access to sexual and reproductive health and reproductive rights, as agreed in accordance with the Programme of Action of the International Conference on Population and Development, and the Beijing Platform for Action, and the outcome documents of their review conferences.	5.6.1 Proportion of women aged 15–49 years who make their own informed decisions regarding sexual relations, contraceptive use and reproductive health care. 5.6.2 Number of countries with laws and regulations that guarantee full and equal access to women and men aged 15 years and older to sexual and reproductive health care, information and services.

4 증거 기반 중재를 위한 RMNCAH

1) 3지연(Three delays) 모델 기반 문제 분석

모성과 어린이들이 사망하는 이유를 분석하기 위하여 3가지 지연 요인을 설명하고 있다(그림 8-5). Thaddeus and Maine(1994)가 양질의 모성 돌봄 접근에서 일반적인 3가지 지연들이 있다고 설명하였다. 첫째, 아프다는 것을 인지하고 돌봄을 찾는 결정에 대한 지연; 둘째, 돌봄의 적절한 소스에 도달하는 것에 대한 지연; 셋째, 적정한 돌봄을 받는 것에 대한 지연 등이다. Lawn et al.(2003)은 3지연 모델에 신생아를 추가하여 설명하였고 다른 학자들도 각 국가들의 맥락에서 왜 신생아들이 죽는지에 대한 주요 기여 요인들을 이해하기 위한 프레임워크로 채택하였다[Mbaruku G., et al.(2003); Waiswa P., et al (2010); Jammeh A., et al. (2011); Mrisho M., et al. (2012)].

3지연 모델을 적용한 충분한 형성 조사 결과를 근거로 문제나무를 그려보고 해결 방안을 생각해 보는 목표나무를 그려볼 수 있다(그림 8-6).

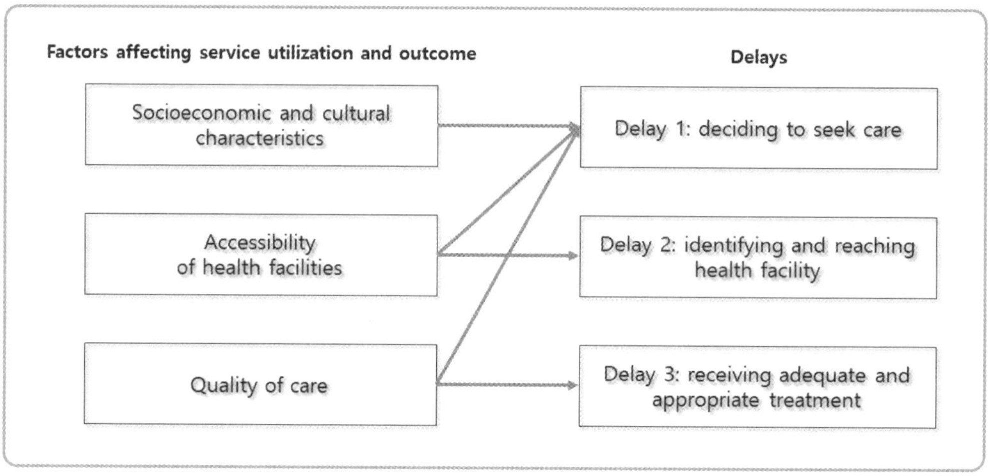

[그림 8-5] 3 Delay Model

출처: Calbello. E. et al. (2015)

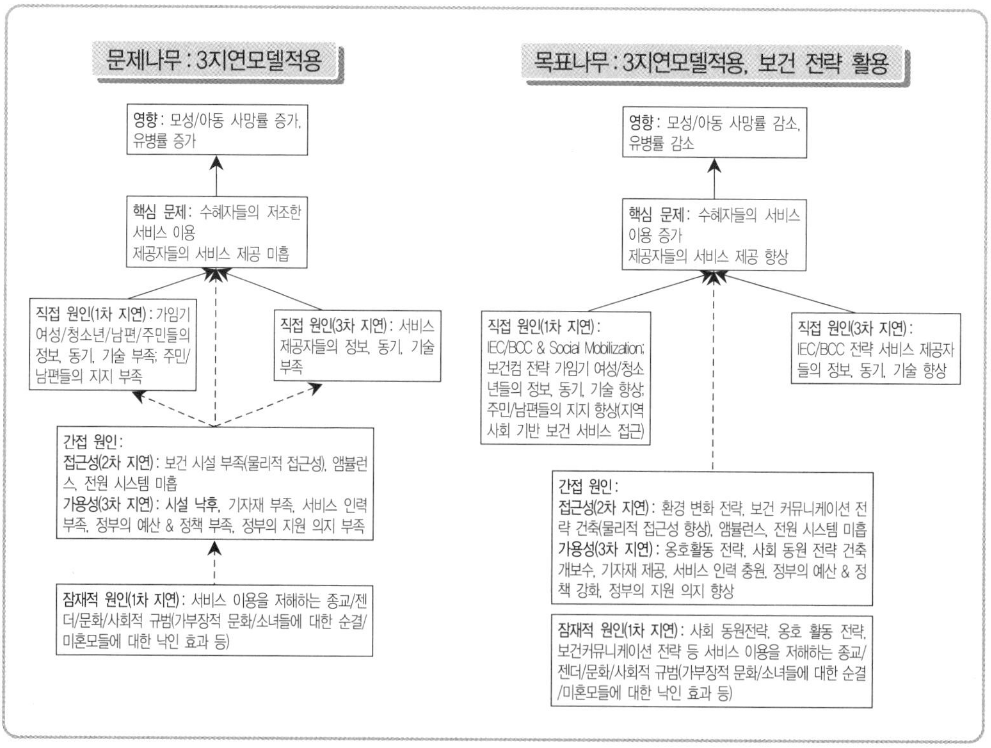

[그림 8-6] 3지연 모델 기반 문제나무와 목표나무

출처 : FHI 360 SBCC (2012) 문제나무 재편집(SCH 산학 협력단. (2022). 동아프리카, 서남아시아, 중남미 지역 모자보건 사업 형성 평가 보고서. 코이카 최종 보고회 발표 자료(2022.12.09.)

첫 번째 지연(1지연)에 대한 것으로는 여성들이 임신을 준비하고 임신 사실을 인지하는 것뿐만 아니라 건강한 출산을 위해 산전 관리 서비스를 이용하는 것에 대한 여러 가지 장애 요인들이 무엇인지 파악하는 일이다. 의학적으로 임신기간 동안 모성 건강을 위하여 노력하는 것을 방해하는 것들이 무엇인지 파악하는 것이다. 서비스 이용에 대한 경제적 어려움, 심리적 부담, 가부장적인 사회에서 서비스 이용 결정을 방해하고, 여성들의 자기 결정권 결여와 관련된 젠더, 문화 규범, 남편과 시부모들의 서비스 이용에 대한 불수용, 미신이나 관습과 같은 문화 규범이 장애 요인은 아닌지, 종교가 산전 관리, 가족 계획, 시설 분만, 산후 관리에 대해 어떻게 바라보는지에 대한 종교 규범 등을 파악해야 한다. 장애 요인 해소를 위해서는 여성들의 교육과 행동 변화 커뮤니케이션(IEC/BCC; information education communication/ behavior change communication); 남편과 시어머니 대상 교육과 행동 변화 커뮤니케이션(IEC/BCC); 마을 지도자, 종교 지도자, 여성 모임, 남성 모임 등 기존 지역사회 위원회들을 활성화시켜 서비스 이용에 대한 지지를 보낼 수 있도록 하는 사회동원 전략 활동들(Social Mobilization Strategy)을 포함할 수 있다. 또한 보건 시설과 지역사회 간의 연결과 지원을 담당하는 마을 보건봉사자(community health workers)를 훈련하여 임산부 발견, 설득과 교육을 담당하도록 하는 부분도 필요하다. 건강보험 도입으로 의료비에 대한 부담을 줄여주는 것은 SDG에서 UHC와 일관성이 있는 사업 요소이다. 두 번째 지연(2지연) 요인은 서비스 접근성에 대한 부분으로 시설에서 제공하는 구급차, 전원 체계 구축, 혈액은행 서비스 구축, 보건 시설 건축 등이 필요한지에 대한 현장 맵핑을 통하여 알아보는 부분이다. 각 마을에서 가까운 보건 시설까지의 거리, 운송 수단, 전원체계 구축 등에 대하여 옹호활동 전략을 통하여 정책과 법적 기반을 만들고 건축, 구급차, 전원시스템 구축 등을 진행할 수 있다. 세 번째 지연(3지연) 요인은 적정하고 양질의 서비스 제공을 위한 장애 요인들을 파악하는 것이다. 훈련받은 의료 인력들이 충분히 배치되어 있는지, 약품과 기자재는 기초 응급 산과 돌봄을 위해 갖춰져 있는지, 위생적이고 안전한 시설인지 여부를 파악하며, 3지연 요인 파악에서는 전기, 수도, 하수, 의료 폐기물 처리 현황, 예산 확보, 정부 정책적 예산 지지 등이 필요하다. 의료 인력들에 대한 역량 강화 교육과 필수 기자재와 의약품 제공, 시설 개보수 등이 있다. WHO는 예방적 중재로 현대적 피임법을 포함한 가족계획, 모유수유(EBF: exclusive breastfeeding), 철분과 엽산 보조제 제공, 파상풍 예방접종들을 포함하도록 제시하고 있다. 응급 산과 돌봄과 임신 중 심각한 고혈압, 임신 말기 출산에 대한 적극적인 관리,

출산 기간을 넘긴 산모들에 대한 조정과 유도 분만, 신생아 소생술, 어린이들에게 설사병과 폐렴에 대한 항생제 구비, 심각한 영양부족 혹은 과영양에 대한 관리 등을 제시하고 있다.

2) 중재의 범위와 대상(Continuum of Care)

돌봄의 연속성 접근은 생애 주기에 따른 청소년과 청년, 임신 전, 임신, 출산, 산후 기간, 생생아 기간, 영유아와 어린이, 그리고 여성의 임신 사이의 기간 등을 포함하고 있다. 적절한 중재들이 모든 생애 주기에 있는 대상자들에게 제공되어 최대의 효과를 기대할 수 있다. 생애주기에서 어떤 특정 시기에 중재가 제공되면 그 다음 시기에 효과를 경험할 수 있기 때문이다.

돌봄의 연속성 접근은 중재가 제공되는 다양한 수준의 보건시스템 전반을 포함하고 있다: 가정과 지역사회, 1차와 2차 보건 시설, 전원시설(3차 보건 시설). 중재 범위는 시설이 상급 시설로 갈수록 조금 더 높은 보장성을 제공하며, RMNCAH의 모든 건강 문제는

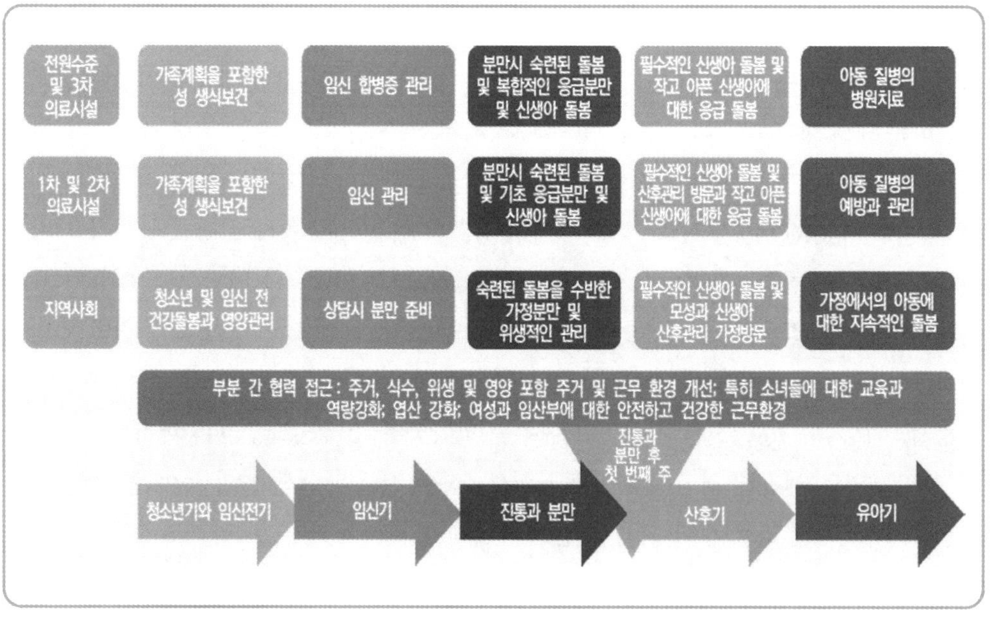

[그림 8-7] 돌봄의 연속선 기반 각 단계별 필수 모자보건 서비스

출처 : 손혁상・한재광・이훈상・이자경. (2018). 지역사회 모자보건 역량 강화 사업 종합 평가 보고서. 한국국제협력단. p.67.

가정에서 시작하는 것이므로 시설에서 제공하는 서비스 범위는 이를 고려하여 균형있는 중재가 되어야 한다(그림 8-7).

(1) 가정과 지역사회

서비스 제공의 형평성을 위하여, 가정과 지역사회 기반으로 돌봄을 제공하는 것을 의미한다. 지역사회 기반 요원들이나 보건봉사자들을 훈련하여 가정에서 돌봄을 제공하게 하는 것이다. 이들이 가정과 지역사회에서 여성/모성/어린이들이 어떤 위험 증상이나 신호를 발견하고 상위 보건 시설(예: 보건소나 보건지소)로 가서 서비스를 받도록 하는 역할이 부여된다. 가정과 지역사회에서의 돌봄은 산후 관리와 신생아 관리와 같은 중재들이 제공될 수 있다. 손 씻기와 같은 자가 관리 중재도 가정과 지역사회에서 활용할 수 있는 중재이다. 지역사회 기반 중재를 기획할 때 여러 가지 사항들을 고려할 부분들이 있는데 주요 메시지들을 어떻게 전달할 것인지, 행동 변화를 어떻게 지속하게 할 것인지, 지역사회 보건봉사자들을 어떻게 훈련하고 지원할 것인지 등이 있다. 지역사회 수준의 중재는 클리닉의 아웃리치 활동을 통해 산전 관리, 가족 계획, 어린이 안녕 상태를 돌볼 수 있다. 지역사회 기반 중재를 기획할 때는 지역사회 주민들이 관심을 갖고 참여하도록 하는 것이 중요하다.

(2) 1차 보건 시설

1차 보건 시설은 대부분 가정과 지역사회에서 제공할 수 없는 추가적인 예방과 치료 서비스를 제공하기 위하여 필요하다. 산전 관리, 출산 기간의 돌봄, 산후 기간, 신생아 돌봄, 가족계획, 어린이 돌봄과 표준사례관리와 예방접종 그리고 상담과 전원 등과 같은 서비스들이 제공된다. 주요 이슈들은 보건 시설에서 서비스를 제공하는 인력들에 대해 훈련하고 감독을 어떻게 할지, 인력들의 이직 관리, 의약품과 소모품을 어떻게 제공할지, 양질의 돌봄을 어떻게 유지할지, 지역사회와 보건 시설 간의 연결을 어떻게 해 나갈지 등이 있다.

(3) 전원 보건 시설

산과적, 신생아의 합병증, 자궁경부암과 같은 재생산 건강 문제, 심각하게 아픈 엄마와 어린이에 대한 관리를 위하여 높은 수준의 임상 돌봄을 제공하는 보건 시설이다. 전원 보건 시설은 가족계획 서비스, 산후 관리의 일환으로써의 가족계획과 낙태 이후의 가족계획과 같은 예방적이고 건강증진 서비스를 제공한다.

다양한 활동 패키지들은 여러 국가에서 자주 활용되는 것들이 있다. 하지만 사업의 효과를 극대화하고 비용을 절감하는 방향을 갖고 진행해야 하며 고려할 점은 아래와 같다.

- 프로그램 시작 비용의 최소화
- 동시에 한 가지 이상의 전략들을 활용할 것(예: 주민대상 교육 + 주민대상 사회동원 활동)
- 훈련 비용을 줄일 수 있는지
- 더 효율적인 모니터링과 감독 그리고 질병 감시체계
- 영향을 최대치로 달성하도록 함

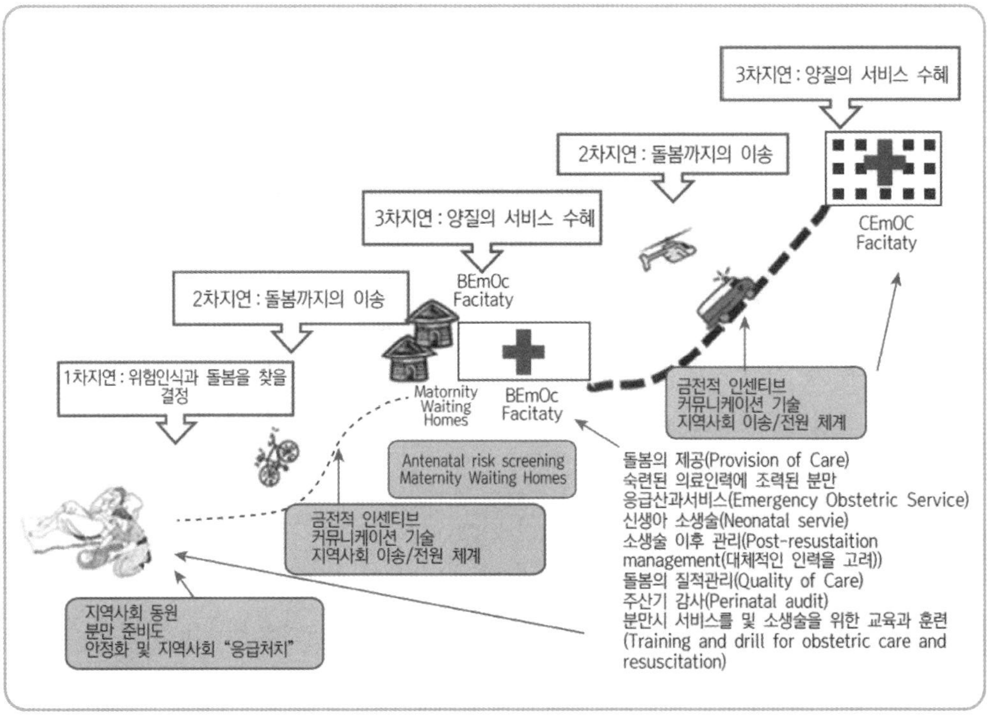

[그림 8-8] 보건의료전달체계 개념에서의 모성사망의 이차적인 3가지 지연모델

출처 : 손혁상 · 한재광 · 이훈상 · 이자경. (2018). 지역사회 모자보건 역량 강화 사업 종합 평가 보고서. 한국국제협력단. p.87.

[표 8-2] 효과적인 중재 패키지 활동들(주된 활동들에 추가할 수 있음)

중재 패키지	보편적 패키지에서의 중재	상황을 고려한 패키지 중재
가족계획 (Family Planning)	보건 교육: 여성, 남성, 청소년, 주민 대상	HIV 예방 자궁경부암 검사
	안전한 낙태 및 안전한 성, 가족계획, 임신 간격 등 정보	
	응급 피임을 포함한 현대적 피임법 배포와 상담	
	성병(HIV 포함) 검사와 예방 및 난임 부부에 대한 적절한 관리	
	가족계획 방법들에 대한 적절한 관리(난관 결찰, 정관 수술, 임플란트의 삽입과 제거, 피임기구의 어려운 제거 등)	
	산후 가족계획으로 임신 간격을 위한 피임법, 가정폭력, 성폭력 인지, 검사 및 재생산건강(SRH) 서비스, 상담, 정보	
포괄적 낙태돌봄 (Comprehen-sive Abortion Care)	합법적 범위 내 안전한 낙태 제공 및 낙태 서비스 접근	엽산(필요시)
	자연 유산과 안전하지 않은 낙태 합병증 치료 접근성 제공	
	피임 방법, 상담, 정보 및 성재생산 건강 요구에 대한 검사, 치료, 전원	
	유산 관리, 낙태의 합병증 관리 및 통증 완화와 감염 예방	
임신 관리 (Pregnancy Care)	임신 확인 및 임신주수에 대한 정확한 결정	말라리아 유행 지역에서 약품 처리된 모기장 내 수면, 모성-신생아 HIV 수직감염 예방, 기생충 관리 FGM(female genital muti-lation) 사정(assessment)
	임신 과정 모니터링, 영양상태 및 모아 건강 체크	
	파상풍 접종, 빈혈 예방과 조절(철분과 엽산 보조제)	
	가족 계획, 출산, 비상 계획에 대한 상담	
	위험 요인, 유전적 상태, 합병증 발견과 관리(만성적인 의료적 상태, 임신성 당뇨, 자간증과 전자간증)	
	만성 및 감염성 질병(폐결핵 등), 성병(HIV, 매독 등) 예방, 발견, 치료	
	음주와 흡연을 하지 않는 건강한 생활 습관, 안전한 성, 영양, 모유 수유, 자가 관리에 대한 정보와 상담	
	IPV(intimate partner violence)에 대한 인지와 대응	
	거대아(macrosomia), 조기 양막 파수(premature rupture of membrane), 나쁜 징후에 대한 전원과 관리	
출산 돌봄 (Childbirth Care)	존중하고 숙련된 출산 조력자(respectful & skilled birth attendant)	모성-신생아 HIV 수직감염 예방, 통증관리 산후 가족계획
	출산 시 존중하는 돌봄 및 분만 과정 모니터링	
	출산 시 사회적 지지(배우자, 가족 등)	
	감염 예방 및 유도 분만과 분만 수습	
	분만의 3단계의 능동적 관리	
	즉각적 신생아 돌봄(소생술, 위생 탯줄처리, 모유 수유 조기 시작)	
	응급 산과와 신생아 돌봄 및 신생아 합병증 발견과 임상적 관리	

<table>
<tr><td rowspan="5">산후 돌봄
(postpartum care)</td><td>자가 관리, 주요 위험 증상 및 건강 습관 등 상담</td><td rowspan="5">모성–신생아 HIV 수직 감염 예방
IPV 예방과 관리</td></tr>
<tr><td>모성 영양 및 건강상태 평가 및 산후 합병증 예방과 관리</td></tr>
<tr><td>가족계획(산후 가족계획), 임신 간격 정보와 상담</td></tr>
<tr><td>출생과 사망 등록(인구 통계)</td></tr>
<tr><td>누공(fistula), 우울증 등과 같은 모성 질병들의 발견</td></tr>
<tr><td rowspan="11">신생아 돌봄
(Newborn care)</td><td>모자 동실(rooming–in) 및 체온 돌봄(thermal care)</td><td rowspan="11">모성–신생아 HIV 수직 감염 예방
IPV 예방과 관리</td></tr>
<tr><td>출생 이후 비타민 K 주사 및 예방접종(BCG, B형 간염)</td></tr>
<tr><td>모유수유(exclusive breastfeeding) 증진, 보호, 지지</td></tr>
<tr><td>감염 예방: 위생, 손씻기, 탯줄 소독, 신생아 용변 안전처리</td></tr>
<tr><td>캉가루 케어 포함한 저체중아(Low Birth Weight) 돌봄</td></tr>
<tr><td>실내 공기 오염 예방 및 신생아 자극과 놀이</td></tr>
<tr><td>문제, 질병 인지와 즉각적인 돌봄 서비스 이용</td></tr>
<tr><td>국소 감염에 대한 치료(피부, 탯줄, 눈, 입)</td></tr>
<tr><td>심각한 질병(조산, 질식, PSBI(possible serious bacterial infection), 황달, 기형, 영양 섭취 문제, 상해에 대한 관리와 전원</td></tr>
<tr><td>호흡장애관리 CPAP(continuous positive airway pressure)</td></tr>
<tr><td>HIV 노출 신생아에 예방적 ART(anti–retroviral treatment)</td></tr>
<tr><td rowspan="7">영유아와 어린이 돌봄
(infancy and children care)</td><td>아래와 같은 것들에 대한 건강증진과 지지:
– EBF(첫 6개월 동안 필수적이고 그 이후 지속 가능)
– 적절한 보조식, 어린이 자극과 놀이, 손씻기, 화장실 사용과 용변의 적절한 처리, 질병 증상 인지와 적절한 서비스 이용, 환아 가정 돌봄</td><td rowspan="7">HIV 감염 어린이 돌봄
약품 처리된 모기장 사용</td></tr>
<tr><td>심각한 질병, 설사, 영양 부족, 폐렴, 열병 환아 파악 및 관리/전원</td></tr>
<tr><td>예방접종 및 비타민 A/철분제(필요시)</td></tr>
<tr><td>영양상태 평가와 식이 상담 및 미량 영양소 보조제</td></tr>
<tr><td>어린이 방치, 학대 예방과 관리</td></tr>
<tr><td>발달지연 어린이 돌봄</td></tr>
<tr><td>선천성 기형이나 장애를 가진 어린이 관리</td></tr>
<tr><td rowspan="7">청소년 건강
(Adolescent Health)</td><td>정기적인 예방접종(HPV(human papilloma virus), B형 간염, 디프테리아–파상풍. 풍진, 홍역)</td><td rowspan="7">HIV 발생지역 내 자발적인 의료적 포경 수술</td></tr>
<tr><td>건강한 생활 습관(흡연, 음주, 약물 금지, 신체활동, 영양)</td></tr>
<tr><td>특히 소녀들의 빈혈 예방, 발견, 관리</td></tr>
<tr><td>포괄적 성교육(CSE: comprehensive sexuality education)</td></tr>
<tr><td>피임을 포함한 성재생산건강 관련 정보, 상담, 서비스</td></tr>
<tr><td>정신건강과 안녕을 위한 사회심리적 지지와 관련 서비스</td></tr>
<tr><td>성폭력 및 젠더 기반 폭력(gender–based violence) 예방과 대응</td></tr>
</table>

	위험한 행동(female genital mutilation, 조혼, 강제 결혼 등)에 대한 예방과 대응	
	HIV, TB, 매독 등 감염성 및 비감염성 질환 예방, 발견, 치료	
	위험하고 위해한 약물 사용 발견과 관리	
	청소년기 행동 장애 관리를 위한 적절한 때 부모 양육 기술 교육	
	음주 관련 상해를 포함한 비의도적 상해에 대한 평가와 관리	
	자살 예방과 자해/자살 위험에 대한 관리	

패키지 중재는 최소한의 비용으로 모성 사망과 어린이 사망을 감소하기 위한 활동들을 주제별로 정리한 것이다. 하지만 이런 패키지 중재 이외에 지역사회의 사회동원을 통하여 사회적 지지 형성, 보건 서비스 인력들의 임상적 그리고 비임상적(지역사회 기반 연간 사업 기획, 시설 운영과 관리, 인력 감독, 사업 평가, 보건 정보 수집) 역량 강화, 그리고 중앙 정부와 지방 정부의 보건 정책에 따른 예산 확보와 인력확보, 기자재, 의약품, UHC, 건강 정보 등에 대한 옹호 활동 전략들이 같이 고려될 때 최대의 효과를 낼 수 있다.

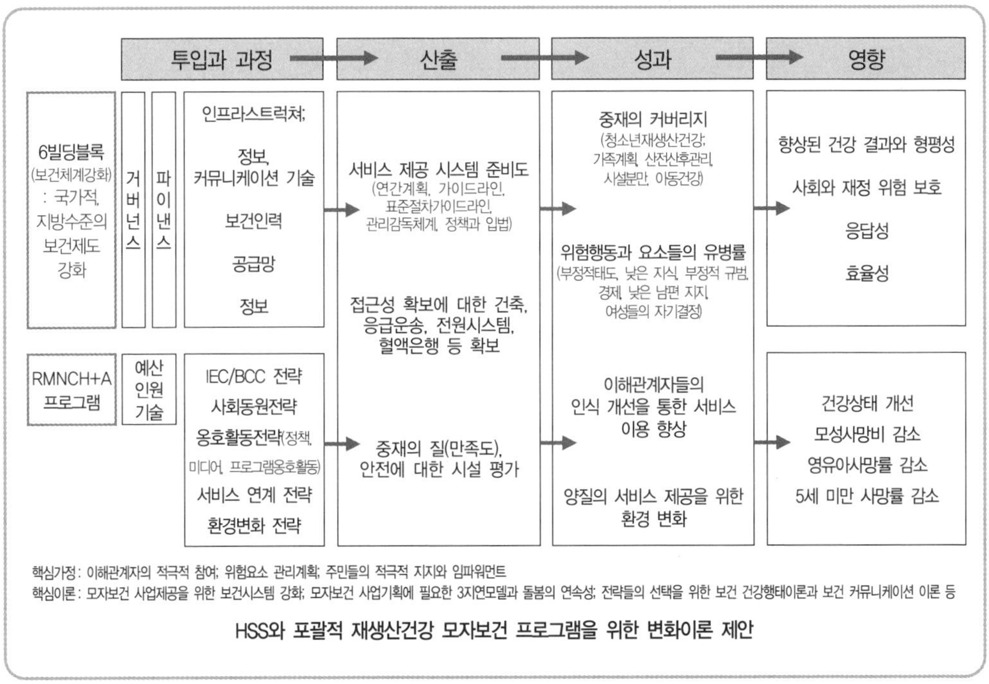

[그림 8-9] 보건시스템 강화와 RMNCAH 변화이론

출처: 순천향대학교 형성평가팀. (2022). 코이카 동아프리카, 서남아시아, 중미 지역 모자보건 프로그램 형성 평가. SCH 최종 보고회 발표 자료.

요 약

1. 성재생산건강(sexual and reproductive health)이란 여성과 남성의 모든 생애주기별 성생식 건강상태를 의미한다.
2. 성과 재생산 모성, 신생아, 어린이, 청소년 보건에서는 모성사망, 아동사망, 사산, 고출산, 어린이 영양부족 및 청소년 건강 문제가 주된 쟁점이다.
3. SDGs에서는 2030년까지 SDGs Target 3.1에서 모성사망비를 출생아 10만명당 산모 사망 70을 목표로 하고 있다.
4. 전세계적으로 인구집단 수준에서 국가 소득과 가구 소득, 도시 지역과 지방, 교육 등의 수준 차이에 의해서 건강 불평등이 지속되고 있다.
5. 어린이 영양 부족은 어린이 사망에 기여하는 주요 원인이 된다.
6. 청소년기의 주요 사망 원인들은 자해, 교통사고, 15세~19세 소녀의 모성사망이다.
7. 모성과 어린이들이 사망하는 이유를 체계적으로 분석하기 위해 주로 3가지 지연 모델이 활용된다.
8. 3가지 지연 모델 각각에 해당하는 청중분석과 함께 정보제공과 교육 및 효과적인 소통관리가 되어야 하고 궁극적으로 각 청중들의 행동변화커뮤니케이션이 되어야 한다.
9. 돌봄의 연속성 접근은 중재가 제공되는 다양한 수준의 보건체계 전반을 포함하여 가정, 지역사회, 보건시설(1차, 2차, 전원) 등을 아울러서 균형있는 중재가 되도록 하는 것이다.
10. 성재생산건강을 효과적으로 중재하고 관리하기 위해서는 지역보건체계가 강화되어야 한다.

연습문제

1. 관심있는 국가를 하나 선정하여 최근 10년간의 모성 사망에 대한 국가 정책과 각 지표의 변화 추이를 제시하시오.
2. 3지연 모델에 따라 선택한 국가에서의 상황을 분석해 보시오.
3. 돌봄의 연속선에서 공간적, 생애주기별 대상에 대해 간략하게 설명해 보시오.

참고문헌

손혁상 · 한재광 · 이훈상 · 이자경. (2018). 지역사회 모자보건 역량 강화 사업 종합 평가 보고서. 한국국제협력단. p.67, 87

순천향대학교(SCH) 산학협력단. (2022). 동아프리카, 서남아시아, 중남미 지역 모자보건 사업 형성 평가 보고서. 코이카 최종 보고회 발표 자료. 재편집.

Brooks, N., Bendavid, E., & Miller, G. (2019). USA aid policy and induced abortion in sub-Saharan Africa: an analysis of the Mexico City Policy. The Lancet Global Health, 7(8), e1046-e1053.

Calbello, E. J., Skog, A. P., Tenner, A. G., & Wallis, L. A. (2015). Applying the lessons of maternal mortality reduction to global emergency health. Bulletin of the World Health Organization, 93(6), 417-423. https://doi.org/10.2471/BLT.14.146571

Countdown to 2030 Collaboration. (2018). Tracking progress towards universal coverage for women's, children's and adolescents' health: the 2017 Report. New York, NY: United Nations Children's Fund.

De Bernis, L., Kinney, M. V., Stones, W., ten Hoope-Bender, P., Vivio, D., Leisher, S. H., ... & Lancet Ending Preventable Stillbirths Series study group. (2016). Stillbirths: ending preventable deaths by 2030. The lancet, 387(10019), 703-716.

Eager, P. W. (2017). Global population policy: From population control to reproductive rights. Routledge.

Gilby, L., Koivusalo, M., & Atkins, S. (2021). Global health without sexual and reproductive health and rights? Analysis of United Nations documents and country statements, 2014-2019. BMJ global health, 6(3), e004659.

IGME, U. (2019). Levels & trends in child mortality: report 2019, estimates developed by the United Nations Inter-agency Group for Child Mortality Estimation.

Jammeh, A., Sundby, J., & Vangen, S. (2011). Barriers to emergency obstetric care services in perinatal deaths in rural Gambia: a qualitative in-depth interview study. International Scholarly Research Notices, 2011.

Joachim, J. M. (2007). Agenda setting, the UN, and NGOs: Gender violence and reproductive rights. Georgetown University Press.

Lancet. (2016). Stillbirths 2016: ending preventable stillbirths. An Executive Summary for the Lancet's Series.

Lawn, J., McCarthy, B. J., & Ross, S. R. (2000). The healthy newborn; a reference manual for program managers.

Mbaruku, G., van Roosmalen, J., Kimondo, I., Bilango, F., & Bergström, S. (2009). Perinatal audit using the 3-delays model in western Tanzania. International Journal of Gynecology & Obstetrics, 106(1), 85-88.

Mrisho, M., Schellenberg, D., Manzi, F., Tanner, M., Mshinda, H., Shirima, K., ... & Schellenberg, J. A. (2012). Neonatal deaths in rural southern Tanzania: care-seeking and causes of death. International Scholarly Research Notices, 2012.

Thaddeus, S., & Maine, D. (1994). Too far to walk: maternal mortality in context. Social science & medicine, 38(8), 1091–1110.

UNFPA. (2004). Programme of Action. Adopted at the International Conference on Population and Development, Cairo 5–13 September, 1994.

UNICEF. (2008). Countdown to 2015 for maternal, newborn, and child survival: the 2008 report on tracking coverage of interventions. The Lancet, 371(9620), 1247–1258.

UNICEF. (2019). Levels and Trends in Child Mortality: Report 2019. https://data.unicef.org/resources/levels-and-trends-in-child-mortality-2019/

UNICEF. (2019). State of the world's children 2019. New York: UNICEF

Unitaid. (March 08, 2021). Statements. Improving outcomes for women and children - Unitaid publishes its RMNCH Thematic Narrative. https://unitaid.org/news-blog/improving-outcomes-for-women-and-children-unitaid-publishes-its-rmnch-thematic-narrative/#en

Victora, C. G., Barros, A. J., Axelson, H., Bhutta, Z. A., Chopra, M., França, G. V., ... & Boerma, J. T. (2012). How changes in coverage affect equity in maternal and child health interventions in 35 Countdown to 2015 countries: an analysis of national surveys. The Lancet, 380(9848), 1149–1156.

Waiswa, P., Kallander, K., Peterson, S., Tomson, G., & Pariyo, G. W. (2010). Using the three delays model to understand why newborn babies die in eastern Uganda. Tropical medicine & international health, 15(8), 964–972.

WHO Maternal. (2018). Child epidemiology estimation group child causes of death 2000-2017. WHO: Geneva, Switzerland.

WHO. (2017). Global targets 2025 to improve maternal, infant and young children nutrition (No. WHO/NMH/NHD/17.10). World Health Organization.

WHO. (2015). Trends in maternal mortality: 1990 to 2015: estimates by WHO, UNICEF, UNFPA, The World Bank and the United Nations Population Division: executive summary (No. WHO/RHR/15.23). World Health Organization.

WHO. (2019). Trends in maternal mortality: 2000 to 2017: estimates by WHO, UNICEF, UNFPA, World Bank and UNDP (UN MMIEG 2019 Report). Geneva: WHO; 2019.

WHO. (2021). Managing programmes on reproductive, maternal, newborn, child and adolescent health.

PART

IX

식량안보와 영양

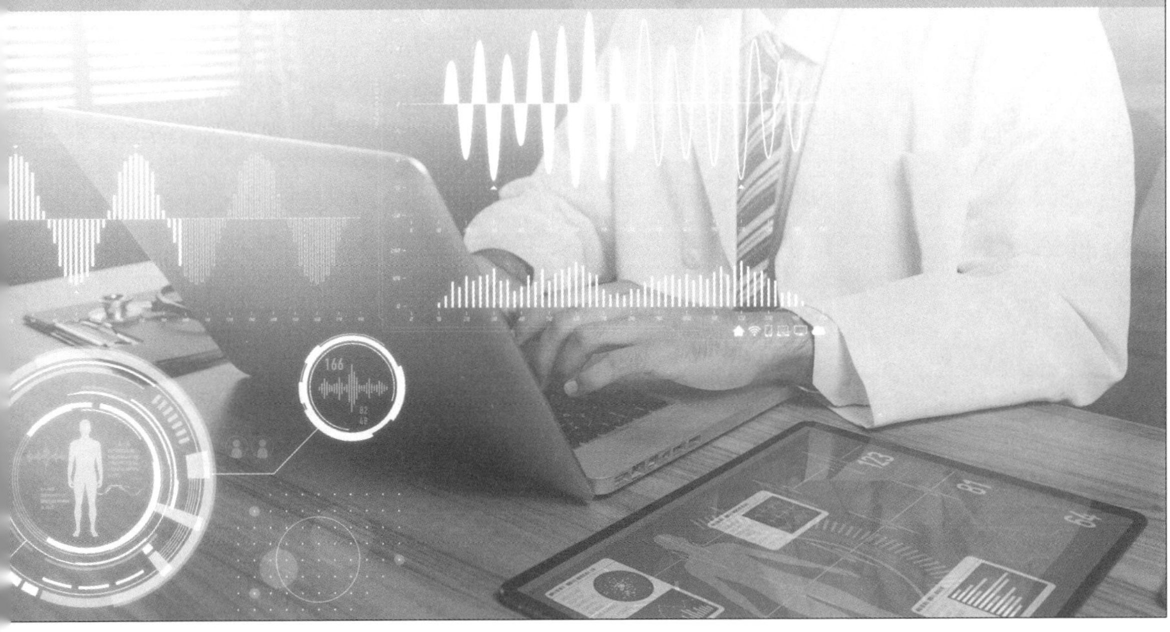

제9장

식량안보와 영양

학습목표

1. 국제영양(global nutrition)의 기본개념과 특성을 설명할 수 있다.
2. 식량영양안보(food and nutrition security)와 관련된 지표와 현황을 설명할 수 있다.
3. 식량영양안보 달성을 위한 도전 과제들과 효과적인 전략들을 이해하고 적용할 수 있다.
4. 국제보건 맥락에서 식량영양안보와 다른 SDGs와의 관계를 이해하고 국제보건 활동에 통합적으로 적용할 수 있다.

약 어

CBNP Community-based Nutrition Package
FIES Food Insecurity Experience Scale
FNS Food and Nutrition Security
IYCF Infant and Young Child Feeding
MAM Moderate Acute Malnutrition
MUAC Mid-upper Arm Circumference
PEM Protein-energy Malnutrition
PoU Prevalence of Undernutrition
PoSFI Prevalence of Severe Food Insecurity
SAM Severe Acute Malnutrition
SFP Supplementary Feeding Program
TFP Therapeutic Feeding Program
WFH Weight-for-Height

1 국제영양(global nutrition)의 기본 개념과 특성

국제영양을 이해하기 위해서는 정책과 프로그램의 주요 목표이자 성과지표로서 식량안보(food security)와 영양(nutrition)과 관련된 용어의 명확한 개념과 구성요소, 결정요인을 이해하는 것이 중요하다.

1) 식량안보(food security)

식량안보(food security)란 "활동적이고 건강한 삶을 위해 섭취 요구와 식품 기호를 만족시키는 충분하고 안전하며 영양가 있는 식품에 대한 물리적, 사회적, 경제적인 접근이 모든 사람들에게 언제라도 가능한 상태"를 의미한다(FAO, 2008). 식량안보는 적절한 영양상태 유지를 위한 필수요건으로 충분한 에너지와 영양소를 제공하기 위한 식품의 양적 요구뿐만 아니라 영양소의 다양성과 균형 등 식품 섭취의 질적 요구의 충족을 포함한다. 또한 식품 선호도에 대한 개별성 및 문화적 수용성을 강조하며, 물리적 측면의 가용성과 접근성과 더불어 생물학적 측면에서의 영양 이용가능성에도 관심을 두고 있다(표 9-1).

[표 9-1] 식량안보의 4가지 구성요소

구성요소	구성요소 및 영향요인	
가용성 (availability)	필요한 식품이 공급되고 있는가, 이용가능한가(식량의 생산, 분배, 교환 등을 통한 양질의 식품의 충분한 공급 및 사용 준비)	생산(작물, 가축, 토지, 관수, 기후변화 등), 수입(무역 환경, 시장 제도), 식량분배(저장, 가공, 운송, 포장, 마케팅 인프라), 원조(사회, 경제, 정치적 상황)
접근성 (access)	식품을 쉽게 얻을 수 있는가(영양가 있는 식사를 위한 적절한 식품을 얻을 수 있는 자원)	식품 구매력(빈곤, 가격 폭등, 생계수단 및 대처 전략), 식량분배(지리적 위치, 사회경제적, 정치적 변동), 선호도(가구 구성원의 인구학적 특성, 교육 수준)
활용성 (utilization)	건강과 안녕에 기여하는가(사회경제적 측면에서의 가구 내 합리적 분배; 생물학적 측면에서 개인의 영양요구를 충족시키기 위한 섭취 소화, 흡수, 대사)	적절한 돌봄과 급식, 건강상태, 식품 안전, 물과 위생, 식품의 다양성, 가구 내 분배
안정성 (stability)	지속적인 가용성, 접근성, 활용성이 보장되는가(가용성, 접근성 및 체내 이용에 영향을 미치는 다수준(개인, 가구, 지역, 국가 등), 다차원(정치, 경제, 사회, 문화, 환경 등)적인 결정요인)	자연재해, 사회적/정치적 갈등, 난민, 시장 불안정, 고용 불안

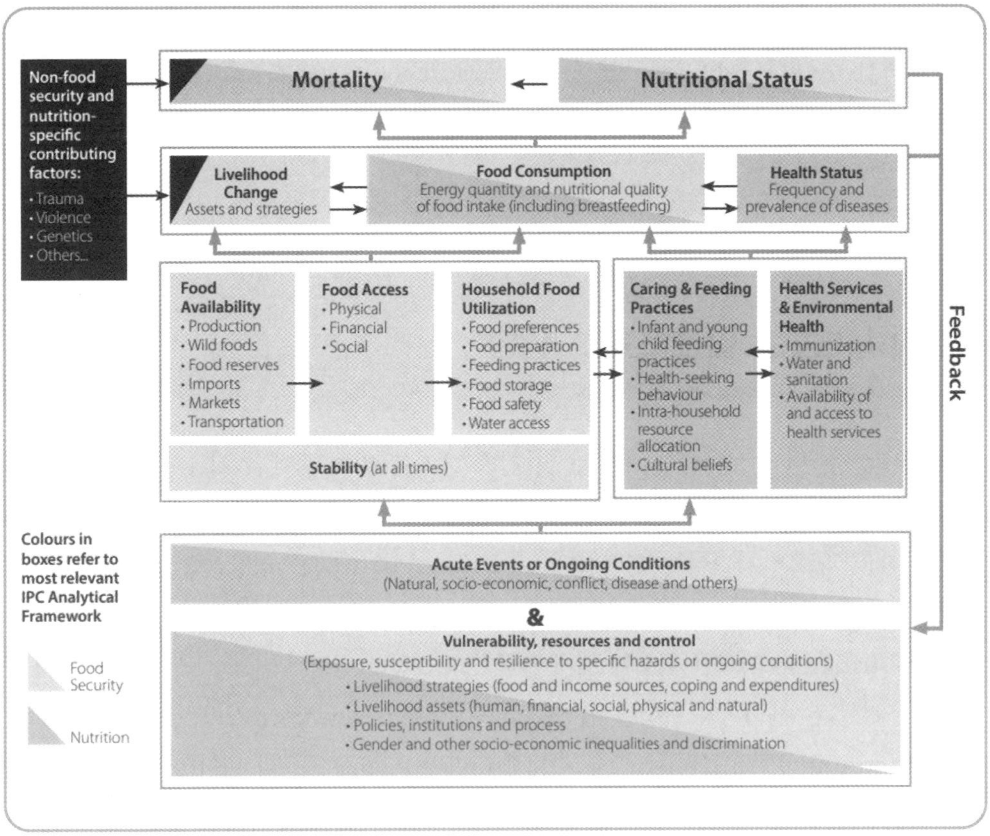

[그림 9-1] 식량안보와 영양의 개념적 틀

출처: IPC Global Partners (2021)

2) 식량안보와 영양의 개념적 틀

식량안보는 식품의 공급과 이용 안정성 측면에서 적정한 영양상태를 유지하기 위한 필요조건이지만 충분조건은 아니다. 영양상태는 식품의 소비와 관련된 행위, 환경, 건강상태 등과도 밀접한 관련이 있기 때문이다. 따라서 최적의 영양(optimal nutrition)은 식량안보에 더하여 영양상태 유지를 위한 실행 측면에서의 적절한 돌봄과 건강 서비스, 그리고 위생적인 환경, 건강상태를 갖추었을 때 가능하다(그림 9-1). 이러한 관점에서 영양안보(nutrition security)는 “모든 사람들이 언제라도 활동적이고 건강한 삶을 위해 필요한 섭취 요구와 식품 기호를 만족시키기 위해 충분하고 영양가 있는 – 식품의 다양성[26], 영양소의 종류, 식품 안전 등의 측면에서 질이 높은 - 식품을 신체적, 사회적, 경제적으로 접근하는 것과 더불어, 위생적인 환경 및 적절한 건강, 교육, 돌봄이 갖춰진 것'으로 정의할 수 있다(FAO Committee on World Food Security, 2012). 이러한 개념은 식량안보와 영양안보를 포괄하는 것으로 식품영양안보(food and nutrition security, FNS)라고도 불린다.

2 지속가능한 발전목표와 영양

영양은 성장, 발달, 생식, 신체활동 및 건강 유지를 위해 몸에서 이루어지는 섭취, 소화, 흡수, 대사 등의 과정을 의미하며, 영양의 양적, 질적 측면에서 부적절 또는 불균형으로 인한 결과로서 나타나는 영양상태(nutritional status)를 영양불량(malnutrition)이라고 하며, 이는 에너지나 영양소의 섭취부족이나 흡수장애 등으로 인한 영양부족(undernutrition)과 과도한 섭취와 체내 불균형으로 인한 영양과잉(overnutrition)을 포함한다. 영양부족은 에너지와 단백질 섭취량 부족(protein-energy malnutrition, PEM)[27] -저성장(stunting), 소모(wasting), 저체중(underweight) 등-과 비타민과 미네랄 등의 미량영양소 결핍(micronutrient deficiency)으로 나뉜다. 영양부족과 영양과잉은 별개로 발생하는 것이 아니라 개인, 가족, 지역사회와 국가 수준에서 동시에 복합적으로 나타나는 경향이 있다. 영양부족과 영양과잉이 동시에 나타나는 현상을 영양불량의 이중 부담(double burden of malnutrition)(예, 개인 수준: 비만 아동의 철분결핍성 빈혈; 가족 수준: 저체중인 아동과 비만인 엄마)이라고 하며, 최근에는 PEM과 미량영양소 결핍, 영양과잉이 동시에 나타나는 영양불량의 삼중 부담(triple burden of malnutrition)이 나타나고 있어 영양 관리의 원인규명과 개입이 더욱 복잡해지고 있다(WHO & FAO, 2018). 세계보건기구(WHO)는 공중보건에서 영양 개선을 위한 목표를 다음과 같이 제시하였다.

26) dietary diversity와 variety를 포함함. diversity는 6개의 기초식품군(곡류, 고기・생선・계란・콩류, 채소류, 과일류, 우유・유제품류, 유지당류)을 골고루 섭취하였는지를 평가하며, variety는 식품군에 관계없이 섭취한 모든 식품 중 각기 다른 식품의 종류가 얼마나 다양한가를 평가한다.

27) 총 에너지 섭취량이 부족한 경우, 체내 단백질이 에너지로 사용되어 고갈되기 때문에 적절한 에너지 섭취는 단백질 보전을 위해 중요하다.

[표 9-2] 세계보건기구의 공중보건 영양 개선 목표

영양지표	2025 목표	2030 목표[28]
5세 미만 저성장(stunting) 아동의 수	40% 감소	50% 감소
가임기 여성의 빈혈 유병률	50% 감소	50% 감소
저체중아 출생률	30% 감소	30% 감소
아동기 과체중 유병률	증가 예방	3% 미만으로 감소 및 유지
생애 첫 6개월 동안 완전모유수유율	50%까지 증가	70%까지 증가
아동기 소모(wasting) 유병률	5% 미만으로 감소 및 유지	3% 미만으로 감소 및 유지

출처 : WHO & UNICEF(2017).

1) SDG2와 영양지표

영양은 UN-SDGs의 핵심의제로서, "기아종식, 식량안보와 영양상태 개선의 달성 및 지속 가능 농업 강화" 목표를 SDG2로 제시하였다. SDG2는 8개의 세부목표로 구성되어 있는데, 이 중 식량영양안보와 관련된 것은 SDG2.1(기아종식과 식량안보 보장)과 SDG2.2(영양상태 개선)이다(표 9-3).

SDG2.1은 "2030년까지 기아를 종식시키고 모든 사람, 특히 빈곤층 및 영유아를 포함한 취약계층이 일년 내내 안전하고 영양가 있으며 충분한 식량에 접근할 수 있도록 보장"하는 것으로, 목표 달성도를 평가하는 지표로는 '영양(공급) 부족 현황(PoU, Prevalence of Undernourishment[29])'(지표 2.1.1)과 '식량불안 경험 척도(Food Insecurity Experience Scale, FIES)로 측정한 중등도 혹은 심각한 수준의 식량 불안정에 처해 있는 인구 현황(PoSFI, Prevalence of Moderate or Severe Food Insecurity)'(지표 2.1.2)을 사용한다. PoU는 영양불량(malnutrition)이나 영양부족(undernutrition)과 같은 신체적인 영양상태와는 구별되는 개념으로, 건강하고 활동적인 삶을 위해 필요한 에너지 요구량을 식품 섭취를 통해 충분히 공급받지 못하는 상황, 즉 섭취량 부족의 빈도를 의미한다. PoSFI는 식량불안 경험 척도(Global Food Insecurity Experience Scale, FIES)를

28) 2012년 65차 세계보건회의(World Health Assembly, WHA)에서 2025 영양 목표(2025 nutrition targets)를 발표하였으며, 이는 SDG2 달성 목표와 일관된 2030 영양 목표로 확대하였다.

29) Undernourishment는 영양상태를 의미하는 영양부족(undernutrition)과 구별되는 용어로서 영양에 필요한 식품 공급이 부족한 상태를 의미한다. 따라서 보다 정확한 의미 전달을 위해 이하 본문에서 '영양(공급) 부족'으로 사용한다.

이용하여 개인 또는 가구단위에서 측정한다. 중등도의 식량불안은 일반적으로 건강하고 균형잡힌 식사를 할 수 있는 능력과 관련이 있는데, 이는 미량영양소 결핍이나 식사 불균형 등 다양한 형태의 식사관련 건강상태를 예측하는데 도움이 된다. 그러나, 심각한 수준의 식량불안은 심각한 영양부족이나 심지어 기아를 초래할 수 있는 정도의 섭취량 부족으로 보다 사회구조적인 요인들이 지속적으로 작용한 결과이다.

SDG2.2는 "2025년까지 5세 미만 아동의 저성장 및 소모에 관하여 국제적으로 합의된 목표를 달성하는 것을 포함하여, 2030년까지 모든 형태의 영양불량을 종식시키고 청소년기 소녀, 임산부, 수유여성 및 노년층의 영양 요구에 대응"하는 것이다. 영양불량 평가지표로는 5세 미만 아동의 저성장(stunting)(지표 2.2.1), 소모(wasting)와 체중(overweight)(지표 2.2.2) 현황 및 15-49세 가임기 여성의 빈혈 현황(지표 2.2.3)을 사용한다.

[표 9-3] SDG2의 식량영양안보 관련 세부목표와 지표

Target 2.1 By 2030, end hunger and ensure access by all people, in particular the poor and people in vulnerable situations, including infants, to safe, nutritious and sufficient food all year round		
Indicator 2.1.1	Prevalence of undernourishment	an estimate of the proportion of the population whose habitual food consumption is insufficient to provide the dietary energy levels that are required to maintain a normal active and healthy life
Indicator 2.1.2	Prevalence of moderate or severe food insecurity in the population, based on the Food Insecurity Experience Scale (FIES)	the percentage of individuals in the population who have experienced food insecurity at moderate or severe levels during the reference period
Target 2.2 By 2030, end all forms of malnutrition, including achieving, by 2025, the internationally agreed targets on stunting and wasting in children under 5 years of age, and address the nutritional needs of adolescent girls, pregnant and lactating women and older persons		
Indicator 2.2.1	Prevalence of stunting among children under 5 years of age	height for age 〈-2 standard deviation from the median of the World Health Organization (WHO) Child Growth Standards
Indicator 2.2.2	Prevalence of malnutrition among children under 5 years of age, by type (wasting and overweight)	weight for height 〉+2 (overweight) or 〈-2 (wasting) standard deviation from the median of the WHO Child Growth Standards

Indicator 2.2.3	Prevalence of anaemia in women aged 15 to 49 years, by pregnancy status (percentage)	a haemoglobin concentration less than 120 g/L for non-pregnant women and lactating women, and less than 110 g/L for pregnant women, adjusted for altitude and smoking

출처: https://sdgs.un.org/goals/goal2

2) SDG2 영양지표 현황

2014년 이후 PoU는 약 8% 정도의 수준으로, 그 이전과 비교해 볼 때 오히려 증가추세에 있다. 특히, 코로나19 대유행 이후 2020-2021년 PoU는 매우 급격하게 상승하여 전 세계인구의 10%에 육박하는 8억 2천명의 사람들이 기아에 시달리게 되었다(그림 9-2). 식량위기 보고서에 따르면, 2020년 전 세계인구의 30.4%는 식량위기 또는 그 이상[30]의

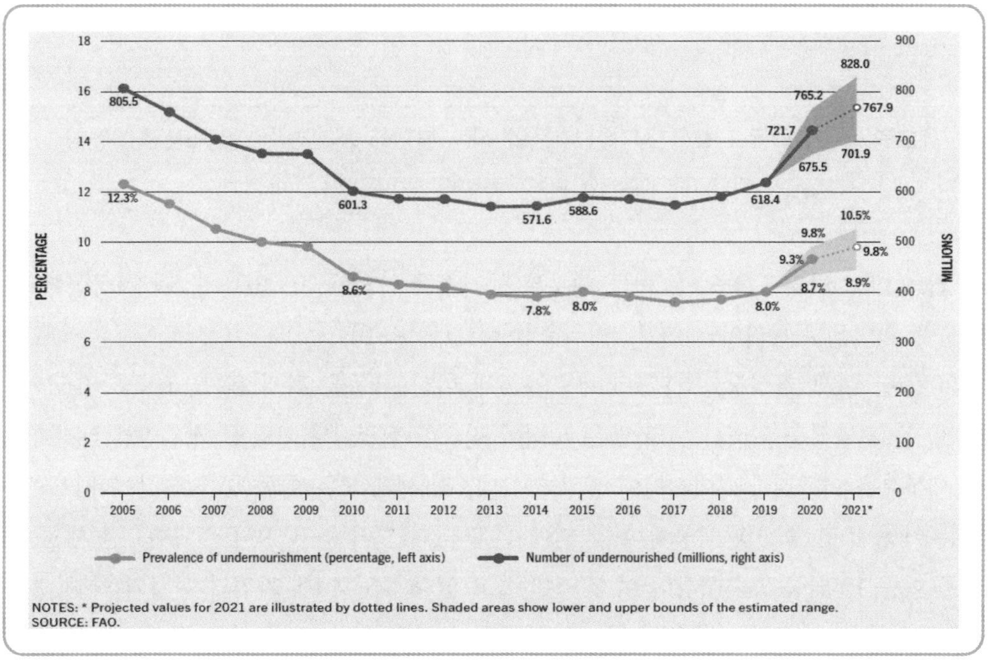

[그림 9-2] 영양(공급) 부족(PoU) 현황

출처: FAO. The state of food security and nutrition in world 2022.

30) Integrated Food security Phase Classification에 따른 식량불안 5단계는 최소 위험(phase I: minimal), 긴장(phase II: stressed), 위기(phase III: crisis), 응급(phase IV: emergency), 재앙/기근(phase IV: catastrophe/famine)으로 분류된다. 이 중 phase III 단계 이상은 긴급구호가 필요한 식량불안 단계이다.

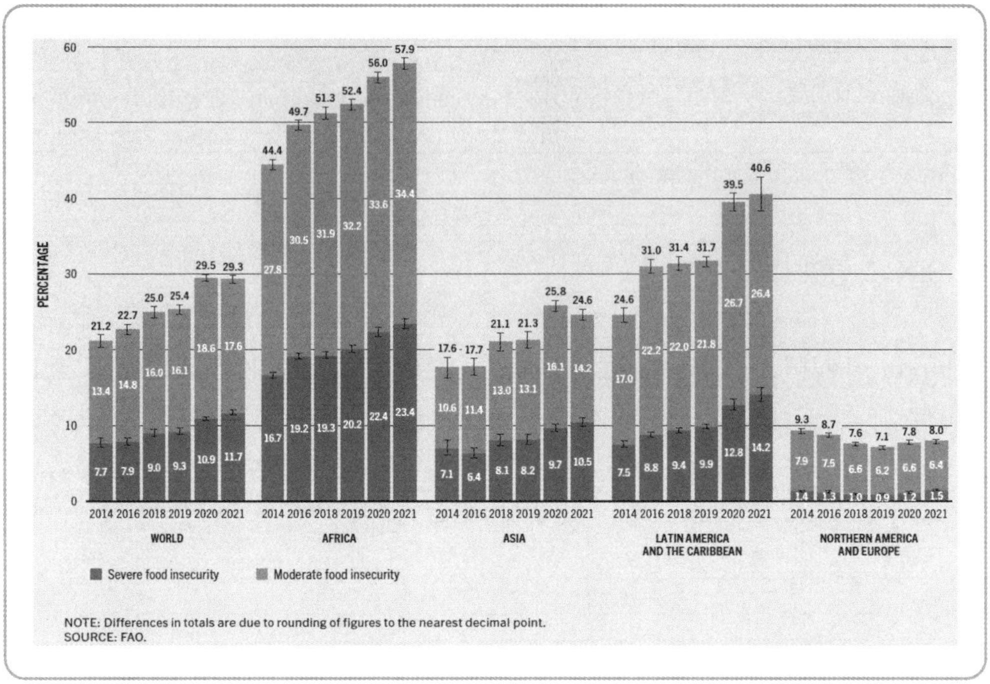

[그림 9-3] 중등도 혹은 심각한 수준의 식량 불안에 처해 있는 인구(PoSFI) 현황

출처: FAO. The state of food security and nutrition in world 2022.

식량불안에 시달리고 있으며, 이들 대부분 중저소득국가에 살고 있으며, 가장 극심한 식량불안 지역은 사하라이남 아프리카 지역이다(그림 9-3).

2020년 현재 저성장, 소모, 과체중인 5세 미만 아동은 각각 22%, 6.7%, 5.7%로 2030 목표 달성을 위해서는 더 많은 노력이 필요한 실정이다(그림 9-4). 영양불량 아동의 대부분은 아프리카와 아시아에 살고 있는데, 전 세계 모든 아동 중 저성장이나 소모를 겪는 아동 10명 중 9명 이상이 이 지역에 살고 있다(그림 9-5, 9-6). 또한, 전 세계 과체중 아동 10명 중 7명 이상이 이 지역에 살고 있다. 15~49세 가임기 여성의 약 30%가 빈혈을 가지고 있는데, 지역별 편차가 매우 커서 북아메리카와 유럽의 유병률이 15% 미만인 반면 아프리카와 아시아의 유병률은 30%를 넘는다(그림 9-4).

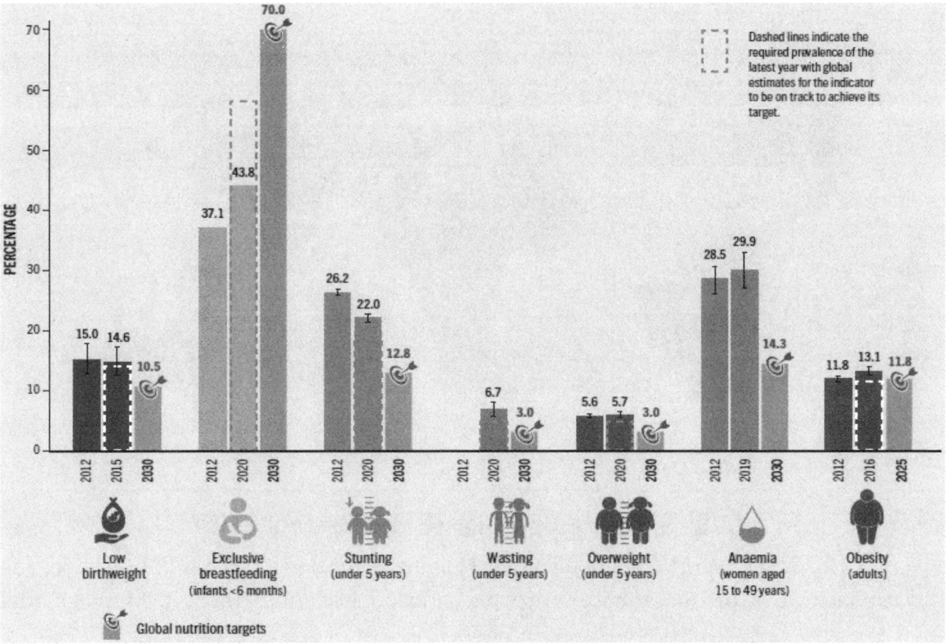

[그림 9-4] 5세 미만 아동의 영양불량 및 가임기여성의 빈혈 유병률

출처: FAO. The state of food security and nutrition in world 2022.

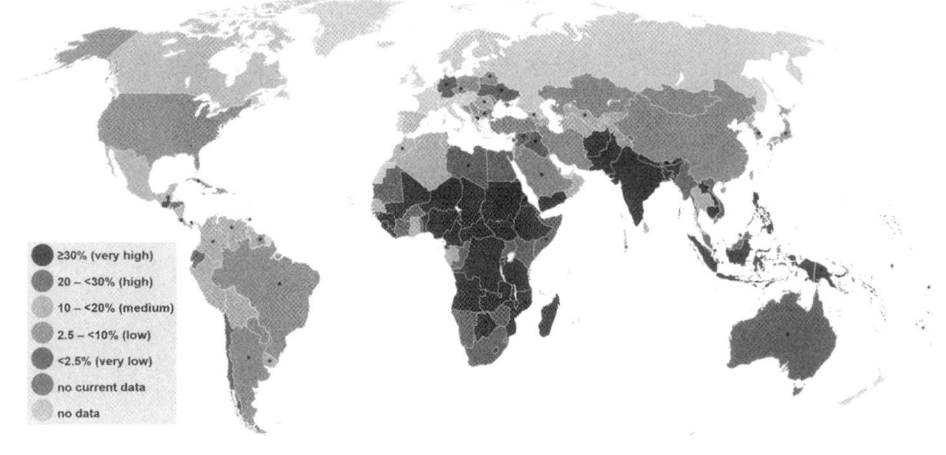

[그림 9-5] 5세 미만 아동 중 저성장(stunting) 분포

출처 : UNICEF, WHO, World Bank Joint Child Malnutrition dataset, March 2019 edition. (also available at https://data.unicef.org/wp-content/uploads/infograms/10482/index.html).

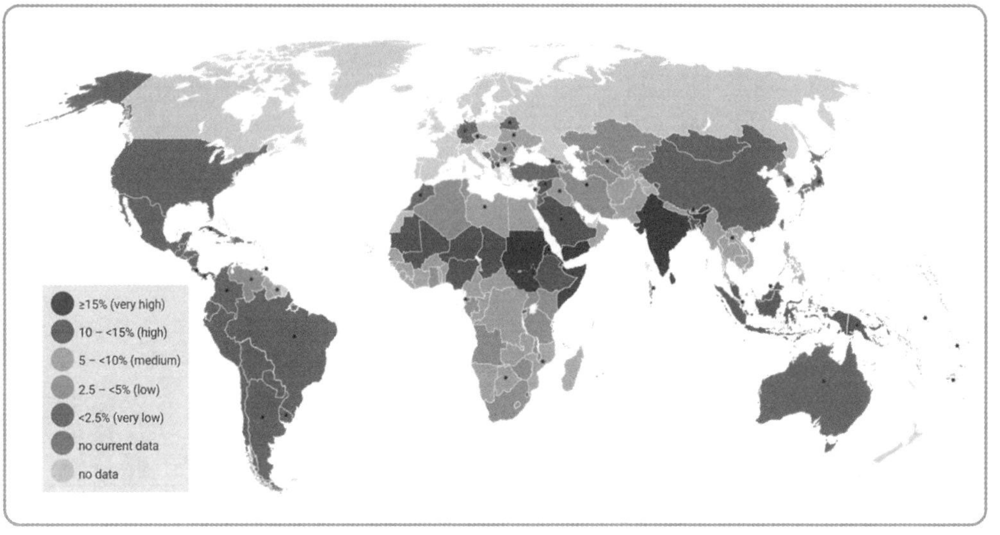

[그림 9-6] 5세 미만 아동 중 소모(wasting) 분포

출처 : UNICEF, WHO, World Bank Joint Child Malnutrition dataset, March 2019 edition. (also available at https://data.unicef.org/wp-content/uploads/infograms/10485/index.html).

3) SDG2와 다른 SDGs와의 연관성

SDG2의 세부목표는 SDG 전반에 영향을 미치며 이의 달성에 중요한 기초가 된다(그림 9-7). 이를 테면, 영양의 개선은 건강과 삶의 질을 높이고(SDG3), 교육 기회 확대(SDG4)를 통한 노동생산성 증진과 경제성장을 촉진하는 한편(SDG1, 8), 지속가능한 식량체계를 통한 식량 자원의 보호(SDG12, 14, 15)와 나아가 생태계의 지속가능성 보장(SDG11, 13, 15)에 기여한다. 궁극적으로 인간의 존엄과 자유, 평등, 그리고 지속가능한 미래 발전(SDG4, 5, 10, 16)을 촉진하는데 필요한 기반이 된다. 특히, 식량안보와 영양개선을 위한 대응전략은 특히 농업(SDG2)과 보건(SDG3), 식수와 위생(SDG6), 환경(SDG12)의 다분야적 접근이 요구된다.

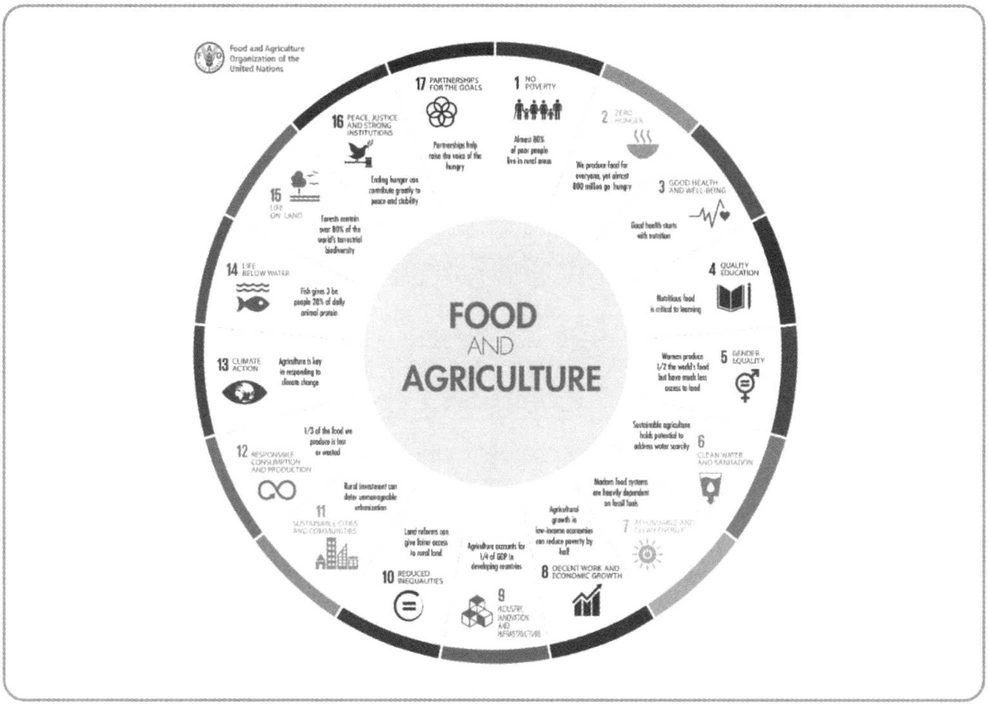

[그림 9-7] 식량영양안보와 지속가능발전목표(SDGs)

출처 : FAO(2015), SDG Wheel. Retrieved from: http://www.fao.org/fileadmin/user_upload/codexalimentarius/photo-archive/Infographics/SDG-Wheel.jpg

3 식량영양안보와 영양개선 대응전략

식량안보와 영양개선을 위한 대응은 크게 식량안보와 영양 상황분석에 기반한 식량불안과 영양불량 위험도 평가로부터 출발한다. 대응의 주요 범주로는 영유아 수유, 급성 영양불량 및 미량영양소 결핍 관리, 식량안보 프로그램 등으로 구분할 수 있다.

1) 식량안보와 영양 분석

식량불안과 영양불량은 매우 다차원적이며 복합적인 요인들에 의해 영향을 받으며, 그 범위와 심각성 정도에 따라 대응 방식이나 전략도 달라진다. 식량불안과 영양불량 위험도 평가는 다양한 섹터에서 다양한 출처를 통해 수집된 정보를 바탕으로 식량안보에 영향을 미치는 주요 요인과 결과를 포괄적으로 분석하는 것이 필요하다(그림 9-8).

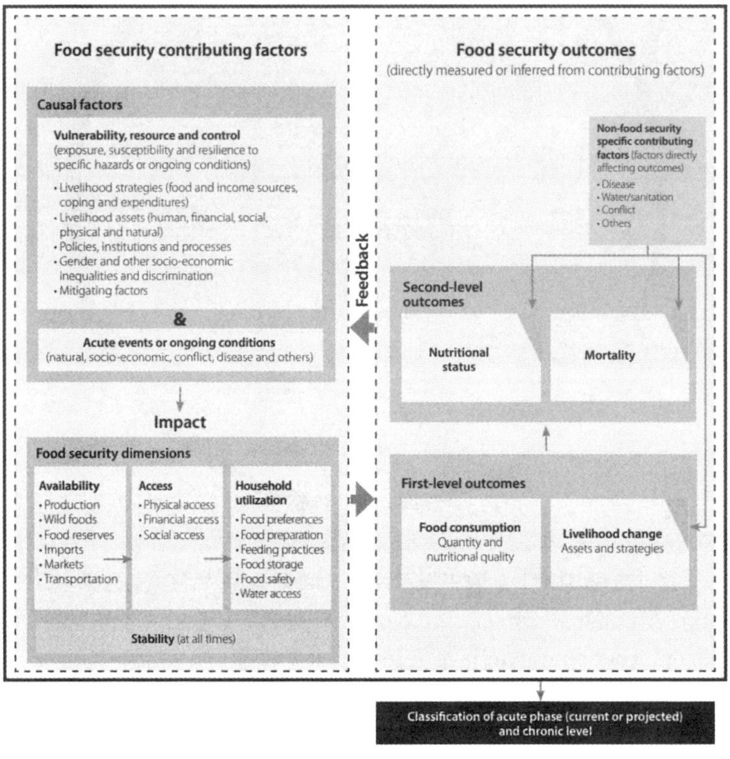

[그림 9-8] 식량안보 분석 틀

출처 : IPC Global Partners (2021)

식량안보의 구성요소인 가용성, 접근, 활용성 및 안정성에 영향을 미치는 **취약성, 자원, 통제요인**들은 다음과 같다.

- 생계 전략(식량 및 수입 확보를 위한 평상시와 재난 시 대처방법)
- 생계 자원(인적, 재정적, 사회적, 물리적, 자연 환경 등)
- 식량안보와 생계에 영향을 줄 수 있는 상황적 요인(거시경제적 요인, 국내 및 국제 정책, 제도, 지역 및 지방의 식량안보 정보시스템 등)
- 취약계층(임산부와 모유수유 여성, 어린이, 노인, 장애인, 이재민 등)
- 기타 사회경제적 불평등과 차별
- 완화 요인들(개인, 가족 및 지역사회 수준에서의 지지체계, 회복탄력성)

기상이변, 작물 해충, 자연재해, 사회경제적 구조, 사회적 갈등이나 충돌, 팬데믹 등의 급작스럽고 격심한 상황은 식량불안과 영양불량을 야기하는 직접적인 원인으로 위에서 언급한 취약성, 자원, 통제요인들에 중대한 영향을 미친다. [그림 9-9]는 2020년 동부 아프리카 지역은 인구의 79%가 긴급구호를 필요로 하는 식량위기 이상의 상황을 보여주고 있는데, 이 지역 국가의 식량위기의 직접적인 원인은 매우 복합적으로 작용하며 수년간 지속적으로 영향을 미치고 있다.

식량안보의 결과는 식품 섭취와 생계 변화와 같은 직접적인 결과(first-level outcomes)와 영양상태와 사망률과 같은 간접적인 결과(second-level outcomes)를 포함한다. 식품 섭취 조사는 식사의 양뿐만 아니라 식사의 다양성과 균형 등 식사의 질을 함께 조사해야 하며, 생계 조사는 생계를 위한 자원과 대처전략의 긍정적(회복탄력성), 부정적 변화(위험요인 노출로 인한 취약 정도)를 모두 고려한다. 한편, 영양상태와 사망률 등을 파악

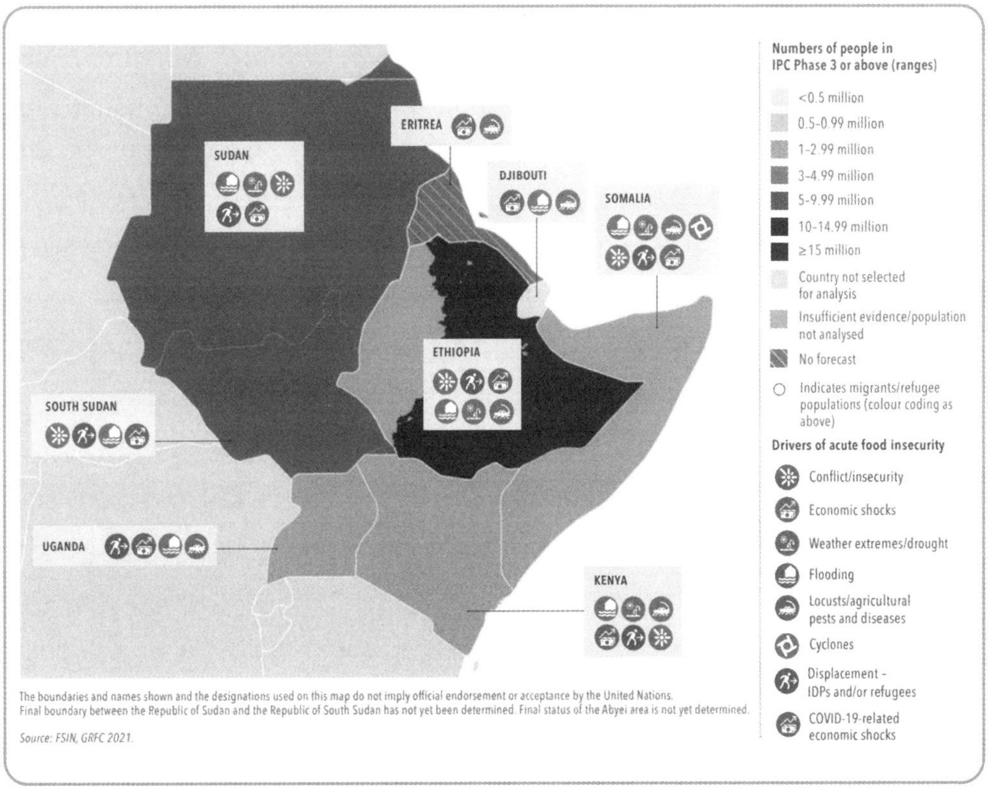

[그림 9-9] 동부 아프리카 지역의 식량불안의 주요 요인

출처 : FSIN and Global Network Against Food Crises, 2021

하기 위한 **영양조사** 내용에는 영양불량의 징후와 중증도를 평가하기 위한 신체계측, 영유아 급식(WHO IYCF), 예방접종률, 미량영양소(비타민 A, 요오드, 아연, 철분 등) 결핍 및 보충에 대한 내용을 포함한다.

2) 식량안보와 영양개선 대응

(1) 영유아 급식(WHO IYCF)(WHO & UNICEF, 2003)

영유아는 특히 식량영양불안(food and nutrition insecurity)에 취약하다. 적절하지 못한 영유아 수유는 영양불량, 질병이환, 사망의 위험을 증가시킨다. SDG2의 영유아 영양지표 달성을 위한 WHO 가이드라인은 생후 1시간 이내 모유수유를 조기에 시작하여 생후 6개월간 완전모유수유(exclusive breast feeding)를 유지하고, 늦어도 6개월부터 적합하고 영양이 충분하며 안전한 이유를 시작하는 한편, 23개월까지 보충수유(complementary breast feeding)를 지속할 것을 권고하고 있다. 적합하고 영양이 충분하며 안전한 이유란 다음의 조건을 충족하는 이유를 의미한다. 즉, 최소 식사 적정성(minimum acceptable diet)을 확보하기 위한 6-23개월 유아의 최소 식사 빈도(minimum meal frequency: 보충수유를 하는 6-8개월 유아의 경우 최소 2회, 9-23개월 유아의 경우 최소 3회 이상, 수유를 하지 않는 경우 최소 4회 이상)와 최소 식사 다양성(minimum dietary diversity: 7가지의 식품군 중 최소 4가지 이상)을 보장하고, 빈혈 예방을 위한 철분이 풍부한 식품이나 철분강화 식품을 충분히 섭취하는 것이다.

HIV 유행지역에 있다든지, 고아, 저체중(LBW), 극심한 영양부족에 걸린 유아들은 특별한 보호와 지원을 고려해야 한다. 예를 들면, HIV 음성반응이거나 감염이 확실하지 않은 경우는 IYCF의 권고에 따라 모유수유를 지원해야 하며, HIV에 감염된 수유부의 경우 모자 수직감염(MTCT)을 예방하기 위한 항레트로바이러스 처방과 함께 모유수유를 지속한다. 이는 영유아의 생존을 위한 안전하고 지속적이며 적합한 영양공급원으로서의 모유에 대한 특별한 고려 때문이다. 긴급 구호 시에도 안전한 급식과 건강 보호를 위해 인공수유 및 보충급식은 엄격하게 제한한다. 모유 대체품, 우유나 유제품, 젖병, 모유젖꼭지를 모으거나 기부받지 않으며, 인공수유 조치와 관리는 긴급 유아 수유 코디네이션 지정기관에 의해 통제된다(Sphere Association, 2018). 특히 우유 및 유제품은 보관과 섭취 부주의로 인해 심각한 건강위험을 초래할 수 있기 때문에 일반 식량 배급이나 가정용 보충급식 프로그램에 포함시키지 않는다.

(2) 급성 영양불량 관리

급성 영양불량 및 미량영양소 결핍은 건강과 삶의 질을 저하시킬 뿐만 아니라 사망의 직접적인 원인으로도 작용한다. 따라서 실제적인 영양불량의 치료뿐만 아니라 잠재적인 영양불량의 위험을 줄이기 위한 예방적 서비스를 보장하는 것이 필수적이다. 이를 위해 영양불량 대응 전략은 보건, WASH, 식량안보 지원과 통합적으로 이루어져야 하며, 식량영양안보의 다양한 결정요인들에 대한 적극적인 개입을 통한 근본원인 해결이 동시에 이루어져야 한다.

연령별 급성 영양불량의 진단기준은 [표 9-4]에 제시된 바와 같다. 6~59개월 아동의 급성 영양불량 평가를 위해 보편적으로 사용하는 지표는 WHO 성장도표에 근거한 WFH z score와 상완팔둘레(MUAC)이다. 특히, 상완팔둘레는 아동뿐만 아니라 성인과 임신수유부의 급성 영양불량 발생을 가장 잘 예측하는 지표이다. 6~59개월 아동을 위한 평가기준은 6개월 미만 영아를 비롯한 19세 어린이와 청소년에게도 일반적으로 동일하게 적용하여 사용할 수 있다. 19세 이상 성인의 급성 영양불량에 대한 정의는 합의된 바 없으나, 일반적으로 체질량지수(BMI) 18.5kg/m^2 이하를 급성 영양불량으로 보며, 16kg/m^2

[표 9-4] 급성 영양불량 평가지표와 기준

	급성 영양불량	중등도 급성 영양불량 (MAM)	심각한 급성 영양불량 (SAM)
생후 6~59개월 아동			
WFH z score	<−2	−3≤ ~ <−2	<−3
	그리고/또는		
상완팔둘레(MUAC), mm	<125	115 ~ <125	<115
	그리고/또는		
양측성 말초부종(bilateral pitting edema)	있음	−	있음
노인			
상완팔둘레(MUAC), mm	<210	185 ~ <210	<185
임산부 및 모유수유 중인 여성			
상완팔둘레(MUAC), mm	<230 (또는 <210)	185 ~ <230	<185
성인(HIV감염자 또는 결핵 환자 포함)			
체질량지수(BMI), kg/m^2	<18.5	16.0 ~ <18.5	<16.0

출처: WHO(2013)

이하는 심각한 급성 영양불량(severe acute malnutrition, SAM)으로 분류한다. 노인의 경우, 신체계측치의 정확성에 영향을 줄 수 있는 노화로 인한 신체적 변화(예, 척추 측만증, 척추압박)를 염두에 두어야 한다. 노인의 상완팔둘레는 체질량지수보다 유용한 지표가 될 수 있으나, 적절한 기준에 대한 연구는 아직도 진행 중이다.

이들 신체계측 지표는 영양상태 조사 시 단독으로 사용할 수는 있지만, 유일한 평가지표는 아니다. 신체계측 지표와 임상적 징후(허약, 최근 의도하지 않은 체중 감소 등), 사회적 요인(식량 접근성, 돌봄 지지 등), 건강상태(급성/만성질환 등)를 고려해야 한다.

급성 영양불량 중재를 위한 접근방식은 중증도에 따라 다르다(Sphere Association, 2018). 보충영양급식(supplementary feeding programs, SFP)은 일반적으로 가벼운 영양불량의 치료와 예방, 그리고 심한 영양불량으로 진행되는 것을 예방하기 위한 전략으로 이용한다. 이는 급성 영양불량의 수준이나 증가 위험도 및 취약계층을 고려하여 특정집단을 대상으로 실시하기도 하나 재난 발생 시 지역사회 수준에서 모든 사람을 대상으로 하기도 한다. 일반적으로 식량불안의 위험도가 높은 경우 영양불량 예방을 위한 전면적 보충영양급식(blanket SFPs)을, 경증 급성 영양불량 치료 및 심각한 급성 영양불량 예방을 위한 특정집단대상 보충영양급식(targeted SFPs)을 사용한다.

심각한 급성 영양불량(SAM)은 영양과 치료적 돌봄(therapeutic feeding program, TFP)을 필요로 한다. 대상은 영양불량의 후유증이 있는 입원환자, 급성 영양불량에 걸린 6개월 미만의 유아, 후유증이 없는 아동 외래환자이다. 퇴원 및 회복의 기준은 후유증이 없고, 영양불량성 부종 증상이 없고, 두 번 연속 몸무게를 측정하여 체중이 충분히 증가하여 이를 유지하는 것이다. 일반적으로 입원 시 치료를 위한 체류기간을 정하고, 이후 지역사회 지원 서비스 연계를 통해 장기 치료나 보호 프로그램을 제공할 수 있다. 따라서, 심각한 급성 영양불량 관리를 위한 치료적 돌봄은 환자 의뢰를 위한 지역사회 보건의료시스템, HIV/AIDS 및 결핵 네트워크, 식량, 현금, 바우처 지급을 포함하고 있는 식량안보 프로그램과의 연계되어야 한다.

(3) 미량영양소 결핍 관리

미량영양소 결핍 관리는 모든 보건시스템과 영양 프로그램 내에서 적극적인 사례 발견 및 치료가 필요하다. 미량영양소 결핍의 임상적 징후나 증상은 결핍이 장기간 지속되었을 때 식별이 가능하기 때문에, 체내 미량영양소의 수준을 객관적으로 확인하기 위해서는 생화학 검사를 실시해야 한다. 그러나, 검체의 수집이나 운반을 위한 인력이나 체계, 검사장비 및 시설 등이 열악한 상황은 진단의 정확성에 영향을 미칠 수 있고, 경우에 따라서는 수용성 문제를 동반하기도 한다. 따라서, 간접지표를 이용하여 인구집단별 미량영양소 결핍 위험을 확인하고 식사 개선 및 보충제 사용 시기를 결정해야 한다. 예를 들어, 비타민 A 결핍을 나타내는 간접 지표로는 저체중 출산, 소모성 질환, 저성장 등이 포함될 수 있다.

미량영양소 결핍은 섭취량 부족 및 식품 다양성 저하뿐만 아니라 급성 호흡기 감염, 홍역, 기생충 감염, 설사 등으로 인한 영양소 흡수 장애가 원인이 될 수 있다. 특히, 성장과 발달에 필요한 미량영양소 요구량이 높은 5세 미만 아동은 미량영양소 결핍에 취약하다. 따라서, 미량영양소 보충은 유행성 질병 통제를 위한 공중보건 대책에 통합될 수 있다 [예, 홍역(비타민 A), 설사(아연)].

미량영양소 결핍 관리를 위한 공중보건은 다음 사항을 포함한다(Sphere Association, 2018).

① 생후 6~59개월 아동에게 예방접종과 더불어 비타민 A 보충제 제공
② 생후 12~59개월 모든 아동에게 구충제 보급
③ 비상식량에 요오드 함유 소금, 비타민 A 및 D가 첨가된 식물성 오일 등 영양강화 첨가물을 추가하고, 미량영양소 가루나 요오드 오일 보충제를 제공
④ 생후 6~59개월 아동을 위해 요오드가 함유된 다양한 미량영양소 제품 제공
⑤ 임산부와 모유수유 중인 여성을 위해 엽산을 비롯한 요오드가 함유된 다양한 미량영양소 제품을 매일 제공

미량영양소 결핍 관리 방법으로는 보충(supplementation), 강화(fortification), 식품기반 접근(food-based approaches)이 있다(Tam et al., 2020). 보충은 일반적인 식사에서 결핍되기 쉬운 미량영양소를 흡수율이 높은 형태로 제공하는 것으로, 미량영양소 결핍을 신속하게 관리할 수 있다. 보충제는 단일 영양소(철분, 요오드, 엽산, 비타민 A, B_{12}, D, 아연 등) 보충제를 사용하기도 하나, 여러 종류의 비타민이나 미네랄을 혼합하여 제공하기도 한다(예, 임신부를 위한 철분과 엽산 복합제). 강화는 식품에 한 가지 혹은 여러 가지 영양소를 첨가하는 것이다. 이는 섭취하고자 하는 미량영양소가 풍부한 식품에 대한 접근이 제한된 사람들에게 미량영양소를 공급할 수 있는 효과적인 전략이다(예, 철분강화 시리얼, 요오드 함유 소금, 비타민 A가 첨가된 식물성 오일 등). 보충제 섭취

시 특정 영양소의 과다 섭취 우려가 있어 주의가 필요하다. 식품 기반 접근은 영양소 단위가 아닌 식품 단위의 중재 방법으로, 다양한 식품을 통한 여러 종류의 미량영양소를 균형적으로 섭취할 수 있는 방법이다. 따라서, 식사에서 식품의 다양성을 강조하기 위해서는 식생활 개선을 위한 영양교육과 지지가 필수적이다.

4 국제적 대응 사례

1) 지역사회 기반 영양 패키지 사업(community-based nutrition package, CBNP)

서남아시아 지역에 속하는 아프가니스탄은 영유아 사망률이 높은 국가 중 하나이다. 5세 미만 아동 10명 중 4명은 저성장, 1명은 소모 상태로 알려져 있으며, 최소 식사 적정성과 최소 식사 빈도를 충족시키는 6~23개월 유아는 5~23% 정도에 불과한 것으로 보고되고 있다. 보건부는 2002년부터 국가 보건시스템과 서비스를 재정비하여 공중 영양 개선을 위한 노력을 기울이고 있으나 보건의료인 역량 부족과 구체적인 가이드라인의 부재로 한계에 직면해 있다. 이에 따라 정부는 모자 영양불량을 종식하기 위한 포괄적이고 다면적인 대응을 위한 기술적, 재정적, 정책적 지지 전략으로 2018년 지역사회 기반 영양 패키지 사업(CBNP)을 개발하였으며, UNICEF 등 여러 국제기구들(UNICEF, World Bank, European Commission, USAID and Canada)이 파트너로서 참여하고 있다.

CBNP는 특히 2세 미만 유아를 대상으로 필수 영양 서비스에 대한 접근성과 급식 개선을 목적으로 한다. 지역사회 수준에서의 프로그램은 각 지역의 보건소를 거점으로 마을 건강원, 위원회, 가족 건강 활동 그룹 등 기존의 지역사회 보건 플랫폼과 인력[31]을 대

31) 아프가니스탄의 지역사회 기반 보건 인력의 핵심은 마을건강요원(community health workers, CHWs)으로 나라 전체의 60~70% 지역에서 28,000명 이상이 활동하며, 마을건강요원 1인당 100~150가구를 담당하고 있다. 지역별 보건기관마다 건강 감독(community health supervisors)을 두어 마을건강요원의 활동을 감독하고 조언한다(전국 1,300여명 정도). 마을 단위의 위원회(committee, named health shura)는 마을건강요원을 선발하고, 활동 지원 및 모니터링에 관여하며, 가족 건강 활동 그룹(family health action group)(전국 4,000개 이상)은 여성 마을건강요원과 건강 및 영양 서비스 이용 증진을 지원한다.

상으로 지역사회 동원(community mobilization) 역량강화 훈련으로부터 시작하였다.

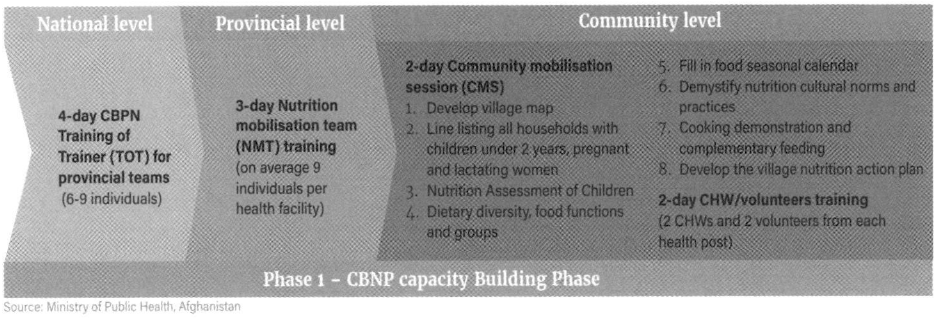

[그림 9-10] CBNP 수행 전략 및 중재 개요

출처: ENN & UNICEF(2020).

Problem	Action to be taken	When to be done	Who will do it	Support required
Listing of u2 and 3 to 5 year olds. pregnant and lactating women	Register all u2, 3 to 5 year olds, pregnant women and lactating women	Within one week	CHWs and Volunteers	Register (refer to annex for the format)
Monitoring of pregnant mothers	Household visits to counsel and monitor status	Weekly	Volunteers and FHAG members. CHWs to meet the women twice a month	Flip Chart, Counselling cards
Inadequate complementary feeding and caring practices	Cooking demonstration and feeding children u2 years Visits to HHs with children u2 years	To be held twice/thrice a month Weekly	CHWs/Volunteers/ FHAG Members CHWs/Volunteers/ FHAG Members	Flip Chart, Counselling Cards, Cooking and Feeding materials
Poor HH hygiene and sanitation practices	Home visits to families with children under 2 years	Weekly	Volunteers	Flip book for counselling/hand washing
Lack of growth monitoring	Weighing every child below 2 years at a central place	Monthly (Fix Day)	CHWs/Volunteers	Community nutrition chart/ weighing scale, individual child cards, MUAC tape, register
	MUAC measurement of 3 to 5 year olds	Monthly (Fix Day)	CHWs and Volunteers	
SAM and MAM	Refer to Health Centre	Weighing Day	CHW/Volunteers	None

Source: CBNP facilitator manual, Public Nutrition Directorate, Ministry of Public Health Afghanistan, 2017

[그림 9-11] 마을 영양 액션 플랜의 예

출처: ENN & UNICEF(2020).

CBNP 지역사회 동원의 첫 단계는 2세 미만 아동이 있는 모든 가구를 파악하고 영양불량 사정을 실시하여 영양상태가 양호(MUAC 'green' zone)한 부모의 유아 급식 모범사례를 공유하는 한편, 마을건강요원은 영양불량(MUAC 'yellow' or 'red' zone) 유아의 가정을 방문하여 식사 개선을 위한 요리시연 및 SAM 아동 의뢰 등의 활동을 수행하는 것이다. 이 외에도 지역사회 참여적 접근을 통해 지역의 제철음식 달력, 마을 영양 액션 플랜, 요리 시연 등 다양한 영양개선 지원활동을 수행하고 있다.

2019년까지 전국적으로 34개 중 4개 주(province), 2,000개의 보건소에서 8,000여명의 마을건강요원, 84,000명 이상의 지역사회 주민이 CBNP 역량강화 프로그램에 참여하였다. 이후 2년 동안 CBNP는 19개 주로 확산되어 수행 중에 있으며, CBNP의 국가 보건 패키지 통합을 추진하는 등 재정적, 정책적 보완을 통해 전국적 실시를 목표로 하고 있다. 현재까지 CBNP를 통해 마을건강요원의 가정방문 범위는 5~10% 증가하였으며, 지역에 따라서 지역 주민의 90%가 성장 모니터링 세션에 참여하는 등의 성과가 보고되고 있다. 프로그램의 궁극적인 목표로서 유아의 급식 수행도, 영양개선 및 사망률 등에 대한 평가는 프로그램 종료시 이루어질 예정이다. CBNP의 역량강화 단계에서의 성과는 지역사회 참여적 접근을 통해 지역사회의 영양 문해력을 높이는 동시에 지역사회의 영양 요구를 바탕으로 한 실용적인 중재를 제공하였다는 점에서 평가할 만 하다.

5 향후 과제

2021 세계기아지수(Global Hunger Index)에 따르면, 현재 여러 국가의 기아수준은 2010년보다 악화되었으며, 약 45개국이 2030년까지 낮은 수준의 기아를 달성하지 못할 것으로 예상된다. 실제로 무력분쟁, 불평등, 기후변화의 영향으로 2015년 이후 식량불안정 지표는 꾸준히 악화되어 지속적으로 더 심각한 기아와 식량불안정을 겪고 있으며 지역별 격차는 더욱 커지고 있다. 이로 인해 현재 전 세계 인구 9명 중 1명이 영양(공급)부족 상태에 있으며, 영양(공급)부족(PoU)에 시달리는 인구는 2050년까지 지속적으로 증가하여 20억 명에 달할 것으로 예상된다(FAO, 2021).

더욱이 코로나19 대유행의 장기화로 인해 드러난 식량시스템 내의 취약점과 불평등의 문제는 사회취약계층의 식량영양안보와 건강을 더욱 악화시켰다. 한편, 이러한 위기를 통해 국제사회는 위기대응능력 및 회복탄력성을 위한 더 포용적이고, 효율적인 지속가능한 식량시스템(food system)의 전환의 필요성을 인식하게 되었다. 지속가능한 식량시스템으로의 전환은 식량영양안보 위기(무력분쟁이나 사회적 갈등, 기후변화, 경제적 역경 등)에 대한 회복탄력성의 강화와 확장, 인도적 지원의 발전 및 평화구축을 위한 정책적 통합, 영양가 있는 식품에 대한 접근성을 강화시킬 수 있는 식량공급 사슬(food supply chains) 개선, 빈곤과 구조적 불평등을 해결하기 위한 포용적 중재, 건강과 환경을 동시에 보호하는 건강한 식사패턴 증진을 위한 소비자 행동 변화와 식품 환경 강화 등이 포함된다(FSIN and Global Network Against Food Crises, 2021).

SDG2는 모든 SDGs와 의존적 관계에 있기 때문에 성공적인 식량안보와 영양개선은 지속가능한 경제적, 사회적, 환경적 발전과의 일관성과 통합이 필수적이다. 이를 위해서는 다양한 분야의 자원을 연계할 수 있는 통합적 대응과 중재 유형을 다원화하는 포괄적이고 다차원적인 접근이 필요하다. 또한, 식량안보와 영양개선을 위한 국제적 협력 정책과 전략에는 국가 간 또는 국가 내 식량영양안보의 격차를 줄이기 위한 취약계층, 젠더, 불평등, 인권에 대한 특별한 고려가 요구된다.

요 약

1. 식품영양안보(food and nutrition security, FNS)란 모든 사람들이 언제라도 활동적이고 건강한 삶을 위해 필요한 섭취 요구와 식품 기호를 만족시키기 위해 충분하고 영양가 있는 – 식품의 다양성, 영양소의 종류, 식품 안전 등의 측면에서 질이 높은 - 식품을 신체적, 사회적, 경제적으로 접근하는 것과 더불어, 위생적인 환경 및 적절한 건강, 교육, 돌봄이 갖춰진 것을 의미한다.
2. 영양불량은 단백질–에너지부족, 미량영양소 결핍, 과체중/비만 등 영양부족과 영양과잉을 모두 포함하며, 영양불량은 개인, 지역사회, 국가 수준에서 두 가지 이상 동시에 나타날 수 있다.
3. SDG2는 기아종식, 식량안보와 영양상태 개선의 달성 및 지속 가능 농업 강화이며, 세부목표로 SDG2.1은 기아종식과 식량안보 보장, SDG2.2는 영양상태 개선이다. SDG2는 SDG 전반에 영향을 미치며 이의 달성에 중요한 기초가 되기 때문에 다분야적, 포괄적 접근이 필요하다.
4. 전 세계적으로 식량위기는 지속적으로 악화되고 있으며, 영양불량은 뚜렷한 개선을 보이지 않고 있어 2030 목표 달성에 대한 전망이 밝지 않다.
5. 식량안보와 영양 분석에는 식량안보의 취약성, 자원, 통제요인과 식량불안을 야기하는 위험요인, 식품 섭취와 생계변화, 영양상태와 사망률이 포함되어야 한다.
6. 심각한 급성 영양불량(SAM)은 영양과 치료적 돌봄을 동시에 필요로 하며, 지역사회 보건의료시스템, HIV/AIDS 및 결핵 네트워크, 식량, 현금, 바우처 지급을 포함하고 있는 식량안보 프로그램과의 연계되어야 한다.
7. 성장과 발달에 필요한 미량영양소 요구량이 높은 5세 미만 아동은 미량영양소 결핍에 취약하다. 미량영양소 결핍 관리는 생화학적 검사보다는 간접지표를 이용하여 결핍 위험을 확인하고 보충, 강화, 식품기반 접근 등의 방법을 이용한다.
8. SDG2 달성을 위해 다양한 분야의 발전과의 일관성과 통합이 필요하며, 취약계층, 젠더, 불평등, 인권에 대한 특별한 고려를 바탕으로 한 포괄적이고 다차원적인 접근이 필요하다.

연습문제

1. 관심있는 국가를 선정하여 식량안보와 영양 현황을 지표를 이용하여 제시하고, 이를 개선하기 위한 지난 10년간의 정책을 성과와 제한점과 함께 기술하시오.
2. 식량안보와 영양개선을 위한 접근 전략과 중재 사례를 제시하시오.

참고문헌

ENN, UNICEF (2020). Nutrition Exchange South Asia: Improving Young Children's Diets. United Kingdom. available online at: https://reliefweb.int/sites/reliefweb.int/files/resources/NEX-Asia-2_2July2020.pdf

FAO (2008). Food Security Concepts and Frameworks. available online at: www.foodsec.org/docs/concepts_guide.pdf.

FAO (2015), SDG Wheel. Retrieved from: http://www.fao.org/fileadmin/user_upload/codexalimentarius/photo-archive/Infographics/SDG-Wheel.jpg.

FAO Committee on World Food Security (2012). Coming to terms with terminology. available online at: https://www.fao.org/3/md776e/md776e.pdf.

FAO, IFAD, UNICEF, WFP and WHO (2022). The State of Food Security and Nutrition in the World 2022 : Building climate resilience for food security and nutrition. Rome, FAO.

FSIN and Global Network Against Food Crises (2021). Regional Focus on the Inter-governmental Authority on Development (IGAD) Member States - Global Report on Food Crises 2021. Rome. available online at: http://https://www.fsinplatform.org/sites/default/files/resources/files/xxxxx.pdf.

Integrated Food Security Phase Classification (IPC) Global Partners (2021). Integrated Food Security Phase Classification Technical Manual Version 3.1. Evidence and Standards for Better Food Security and Nutrition Decisions. Rome.

Sphere Association (2018). The Sphere Handbook: Humanitarian Charter and Minimum Standards in Humanitarian Response, fourth edition, Geneva, Switzerland. www.spherestandards.org/handbook

Tam E, Keats EC, Rind F, Das JK, Bhutta ZA. Micronutrient supplementation and fortification interventions on health and development outcomes among children under-five in low-and middle-income countries: a systematic review and meta-analysis. Nutrients. 2020 Feb;12(2):289.

WHO (2013). Guideline: Updates on the management of severe acute malnutrition in infants and children. Geneva, WHO. available online at: http://www.who.int/nutrition/publications/guidelines/updates_management_SAM_infantandchildren/en/.

WHO, FAO (2018). Driving commitment for nutrition within the UN Decade of Action on Nutrition: policy brief. Geneva; WHO (WHO/NMH/NHD/17.11).

WHO, UNICEF (2003). Global Strategy for Infant and Young Child Feeding. Geneva: WHO.

WHO, UNICEF (2017). Discussion paper. The extension of the 2025 Marternal, Infant and Young Child nutrition targets to 2030. available online at: https://apps.who.int/nutrition/global-target-2025/discussion-paper-extension-targets-2030.pdf?ua=1

https://sdgs.un.org/goals/goal2

https://data.unicef.org/wp-content/uploads/infograms/10485/index.html

PART

X

국제보건 분야 경력개발

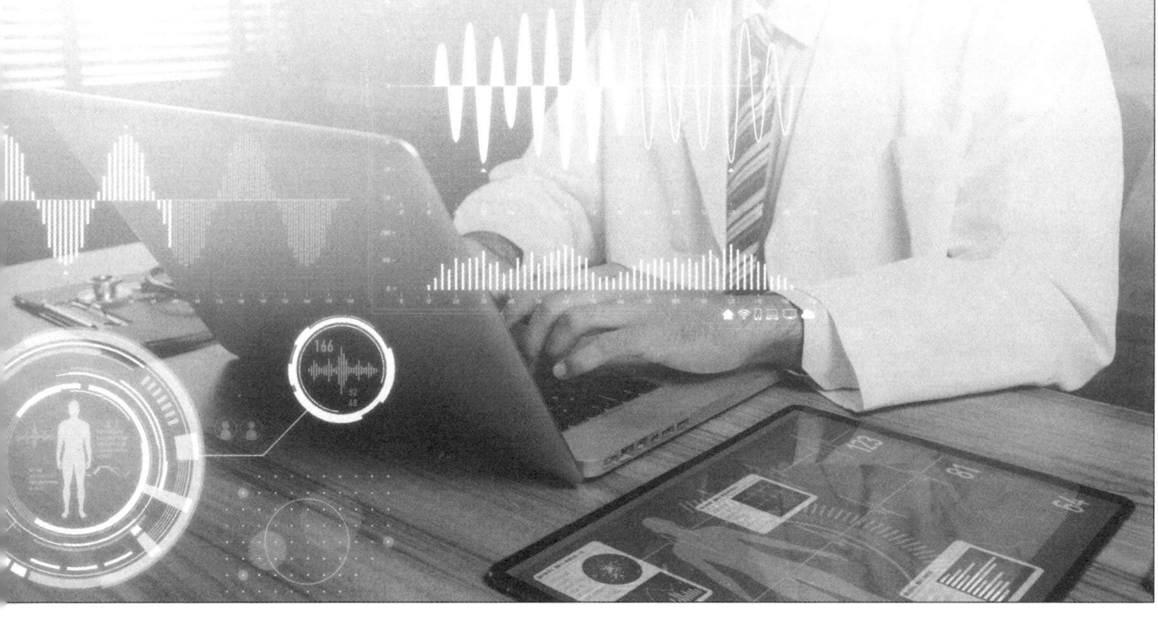

제10장

국제보건 분야 경력개발

학습목표

1. 국제보건 분야 갖춰야 할 자질 및 요구하는 인재상에 대해 이해할 수 있다.
2. 국제보건 분야 국내외 기관을 형태별로 구분하고 각 기관의 역할을 설명할 수 있다.
3. 국제보건 분야에 근무하는 선배들의 사례를 통해 실무에 대해 이해할 수 있다.
4. 국제보건 분야 및 관련 진로의 현황 및 전망에 대해 이해할 수 있다.

약 어

IO International Organization
WHO World Health Organization
IVI International Vaccine Institute
IARC International Agency for Research on Cancer
UNAIDS United Nations Programme on HIV/AIDS
IMF International Monetary Fund
IFI International Financial Institution
IRBD International Bank for Reconstruction and Development
UNFPA UN Population Fund
FAO UN Food and Agriculture Organization
ILO International Labor Organization
UNEF UN Environment Program
WFP UN World Food Programme
KOFIH Korea Foundation for International Healthcare
KDCA Korea Disease Control and Prevention Agency
NHIS National Health Insurance Service
HIRA Health Insurance Review and Assessment Service
KOICA Korea International Cooperation Agency
ECDF Economic Development Cooperation Fund
GAVI Global Alliance for Vaccines and Immunization

1 국제보건 경력개발 개요

오늘날 우리 인류는 눈부신 과학과 기술력의 발달로 편리하고 풍족한 삶을 영위하고 있으나 여전히 빈곤과 질병, 기아와 영양실조, 기후변화, 재난과 폭력, 테러 등 다양한 문제로 고통받고 있다. 이러한 문제를 해결하기 위해 국제사회는 전 지구적 노력을 기울이고 있고 우리나라는 국제사회의 일원으로서 이에 이바지하고자 다양한 노력을 기울이고 있다. 국제개발협력 분야에서 한국의 관심과 기여는 커지고 있으며, 국가 차원의 원조 전담기관 설립과 OECD 개발협력위원회(DAC) 가입뿐 아니라 2003년 이종욱 WHO 사무총장 선출, 2006년 반기문 UN 사무총장 취임과 2012년 김용 세계은행 총재 지명 등은 이러한 변화를 대표적으로 보여주고 있다. 국제개발협력 분야에 대한 대한민국의 기여도와 국제사회의 관심이 증가함에 따라 관련분야를 공부하고 진출하고자 하는 다양한 분야의 인재들이 늘어나고 있다.

국내의 대표적인 국제보건기관인 한국국제보건의료재단(Korea Foundation for International Healthcare, KOFIH)은 인재상으로 글로벌 파트너의 역할을 수행하기 위한 지식과 경험을 겸비한 전문인(Knowledge), 주인의식을 바탕으로 미션과 비전을 달성하기 위한 끊임없는 노력(Owenership), 외부환경 변화에 신속히 대응할 수 있는 미래 대비와 미래지향적 사고(Future), 새로운 변화를 선도할 수 있는 혁신적 사고(Innovation), 이상의 네 가지 핵심가치를 통한 인류애의 실현(Humanity)을 제시하고 있다.[32] 또한 국내에서 단일기관으로 최대 예산의 국제보건 분야 공적개발원조를 수행하는 한국국제협력단(Korea International Cooperation Agency, KOICA)의 인재상은 다양성 존중(Respect for diversity), 높은 도덕성・책임성 실천(Integrity), 글로벌 수준의 전문성 보유(Global leadership), 적극적인 소통(Communication)이다.[33]

국제보건역량과 공중보건역량을 키워드로 25편의 연구를 분석하여 국제보건 교육과정 개발에 관한 Megan(2016)의 연구[34]는 14개의 국제보건 핵심역량을 제시하고 있다(표 10-1).

---

32) 한국국제보건의료재단 홈페이지 https://www.kofih.org/career-areas/

33) 한국국제협력단 홈페이지 https://koica.go.kr/koica_kr/867/subview.do

34) Clark, M., Raffray, M., Hendricks, K., & Gagnon, A. J. (2016). Global and public health core competencies for nursing education: a systematic review of essential competencies. Nurse education today, 40, 173-180.

[표 10-1] 국제보건 핵심역량

핵심역량	내용
사회적 정의감 (Social justice)	보건의료서비스의 가용성, 접근성, 경제성 및 품질이 건강에 미치는 영향을 이해하고 보건의료서비스에 대한 소비자의 권리, 자원의 분배, 건강 불평등 제거 옹호
문화적 역량 (Cultural competency)	지역사회의 역사, 맥락, 가치, 문화를 존중하고 다양한 세계에서 민감하고 존중하며 운영할 수 있는 능력을 갖추며 문화 전반에 걸쳐 효과적으로 소통
의사소통능력 (Communication)	대상자 및 전문가간 팀과 서면, 구두 및 전자적·효과적으로 소통하고, 상담/자문 기술을 개발하고, 언어에 대한 지식 있음
협력적 파트너십 (Collaborative partnerships)	고객, 가족, 고객 수준의 지속가능한 개입/파트너십을 조성하고 강화하며 경험을 공유하며 파트너 간의 목표를 조정하고 한 팀으로 역할함
평가 및 관리기술 (Assessment and management skills)	정책개발과 프로그램의 기획·설계·수행·평가·관리 기술을 적용하며, 인구집단의 필요에 기반한 중재를 실시하고 질 관리를 실시하며 비판적 사고와 의사결정 능력. 개인 및 가족의 건강 평가 수행
환경에 대한 인식 (Environment)	환경오염, 도시 과밀, 자연재해, 기후 변화, 깨끗한 물과 위생 시설 등의 건강에 영향을 미치는 생물학적, 물리적, 화학적, 인구 요인을 인식
질병부담 & 역학 (Disease burden & epidemiology)	건강의 주요 통계 지표(예: 수명, 산모 사망률 등)를 통해 주요 질병 상태와 건강 문제, 관련 병태생리 및 전세계 질병 분포의 변화와 감시, 선별 및 평가에 역학적 기술을 사용
윤리성 & 전문성 (Ethics & professionalism)	자신의 편견, 한계, 능력을 인식함과 동시에 윤리적이고 책임감 있게 일하며, 정직성, 책임성, 비용에 대한 인식, 자원활동과 예산의 우선순위를 고려하여 일함
건강의 사회적 결정요인 (Determinants of health)	건강상태와 결과에 영향을 미치는 사회적, 경제적, 정치적, 환경적 요인을 인식함
보건의료체계 및 서비스 전달(Health systems/delivery)	보건의료정책, 보건의료서비스 제공 시스템 등의 보건의료의 자원부족과 세계화의 영향에 주목함
여행 및 이주 (Travel & migration)	여행과 이주가 건강에 미치는 영향과 이민자/난민 건강의 고유한 건강 요구도를 이해함
이해관계자에 대한 이해 (Key Players)	글로벌 보건 거버넌스의 주요 주체 및 NGO 및 멀티 에이전시 정책 입안이 보건 및 의료에 미치는 영향을 이해함
연구역량(Research)	근거 인식하고 문헌을 비판적으로 평가하며 연구 질문을 작성할 수 있을 뿐 아니라 데이터 수집/분석 기술과 연구설계를 위한 양적/질적 방법에 대한 지식을 습득함
건강증진 및 질병예방 (Health Promotion/ illness prevention)	보건교육을 포함한 인구집단의 행동 변화를 촉진하는 전략을 사용하여 스스로 자신의 건강을 통제할 수 있도록 함

출처 : Clark, M., Raffray, M., Hendricks, K., & Gagnon, A. J. (2016). Global and public health core competencies for nursing education: a systematic review of essential competencies. Nurse education today, 40, 173-180.

2 국제보건 기관 분야별 진로 탐색

1) 국제기구(IO)

다자개발기구는 1940년대 UN, IMF, WB 등이 설립되면서 활발히 부상하여 현재 전문적인 영역에서 다양한 지원 수단을 통해 전 지구적 문제 해결과 개발도상국들의 발전을 위해 힘쓰고 있다. 다자개발기구는 크게 UN 본부 및 산하기구, 국제금융기구, OECD를 포함한 기타 기구로 구분할 수 있으며[35], 의료 특화 및 전 분야 영역으로 구분해 볼 수 있으며 대한민국 기획재정부는 국제금융기구로의 진출을 희망하는 사람들을 위해 국제금융기구 채용정보를 제공하고 채용설명회를 개최하기도 하므로 관심있는 사람들은 관심을 가지고 살펴볼 필요가 있겠다.

(1) 의료 특화 : WHO, IVI, IARC, UNAIDS

① 세계보건기구(WHO)

세계보건기구(World Health Organization, WHO)는 글로벌 보건 이슈를 선도하고 조정하는 UN 산하기구로 세계의 인류가 가능한 한 최고의 건강 수준에 도달하는 것을 목적으로 1948년 4월 7일 정식 발족하였으며 WHO 설립일을 '세계 보건의 날'로 지정하였다. WHO는 국제보건사업의 지도와 조정, 회원국 간의 기술원조 장려 등을 포함하여 다양한 기능을 수행하고 있으며 2020년 기준 194개 회원국이 가입되어 있다. 사무국은 스위스 제네바 본부와 6개 지역사무국으로 구성되어 있으며 150개 국가사무소(WHO, 2021)를 설립하여 국제적 보건 문제 해결에 기여하고 있다.

② 국제백신연구소(IVI)

국제백신연구소(International Vaccine Institute, IVI)는 UN개발계획(UNDP)의 주도하에 1997년에 설립되어 세계보건을 위해 백신과 예방접종에 전염하는 비영리 국제기구이다. 세계 공중보건을 위한 안전하고 효과적이며 저렴한 백신의 발굴, 개발 및

35) 국제개발협력 입문편, KOICA ODA 교육원

보급을 위해 활동하며 대한민국에 본부를 둔 최초의 국제기구로서 대한민국, 스웨덴, 인도, 핀란드, 중국 등 36개 국가와 세계보건기구(WHO)가 IVI의 설립협정에 가입하고 있다. IVI는 개발도상국의 감염성 질병 예방백신에 중점을 두고 있으며 개발도상국의 전염병 취약지역 주민들이 백신을 활용하고 접근할 수 있도록 하는 것을 목표로 삼고 있다. 또한 세계보건에서 주요 문제가 되는 감염성 질병의 예방백신 분야에도 중점을 두고 있다[36].

③ 국제암연구소(International Agency for Research on Cancer, IARC)

국제암연구소(IARC)는 세계보건기구(WHO) 산하 암 전문기관으로 암 연구에서 국제 협력을 촉진하는 것을 목적으로 하고 있다[37]. 본부는 프랑스 리옹에 있으며 암의 원인에 관한 연구를 지휘하고 조정하는 역할을 하고 있다.

④ 유엔에이즈계획(UNAIDS)

유엔에이즈계획(United Nations Programme on HIV/AIDS, UNAIDS)은 각 국가들의 에이즈 관리 및 예방사업을 돕기 위해 1996년 1월 창설된 유엔 산하 에이즈 전담기구이다. 1990년 중반에 이르러 에이즈의 확산이 심각해지면서 전문적인 유엔 기구의 필요성이 대두되면서 UNICEF, UNDP, UNFPA, UNESCO, WHO, WB 등 6개 유엔기구가 함께 에이즈 프로그램을 실시하게 되었고 최근 UNDCP가 새롭게 참여하여 총 7개 기구가 함께하는 프로그램이 되었다. 전 세계적으로 약 155개국을 상대로 활동하며, 132개의 UNAIDS 담당 사무소가 있다. UNAIDS는 HIV와 AIDS에 대한 대응책을 강화하고, 지원하기 위한 목적을 가지고 설립되었다. 아울러 HIV의 확산을 방지하고, 보균자들의 생활을 보호하고 지원하며, 개개인과 집단의 HIV에 대한 방어능력을 키우는 등의 임무를 수행하고 있다. UNAIDS는 각 국가에 에이즈에 대한 신속한 정보를 제공하고, HIV 확산 방지와 감염이나 그로 인한 피해자를 위한 지원활동 등을 수행하고 있다. 더욱 효과적이며 조직적인 국제적 대응책 마련을 위해 ㉠ AIDS의 효과적인 대응책에 대한 인식 고취(Leadership and Advocacy for Effective Action on the Epidemic), ㉡ AIDS 예방을 위한 전략 정보 및 기술 지원(Strategic Information

36) 국제백신연구소 홈페이지 https://www.ivi.int/ko/who-we-are/ivi-in-brief/

37) 국제암연구소 홈페이지 https://www.iarc.who.int/cards_page/about-iarc/

and Technical Support to Guide Efforts against AIDS Worldwide), ㉢ AIDS 발생과 대응 상황 추적, 감시 및 평가(Tracking, Monitoring and Evaluation of the Epidemic and of Responses to it), ㉣ 시민사회의 참여와 전략적 파트너십 개발(Civil Society Engagement and the Development of Strategic Partnerships) 및 ㉤ 효과적인 대응책 수립을 위한 재원 마련(Mobilization of Resources to Support an Effective Response) 등의 사업을 수행하고 있다.

(2) 전 분야 : World Bank, Unicef, UNFPA, FAO, ILO, UNEP, WFP

① 세계은행(World Bank)

세계은행은 유엔 산하의 국제 금융기관으로 세계의 빈곤해소를 목표로 1944년 브렌튼우즈 협정에 기초하여 1946년 6월 국제통화기금(International Monetary Fund, IMF)과 함께 발족되었다. 국제금융기구(International Financial Institution, IFI)는 18세기부터 국제금융체제를 지배해왔던 영국 파운드화 중심의 금본위제가 제1차 세계대전과 대공황을 거쳐 종말을 고하면서 새로운 국제금융체제와 국제무역체제에 대한 논의를 시작했으며, 제2차 세계대전 종전 무렵인 1944년 브레턴우즈 체제를 출범했다[38]. 국제금융 및 재정 안정, 유럽 재건, 무역 자유화를 구현하기 위해 국제통화기금(IMF)과 국제부흥개발은행(International Bank for Reconstruction and Development, IRBD)을 설립하였으며 이 중 IRBD는 세계은행(WB) 그룹으로 확대・개편되었다. 세계은행그룹(World Bank Group)은 국제부흥개발은행(IBRD)과 국제개발협회(IDA), 국제금융공사(IFC), 국제투자보증기구(MIGA), 국제투자분쟁해결기구(ICSID)의 5개 기구로 구성되며, 각 기구는 별도의 협정에 의해 설립된 별개의 법인체이나 밀접한 관계를 유지하고 있다. 좁은 의미의 세계은행은 곧 국제부흥개발은행(IBRD)을 의미하며 188개 회원국을 두고 있다.

② UN아동기금(Unicef)

1946년 설립된 UN국제아동긴급기금(UN International Children's Emergency Fund, Unicef)이 1953년 상설화되어 UN아동기금(UN Children's Fund, Unicef)이 탄생하

38) 국제개발협력 입문편, KOICA ODA 교육원

였으며, 개발도상국의 아동과 그 가족들을 위한 정책 입안과 이행을 지원하고 아동 복지 증진을 위한 각국 정부의 노력을 장려하고 특히 전쟁, 재난, 극심한 빈곤, 폭력과 착취에 희생되거나 장애를 가진 소외아동에 대한 보호를 위해 노력하고 있다(외교부, 2014). 행정적 실무를 담당하는 사무국과 36개국 회원을 두고 있는 집행이사회에서 정책의 수립과 결정을 담당한다. 현재 약 190개국에서 활동 중이며, 그중 157개국에 현장사무소를 두고 각국 정부 및 인도주의 구호기구들과 협력하여 어린이를 위한 보건, 영양, 식수 위생, 교육, 보호, 긴급구호 등의 사업을 펼치고 있다. 주로 선진국에 위치한 국가위원회는 Unicef 활동을 홍보하고 기금을 모금하는 역할을 하며 33개국에 국가위원회를 두고 있다[39].

③ 유엔인구기금(UNFPA)

유엔인구기금(UN Population Fund, UNFPA)은 인구 및 가족계획 분야에서의 UN 조직의 대처능력 향상, 인구문제의 사회적・경제적・인권적 측면에 대한 인식 제고 및 개발도상국에 대한 조직적이고 지속적인 원조 제공을 목적으로 1967년에 설립되었으며, 1969년 UNFPA(UN Fund for Population Activities)로 개정된 후 1987년 유엔인구기금(UN Population Fund)으로 명칭이 변경되었으나 기구명칭의 약자는 UNFPA를 계속 사용하고 있다.

④ UN식량농업기구(FAO)

UN식량농업기구(UN Food and Agriculture Organization, FAO)는 인류의 생활 및 영양 수준 개선, 식량 생산 및 분배의 효율성 개선, 농촌 주민의 생활수준 향상과 세계 경제발전과 인류의 기아퇴치에 기여할 목적으로 1945년 설립되었으며 194개국을 회원으로 두고 있다(FAO한국협회, 2021). FAO의 주요 기능은 영양상태, 식량 및 농업에 관한 정보 수집, 분석, 판단과 보급, 영양과 식량 및 농업에 관한 과학적・기술적・사회적・경제적 연구, 농산물 상품 협정에 관한 국제정책 채택, 각국 정부가 요청하는 시술 원조 제공 등이며 FAO 본부는 총 7개국 8개실로 구성되어 있다[40]. 7개국은 그 기능에 따라 통합서비스인력재무국, 농업소비자보호국, 경제사회개발국, 수산양식국,

39) 유엔아동기금 홈페이지 http://unicef.or.kr
40) 국제개발협력 입문편, KOICA ODA 교육원

산림국, 자연자원관리환경국, 기술수원국으로 나뉘며 지역총회를 실시하고 각국에서 실행되는 사업을 관리·감독하기 위해 전 세계 133개국에 국가사무소, 6개의 연락사무소, 7개의 협력연락사무소, 5개의 지역사무소를 두고 있다(FAO한국협회, 2021).

⑤ 국제노동기구(ILO)

국제노동기구(International Labor Organization, ILO)는 자유롭고 평등하고 안전하게 인간의 존엄성을 유지할 수 있는 노동을 보장하는 것을 목표로 하는 노동 문제를 다루는 국제연합의 전문기구이며, ㉠ 노동조건을 개선하여 사회정의를 확립하고 나아가서 세계평화에 공헌하고, ㉡ 생활수준 향상, 완전고용, 단체교섭권의 승인, 노사의 협조, 사회보장 및 복지입법 실현, 교육 및 직업의 기회 균등 조장촉진 등을 목적으로 1919년에 창설됐으며 본부는 스위스 제네바에 있다. 2018년 11월 기준 193개 유엔 회원국 중 187개국이 회원국으로 가입해 있다. 50년 이상의 개발 협력 경험을 가진 ILO는 현재 120개 개발 파트너의 지원을 받아 100개국 이상에서 700여 개의 프로그램과 프로젝트를 진행하고 있다[41].

⑥ 유엔환경계획(UNEP)

유엔환경계획(UN Environment Program, UNEP)은 1972년 6월 스톡홀름에서 열린 유엔 인간환경회의의 결의에 의한 권고를 바탕으로 같은 해 12월에 제27회 유엔총회가 결의하여 설립한 유엔기구로 본부는 케냐의 수도인 나이로비에 있다. 국제 연합 내외의 환경 활동의 조정, 촉진을 하는 역할을 한다. UNEP의 목적은 ㉠ 환경분야에서 국제적 협력추진, ㉡ 유엔 여러 기관의 환경관련 활동의 정책 작성, ㉢ 세계의 환경감시, ㉣ 환경과 관련된 과학적 지식의 입수 등이다. 현재 안고 있는 주요한 과제는 대기오염, 해양오염 등 지구규모의 환경오염 및 사막화의 진행, 열대우림의 감소 등에 대한 방지대책을 비롯하여 육상 생태계 보호, 환경과 개발, 인구의 급증, 빈곤 등에 따른 환경문제, 환경교육 및 훈련에 대한 지원, 인간 거주지의 건강, 국제 유해화학물질 등록제도 및 지구환경모니터링 시스템에 의한 환경상황 파악 등 여러분야에 걸쳐 있다. UNEP는 다른 유엔 기구, 정부간 기구, 비정부기구(NGO), 각국 정부와 긴밀한 관계와 협력을 유지하면서 활동하고 있다[42].

---

41) 국제노동기구 홈페이지 https://www.ilo.org/pardev/lang—en/index.htm

⑦ 유엔세계식량계획(WFP)

유엔세계식량계획(UN World Food Programme, WFP)은 전 세계 기아 퇴치를 위해 세워진 국제연합(UN) 산하의 식량 원조 기구로 1960년 국제연합식량농업기구(FAO)의 주도로 출범했다. 세계식량계획의 주요 활동은 굶주리는 사람들에게 식량을 원조하고 재해나 분쟁이 발생한 지역에 구호 작업을 벌이는 일이며 기아 발생을 예방하기 위한 다양한 활동도 병행한다. 2020년 84개국에서 활동 중이며 기아 인구가 없는 세상인 제로 헝거(Zero Hunger) 달성을 목표로 하고 있다. WFP는 단순히 식량을 배분하는 것만이 아니라, 긴급 재난 상황 시 식량을 지원하고 식량 안보를 개선하며, 사회 기본 시설과 생계 복구력을 키우기 위해 노력하고 있다. WFP의 사업은 긴급 구호, 구호 및 재건 사업, 개발 사업, 그리고 특별 대응력 증대 사업에 중점을 두고 있다[43].

2) 한국 공공기관(GO)

국제개발협력 분야 경력개발을 위해 정부부처 또는 여타 정부 유관기관에서 국제개발협력 관련 업무에의 참여를 통해 국제개발협력의 정책 수립 및 결정 과정, 현장 실무 중심 역량을 개발할 수 있다. 국제개발협력 사업을 수행하고 있는 국내 공공기관을 그 특성별로 살펴보았다.

(1) 의료 특화

① 국제보건 전담: KOFIH

한국국제보건의료재단(Korea Foundation for International Healthcare, KOFIH)은 2006년 설립되어 개발도상국, 북한, 재외동포 및 외국인근로자, 해외 재난민에 대한 정부 차원의 보건의료지원사업과 (故)이종욱 제6대 세계보건기구(WHO) 사무총장 기념사업을 수행하는 보건복지부 산하 공공기관이다[44].

---

42) 유엔환경계획 홈페이지 https://terms.naver.com/entry.naver?docId=637304&cid=42143&categoryId=42143

43) 유엔세계식량계획 홈페이지 https://ko.wfp.org/overview

44) 한국국제보건의료재단 홈페이지 https://www.kofih.org/

② **보건 분야 국제협력**: KCDA, NHIS, HIRA, KHIDI, KOHI

㉠ **질병관리청**(KCDA): 대한민국 질병관리청(Korea Disease Control and Prevention Agency, KDCA)은 국민보건위생향상 등을 위한 감염병, 만성질환, 희귀 난치성 질환 및 손상 질환에 관한 방역・조사・검역・시험・연구업무 및 장기이식관리에 관한 업무를 관장하는 대한민국 보건복지부의 외청으로, 2003년 12월 18일 질병관리본부(Korea Centers for Disease Control and Prevention, KCDC)라는 명칭으로 발족하였으며, 2020년 9월 12일 질병관리청으로 승격하였다. 감염병으로부터 국민보호 및 안전사회 구현 및 효율적 만성질환 관리로 국민 질병부담 감소와 보건의료 R&D 및 연구 인프라 강화를 통한 질병 극복을 주요 핵심사업으로 추진하고 있다[45].

㉡ **국민건강보험공단**(NHIS): 국민건강보험공단(National Health Insurance Service, NHIS)은 국민을 질병의 위험에서 보호하는 건강보험과 노후의 편안한 삶을 보장하는 노인장기요양보험을 운영하는 기관이다. 공단은 건강보험의 성공적 운영경험을 바탕으로 "한국형 건강보험제도를 도입하고자 하는 개발도상국"에 건강보험 가입자확대, 재정관리, 만성질환 관리 등 다양한 분야에서 국제 개발협력사업을 추진하고 있으며, 개발도상국 보건의료전문가 및 공무원 등을 대상으로 실시하는 연수과정을 통해 한국의 제도 운영 노하우를 알리고 각 국의 건강보장제도 발전을 지원하기 위해 2004년부터 매년 '건강보험 국제연수과정(The Capacity Building Summit on Social Health Insurance)'을 운영하고 있다[46].

㉢ **건강보험심사평가원**(HIRA): 건강하고 안전한 의료문화를 열어가는 건강보험심사평가원(Health Insurance Review and Assessment Service, HIRA)은 2000년 7월에 설립되어 국민 의료의 질과 비용의 적정성을 심사・평가하는 공공기관이다. 주요 업무는 의료행위 관리, 치료재료 관리, 의약품 관리, 진료비 청구와 심사 운영, 의료의 질 평가, 의약품안전사용서비스(DUR), 의약품 유통정보 관리, 현지조사, 의료자원 관리, 환자분류체계 개발, 보건의료 빅데이터 분석 등 보건의료 발전에 기여하기 위해 노력하고 있다[47].

---

45) 질병관리청 홈페이지 http://www.kdca.go.kr/contents.es?mid=a20803000000

46) 국민건강보험 홈페이지 https://www.nhis.or.kr/nhis/index.do

47) 건강보험심사평가원 홈페이지 https://www.hira.or.kr/dummy.do?pgmid=HIRAA040003000000

㉣ **한국보건산업진흥원(KHIDI)**: 한국보건산업진흥원(Korea Health Industry Development Institute, KHIDI)은 보건의료 지원 인프라 및 보건산업 생태계 구축을 통한 국민보건 향상을 위한 지원사업을 전문적으로 하는 산업진흥 전문기관으로 1999년 2월 설립되었다. 스마트 보건사업 지원 인프라 구축, 보건산업 신혁신 성장 생태계 확대, 보건산업 글로벌 경쟁력 강화 및 사회적 가치 기반 경영체계 확립을 4대 전략 목표로 수립하고, 의약품, 의료서비스, 의료기기, 식품, 영양, 화장품 산업 등과 관련한 현안 및 실태를 조사・분석하고 정책을 개발하는 등 보건산업 분야의 정책개발과 통계조사, 정보제공 등을 수행하고, 보건의료기술 분야의 R&D 사업을 지원하며, 의료서비스, 제약, 의료기기, 뷰티화장품, 식품산업 등의 육성과 유망 보건의료기술의 발굴 및 사업화 촉진을 위한 지식재산권 강화, 기술 이전, 품질 인증 등 주요 사업을 한다. 보건산업체를 세우거나 기존 보건산업체가 특허를 얻기 위해 거쳐야 하는 곳이며 인허가 뿐 아니라 보건산업 발전과 해외 진출을 위한 지원도 받을 수 있다[48].

㉤ **한국보건복지인력개발원(KOHI)**: 한국보건복지인력개발원(Korea Human Rsource Development Institute for Health & Welfare, KOHI)은 보건복지 분야의 공무원을 비롯하여 사회복지, 보건의료 등 보건복지분야 종사자를 대상으로 교육훈련을 진행하는 보건복지부 산하의 준정부기관으로 2007년 4월 설립되었다. 주요 사업은 보건복지 관련업무 종사자 및 공무원에 대한 교육훈련, 보건복지 분야 교육강사 양성 및 훈련 프로그램 연구개발・보급 및 관리, 보건복지 분야 전문가 양성, 보건복지 분야 인력개발에 관한 연구, 국내외 보건복지 관련정보・자료수집・분석, 통계 작성 및 간행물 발간 등 교육사업과 정책지원사업, 연구사업 및 보건복지 분야 인력개발을 위한 국제협력사업 등을 수행하고 있다[49].

(2) 전 분야

① **유상원조: 한국수출입은행(EDCF)[50]**

대외경제협력기금(Economic Development Cooperation Fund, EDCF)은 개발도

48) 한국보건산업진흥원 홈페이지 https://www.khidi.or.kr/kps
49) 한국보건복지인력개발원 홈페이지 https://www.kohi.or.kr/
50) 대한민국 ODA 통합홈페이지 http://odakorea.go.kr

상국의 산업화 및 경제발전을 지원하고 한국과 이들 국가 간 경제 교류를 증진하기 위해 설치한 한국수출입은행 내 정책기금이다. ODA 중에서도 유상원조를 전담하고 있는 EDCF는 1987년 설치된 후 2011년 말까지 세계 46개 개발도상국의 251개 개발사업에 원조자금을 승인하였으며 주로 상하수도설비, 병원, 교통 등 경제발전의 기초가 되는 사회간접자본시설의 건설에 소요되는 개발자금차관과 기자재차관, 민자사업차관 등 개발도상국 정부 또는 법인에 대한 다양한 차관 지원을 맡고 있다. EDCF 단독 지원 뿐 아니라 아시아개발은행(ADB), 미주개발은행(IDB), 세계은행(WB) 등 주요 다자개발은행기구와 공동으로 개발사업의 자금 조달에 참여하고 있다.

② 무상원조 : 한국국제협력단(KOICA)[51)]

한국국제협력단(Korea International Cooperation Agency, KOICA)은 1991년 이래 대한민국을 대표하는 무상원조 집행기관으로 프로젝트 사업, 국제기구와의 협력사업, 민관협력사업, WFK(World Friends Korea) 봉사단 파견, 연수생 초청사업 등 인력 교류사업, 긴급구호, ODA 연구, ODA 전문인력 양성을 위한 교육원 운영 등 다양한 사업을 추진하고 있다. KOICA의 다양한 사업 참여를 통해 정책수립 과정과 사업 현장을 경험할 수 있으며 양자간 협력사업부터 국제기구 및 NGO와의 협력까지 다양한 방식으로 국제개발협력에 참여할 수 있다.

3) 비정부기구(NGO)

국제개발협력에 대한 관심이 높아짐에 따라 다양한 국내외 개발 NGO(Non Government Organization)들이 활발하게 참여하여 활동을 펼치고 있다. 이들 개발 NGO들은 각 기관의 목적 및 특성, 운영 방식에 따라 수행하는 사업 내용이 달라질 수 있으나 정부 차원의 사업보다는 좀 더 지역사회 친화적인 현지 주민과의 밀착형 사업을 수행하고 있다.

51) 한국국제협력단 홈페이지 https://www.koica.go.kr/sites/koica_kr/index.do

(1) 의료 특화 : 국경없는의사회, Medair, CARE International, etc.

① 국경없는의사회(MSF)

국경없는의사회(Médecins Sans Frontières, MSF)는 1971년 프랑스 의사들과 의학 전문 언론인들에 의해 설립되었다. 국경없는의사회는 인종이나 종교, 성별, 정치적 성향에 관계 없이 오로지 사람들의 필요에만 기반해 지원을 제공하며, 국제 인도주의 의료 구호 단체로 의료 지원을 받지 못하거나 무력 분쟁, 전염성 질병, 영양실조, 자연재해 등으로 고통받는 사람들을 위한 긴급구호 활동을 하고 있다[52].

② 메드에어(Medair)

Medair는 1989년부터 세계에서 가장 소외되고 황폐한 곳에서 인종, 신념, 국적을 불문하고 위기에 처한 사람들을 돕고 있는 스위스의 인도주의 구호단체이다. Medair는 자연 재해와 분쟁으로 피해를 입은 사람들이 양질의 인도적 지원을 통해 존엄성을 회복할 수 있도록 지원하는 것을 목표로 한다[53].

③ CARE International

케어(CARE International)는 1946년 설립되어 세계 빈곤퇴치를 위해 2020년 기준 약 104개 국가에서 활동하고 있는 인도주의적 기구이다[54]. 1946년 5월에 설립된 케어는 빈곤의 원인을 강조하며 개발도상국에서 빈곤층들이 자립이 가능한 삶을 살 수 있도록 돕는다. 또한 자연재해나 전쟁 등의 위기상황에서 긴급구호 활동을 하기도 하며 빈곤 속에서 여성과 아동이 가장 큰 피해자라는 것을 강조하며, 그들의 기초교육 증진, HIV 확산방지, 깨끗한 물에 대한 접근과 위생, 경제적 기회 제공 그리고 천연자원 보호 등을 위한 활동을 한다.

---

52) 국경없는의사회 홈페이지 https://msf.or.kr/

53) 메드에어 홈페이지 https://www.medair.org/

54) 케어인터네셔널 홈페이지 https://www.care-international.org/

(2) 전 분야 : 세이브더칠드런, 굿네이버스, 월드비전, Plan International, etc.

① 세이브더칠드런(Save the Children)

모든 아동이 생존, 보호, 발달 및 참여의 권리를 온전히 누리는 세상을 위해 활동하고 있는 세이브더칠드런은 1차 세계대전 이후 굶주리는 적국의 아동을 구하기 위해 영국의 에글렌타인 젭에 의해 1919년 창립된 아동관련 비정부기구이다. 국내외에서 아동의 건강한 삶, 교육받을 권리, 안전한 환경에서 꿈을 키울 권리를 위해 활동하고 있다[55].

② 굿네이버스(GNI)

굿네이버스는 굶주림 없는 세상, 더불어 사는 세상을 만들기 위해 1991년 한국에서 설립되어 전문사회복지사업과 국제개발협력사업을 활발히 수행하고 있는 글로벌 아동권리 전문 NGO로 현재 국내 52개 지부, 해외 38개국에서 활동하고 있다. 주요 사업은 국내복지사업, 국제구호개발사업, 사회개발교육사업이며 대북지원사업, 인도적지원사업과 해외자원봉사사업 또한 수행하고 있다[56].

③ 월드비전(World Vision)

한국전쟁으로 고통 받는 아이들을 돕고자 시작된 월드비전은 전 세계 100여개 회원국을 둔 세계 최대 국제구호개발 NGO로 인간 변화를 위해 노력하고, 정의를 구현하며, 기독교 복음을 증거한다는 소명으로 1950년 설립되었다[57]. 지역사회복지・장애인복지・사랑의 도시락・긴급구호・위기가족지킴이・청소년 사역・정의구현 사업 등의 국내사업과 지역개발・긴급구호・정의구현・어린이노동・에이즈예방・가출어린이와 거리 청소년 사업 등의 해외사업을 수행하고 있다. 2019년 기준 국내에 43개 사업장, 전 세계 33개국, 131개 사업장에서 아동후원 및 식수개발・재난구호・영양급식 사업 등 지역개발 사업을 하고 있다.

55) 세이브더칠드런 홈페이지 https://www.sc.or.kr/

56) 굿네이버스 홈페이지 https://www.goodneighbors.kr/goodneighbors/introduction/introduction.gn

57) 월드비전 홈페이지 https://www.worldvision.or.kr/

④ Plan International

플랜은 개발도상국 어린이들과 지역사회의 발전을 후원하고 전세계 모든 어린이들에게 보다 나은 세상을 만들어주기 위해 1937년 설립된 국제구호개발 NGO이다. 국적, 정치, 종교를 초월하여 아프리카와 아시아, 중남미 50개 개발도상국 어린이들의 권리를 신장시키고 빈곤의 굴레에서 벗어날 수 있도록 함께 일하고 있다. 플랜의 사명은 전세계 사람들의 연합을 도모하고 삶의 의미와 가치를 부여해 지속적으로 개발도상국 어린이들의 삶의 질을 향상시키는 것으로 ㉠ 개발도상국 어린이들과 가족, 그리고 지역 주민들의 기본적인 생활조건의 충족과, 사회활동의 참여를 확대하고, 궁극적으로 사회적, 경제적인 자립을 지원하고, ㉡ 다른 문화권에 속해 있는 세계 여러 나라의 사람들과의 교류를 통해서 상호간의 이해를 돕고 협력관계를 조성하며, ㉢ 전세계 어린이들의 권리 보장과, 특히 여성들이 받는 차별과 억압을 해결하고 여성인권의 보장을 위해 앞장서고 있다[58].

[표 10-2] 국제보건 기관 분류

구분	영역	기관
국제기구 (Intergovernmental Organization, IO)	의료 특화	세계보건기구(World Health Organization, WHO)
		국제백신연구소(International Vaccine Institute, IVI)
		국제암연구소(International Agengy for Research on Cancer, IARC)
		유엔에이즈계획(United Nations Programme on HIV/AIDS, UNAIDS)
	전 분야	세계은행(World Bank)
		유엔아동기금(United Nations Children's Fund, UNICEF)
		유엔식량농업기구(United Nations Food and Agriculture Organization, FAO)
		국제노동기구(International Labor Orgnization, ILO)
		유엔환경계획(United Nations Environment Programme, UNEP)
		유엔식량계획(World Food Programme, WFP)
한국 정부 및 공공기관 (Governmental Organization, GO)	의료 특화	한국국제보건의료재단(Korea Foundation for International Healthcare)
		질병관리청(Korea Disease Control and Prevention Agency, KDCA)
		국민건강보험공단(National Health Insurance Service, NHIS)
		건강보험심사평가원(Health Insurance Review and Assessment Service, HIRA)
		한국보건산업진흥원(Korea Health Industry Development Institute, KHIDI)

58) 플랜인터네셔널 홈페이지 https://www.plankorea.or.kr/

		한국보건복지인력개발원(Korea Human Resource Development Institute for Health & Welfare, KOHI)
	전 분야	대외경제협력기금(Economic Development Cooperation Fund, EDCF) 한국국제협력단(Korea international Cooperation Agency, KOICA)
비정부 기구 (Non-governmental Organization, NGO)	의료 특화	국경없는의사회(Médecins Sans Frontières, MSF) 메드에어(Medair) 케어인터네셔널(CARE International)
	전 분야	세이브더칠드런(Save the Children) 굿네이버스(Good Neighbors International) 월드비전(World Vision) 플랜인터내셔널(Plan International)

4) 기타

(1) 국제보건파트너십 : GAVI Alliance, Global Fund

① 세계백신면역연합(GAVI Alliance)

세계백신면역연합(Global Alliance for Vaccines and Immunization, GAVI)은 개발도상국에 백신에 대한 접근성을 높이기 위해 2000년에 설립된 국제기구로 세계 어린이들의 거의 절반의 면역화를 지원하고, 세계 최빈국을 위해 더 나은 가격을 협상하고 제조사들이 이 시장에 봉사하면서 직면했던 상업적 위험을 제거할 수 있는 힘을 준다. 또한 의료시스템을 강화하고 개발도상국 전반에서 의료 인력을 양성하기 위한 자금도 제공한다(위키백과).

② Global Fund

에이즈, 결핵, 말라리아 퇴치를 위한 세계기금(약칭 세계기금, 또는 글로벌 펀드)은 에이즈, 결핵, 말라리아의 예방과 치료를 위한 세계 차원의 기금 조성과 감독, 기존 국제기구 보조 등을 위해 설립된 국제 단체이다. 세계보건기구에서는 1990년대 후반부터 전염병에 대한 국제 공동 기금의 필요성을 제안해 왔으며, 2001년 4월 코피 아난 유엔 사무총장이 HIV/AIDS 퇴치를 위한 범세계적 재원 마련을 요청하여 2002년 세계기금이 창설되었다. 세계기금은 질병 퇴치 사업을 직접 집행하지 않고 기금 운용에만 집중한다. 실제 보건 사업의 집행은 수혜국의 보건부를 위시한 실무자들이 담당하며, 세계

기금은 사업의 모니터링만 담당한다. 모니터링 과정은 국가 조정 메커니즘(Country Coordinating Mechanism, CCM)으로 운영되며 기금에 참여하는 국가들의 이해당사자 뿐만 아니라 정부 관료, 비정부 단체, 종교단체, 민간 영역 담당자, 환자 대표 등 다양한 층위의 참석으로 대표된다(위키백과).

(2) 민간자선단체 : Bill & Melinda Gates Foundation, Bloomberg Foundation, Clinton Foundation, Rockefeller Foundation, Sasakawa Peace Foundation

특별한 목적을 위해 설립되는 민간재단 또한 국제개발협력에 참여하고 있으며 대표적인 민간재단으로 게이츠 재단, 록펠러 재단, 포드 재단, 쉘 재단 등이 있다. 이들 재단이 제공하는 국제개발협력규모는 이미 일부 국가의 ODA 규모에 필적하거나 넘어서는 수준에 달하고 있다[59].

(3) 아카데믹 네트워크 : 각 의료시설 및 대학 내 국제협력센터, 연구소 등

학계에서도 국제개발협력의 기회를 찾을 수 있다. 연구 수행, 지역 연구 등의 연구 용역을 수행하거나 각 대학의 산학협력단을 중심으로 공공기관 등의 국제개발협력기관에 컨설팅이나 사업 관리 역할과 현장 사업 관리자 등의 사업 수행자로 참여할 수도 있다[60].

(4) 기업 : 다국적 제약회사, 기업의 공유가치 창출(Creating Shared Value, CSV)

국제개발협력 분야로의 진출을 목표로 할 때 정부기관 또는 국제기구 뿐 아니라 국내외의 민간기업들을 통해 참여할 수도 있다. 국제개발협력사업을 수행하기 위해서는 전문인력, 기술, 물자, 건축 등의 다양한 요소가 필요하고 컨설팅, 물자구매, 시공 등의 요소들은 사업 수행업체를 선정하는 조달 과정을 통해 공급되므로 국내외의 민간기업들이 적극적으로 참여할 수 있다. 또한 기업의 사회적 책임(Corporate Social Responsibility, CSR)이 부각됨에 따라 국제사회의 이슈, 환경 문제, 빈곤 퇴치 등에 대한 기업의 사회적 기여에 대한 요구가 증대되고 있다. 이러한 시대적 요구에 따라 여러 기업들이 국제개발협력의 일환으로 CSR 활동에 적극 참여하고 있다. 따라서 기업을 통한 다양한 국제개발

59) 국제개발협력 입문편, KOICA ODA 교육원
60) 국제개발협력 입문편, KOICA ODA 교육원

협력의 기회를 적극적으로 찾아볼 필요가 있다[61].

3 진로개발 사례

국제개발협력 분야로의 진로를 고민하고 있을 경우 다양한 형태로의 진출 기회를 찾아볼 수 있으며, 이는 청년들만이 아니라 관련 분야에서의 전문성을 갖추고 정년을 맞이한 후 제2의 인생 진로를 찾고자 하는 중장년층들에게도 대안이 될 수 있을 것이다. 관련 분야의 지식과 경험을 보유한 인재들이 개발도상국 현장에서 이를 공유하고 지역사회의 변화와 촉진을 통해 개발도상국의 경제・사회 발전에 기여할 수 있는 프로그램인 월드프렌즈 해외봉사단을 통해 커리어를 쌓고 분야별 전문가 및 사업 전문가로 진출하거나, 공공기관 및 정부 유관기관의 직원으로 국내에서 이루어지는 정책 결정 과정부터 국내 및 현장에서의 집행까지 포괄적인 범위에서 국제개발협력에 관련된 일에 참여할 수도 있겠다. 또한 국제개발협력에 대한 관심과 시민사회의 참여 중요성이 증가함에 따라 개발 NGO들의 다양한 활동에 참여함으로써 국제개발협력의 커리어를 쌓을 수 있는 기회를 모색해 볼 수도 있다. 관련 학위 취득 후 교수 또는 연구원으로 진출한 학계에서는 연구 수행, 지역 연구 등 연구 용역을 수행하거나 산학협력단을 중심으로 국제개발협력기관에 컨설팅이나 사업관리 역할 등 직접적인 사업 수행자로 참여할 수도 있다. 국제기구에 진출하여 국제공무원으로서의 역할을 통해 국제개발협력에 기여하고자 할 경우 별도의 직원 선발 프로그램을 운영하는 UN의 채용 공고를 활용하거나 직원의 퇴직, 전출, 보직 신설 등으로 결원이 발생할 경우 공모를 통해 수시로 인력을 채용하는 경우 지원할 수 있다. 또한 관련 분야 학생들에게 경험 축적 및 역량강화를 목적으로 시행하는 인턴십 프로그램 등을 통해 진로를 모색하는 등 국제기구에서 일할 수 있는 다양한 통로를 개발하는 것이 필요하다.

국제보건 분야의 진로개발 사례로는 첫째, 의료봉사로 시작하여 NGOs에서 현장활동가로 활동한 경우가 있다. 한국국제협력단(KOICA) 봉사단원을 시작으로 개발도상국 지역사회 현장에서의 활동을 통해 국제개발협력에 대한 이해를 증진시키고, 활동 기간 동안 상이한 문화와 열악한 환경에 대응하는 자신의 적성과 성향을 파악한 후, 다양한 사업

61) 국제개발협력 입문편, KOICA ODA 교육원

수행 경험과 지속적인 학습을 통해 현장 활동 전문가로 성장할 수 있다. 둘째, 보건분야 국제개발협력을 추진하는 국내 공공기관에 입사한 후 행정직원으로 근무하며 개발협력 또는 분야별 전문성을 어느 정도 쌓은 후, 현장 사무소 파견을 지원하는 방법을 통해 행정 및 현장경험을 두루 갖춘 전문가로 성장할 수 있다. 셋째, 국제보건이나 국제개발협력 분야의 석·박사 학위를 취득한 뒤 해당 분야의 연구와 교육경력을 쌓아 학계에 진출도 가능하다. 대학에서 국제보건 프로그램을 직접 수행하거나 성과관리 담당 전문가로 역할하기도 하며, 국제보건 분야의 학술논문을 작성하여 국제학술지에 게재하거나 국제보건으로 진로를 생각하는 후학 양성을 할 수 있다. 마지막으로 국제보건 전문가로서 WHO, UNICEF 등의 국제기구에 진출하여 국제공무원으로 활동하는 사례도 증가하고 있다.

(1) 국제기구 직원의 종류

유엔의 인력은 서로 다른 범주(Category)의 직원으로 이루어지며, 각 범주 내 다음과 같은 직급(Grade)이 존재한다.

- 전문직/고위직(Professional and Higher categories: P and D)
- 일반직 및 관련직(General Service and related categories: G, TC, S, PIA, LT)
- 국가 전문가(National Professional Officers: NO)
- 현장 전문가(Field Services: FS)
- 선출직(Senior Appointments: SG, DSG, USG and ASG)

- 전문직/고위직(P급·D급): 전문지식이나 기술, 경험 등을 활용하여 업무를 수행하는 직종으로 채용은 공석 공고를 통해 국제적으로 이루어지며, 채용 즉시 일할 수 있는 전문인력이 요구된다.
- 일반직(GS급): 비서, 타이피스트 등 일상적인 일부터 전문업무에 이르기까지 업무범위가 포괄적이며, 대부분은 현지 채용으로 이루어진다.
- 현장 전문가(FS급): 개발도상국에 대한 기술원조사업의 일환으로 특정기술분야의 전문가를 원조 수혜국의 요청에 따라 3개월에서 3년 정도 파견하며, 해당 전문분야에 대한 지식 및 경험 보유가 필수적이다.

(2) 국제기구 진출 경로

- 공석 공고: 직원의 퇴직, 전출, 보직신설 등으로 결원이 발생하고 내부에 적임자가 없는 경우 국제적으로 공모한다.
- 국제기구 초급전문가(Junior Professional Officer, JPO): JPO제도는 국제기구 진출을 희망하는 젊은 인재(만 32세 이하)를 선발하여 정부의 경비부담 하에 일정기간(2년) 유엔 및 국제기구에 수습 직원으로 파견하는 제도이다.

- 젊은 전문가 프로그램(Young Professionals Programme, YPP): 유엔사무국의 YPP, Unicef의 New and Emerging Talent Initiative, UNESCO의 YPP, OECD의 YPP 등이 있다.
- 인턴십: 경력이 부족한 대학(원)생들이 국제기구 근무를 미리 경험해 보고 인적 네트워크를 형성할 수 있는 기회이며 각 기구별 또는 지역 사무소에 따라 인턴의 대상·자격요건·선발 시기는 상이하다.
- 유엔자원봉사단(UN Volunteers, UNV): 유엔 내 봉사기구로 전문 봉사단원을 선발·파견하여 인도주의적 구호, 재건사업, 인권 보호, 선거관리와 평화구축 등을 위해 활동한다(FAO 한국협회/출처: 외교부 국제기구인사센터 웹사이트(http://unrecruit.mofa.go.kr/new/).

4 진로 전망

1) 보건 분야 국제개발협력 규모

(1) 세계 현황

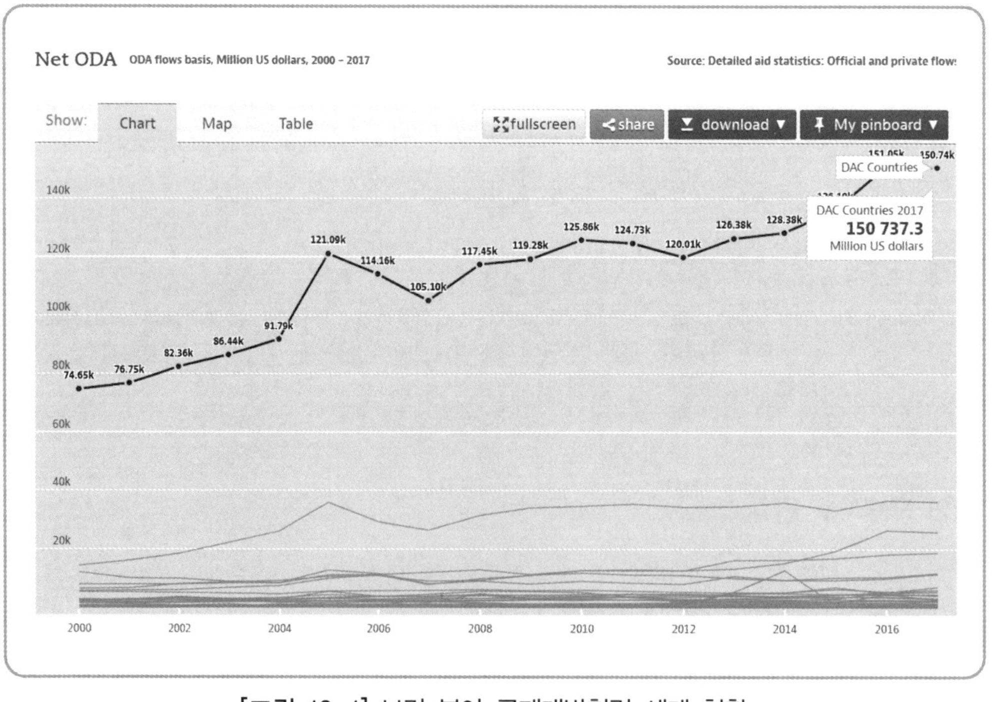

[그림 10-1] 보건 분야 국제개발협력 세계 현황

출처: 경제협력개발기구(OECD)

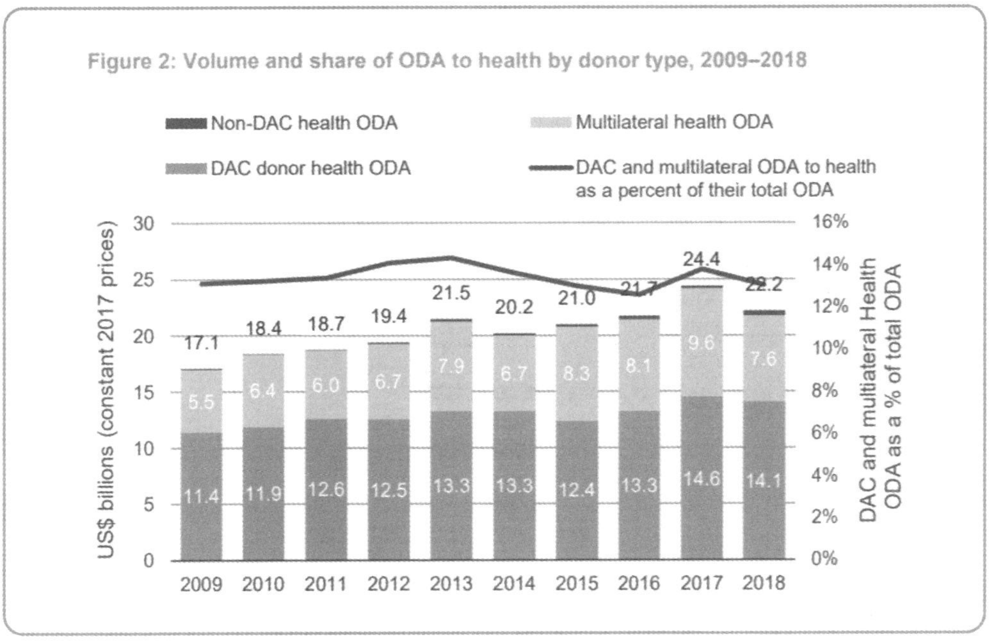

[그림 10-2] 보건 분야 ODA 지원 형태

출처 : Development Initiatives, based on Organisation for Economic Cooperation and Development (OECD)

OECD DAC 국가 기준, 국제개발 협력 규모는 2000년 75조 달러에서 2020년 157조 달러로 지난 20년간 2배 이상 증가하였다.[62] 그 중 보건 분야는 전체의 13% 정도 수준을 유지하고 있다. 2017년 24.4조 달러로 가장 많은 예산이 배정되었으며, 그 이후 소폭 하락하다 코로나19 대응을 위한 긴급예산 투입으로 2020년부터 다시 상승세를 보이고 있다.[63]

현재 가장 많은 보건 분야 ODA 자금이 집중되어 있는 북미에서 조사한 자료에 따르면, 전체 노동시장 중 보건 분야가 향후 10년간(2019–2029년) 가장 급성장할 분야로 전망되고 있다(평균 노동시장 성장률 3.7% 대비 보건분야 22.6%).

ExploreHealthCareers.org의 조사 자료에 따르면, 국제보건 분야 종사자의 경우 평균 6~9년의 고등교육을 수료하고, 전문 분야 및 교육수준에 따라 미화 31K~86K 달

62) OECD (2021), Net ODA (indicator). doi: 10.1787/33346549-en (Accessed on 03 August 2021)

63) Aid spent on health: ODA data on donors, sectors, recipients/devinit.org

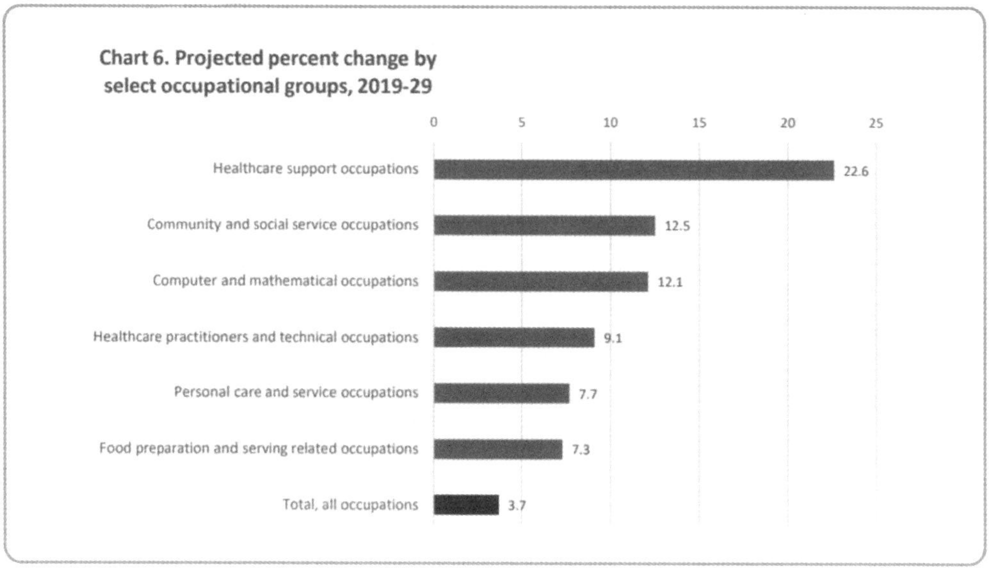

[그림 10-3] 보건 분야의 향후 성장 가능성

출처 : US Bureau of labor statistics, 2021.9.1.

러(한화 약 연 3,600만 원～9,900만 원 상당)의 평균 급여를 받는 것으로 나타난다.

(2) 국내 현황

최근(2021.7.7.) 개최된 제38차 국제개발협력위원회 자료에 따르면, 대한민국 ODA 예산 규모는 '22년 요구액 기준 총 4조 1,680억원으로 올해('21년) 대비 4,579억원, 약 12.3% 증가가 예상된다. 이 중 보건 분야는 약 10%의 예산을 차지하는 것으로 나타나 전 세계적인 예산 할당률 보다 다소 낮은 수준이다. 하지만 최근 코로나19 위기 극복 등의 추가예산으로 '21년 3,358억원에서 '22년 요구액 4,584억 원으로 전 분야 중 증가율(전년대비 36.5%)이 가장 높다. 예산의 증가는 관련 프로젝트 및 프로그램의 확대로 인한 인력수요의 증가를 불러오기 때문에 국제보건협력 분야의 인력수요는 증가할 것으로 전망된다.

2) 관련 학과 및 기관 현황

각종 개발 프로그램의 운용 및 전반적인 생활수준의 개선으로 지난 20년간 중저소득국

(LMIC)들의 보건지표가 획기적으로 개선되면서 국제보건 관련 학위를 운영하는 대학 또한 많이 늘어나고 있다. 1996년 우리나라 최초로 연세대학교 보건대학원에서 국제보건학과를 설립, 현재 보건대학원이 개설된 일부 대학 내에 국제보건 세부전공을 운영하고 있다(표 10-3). 해외 국제보건으로 대표적인 대학으로는 미국의 존스홉킨스 및 하버드 대학, 영국의 옥스퍼드 및 런던 위생 열대 의학대학 등이 있다.

[표 10-3] 국내 보건대학원의 국제보건학전공 및 교과목 운영현황

대학원	국제보건 전공	국제보건 교과목
서울대학교 보건대학원	보건정책관리학전공 (세부전공: 국제보건정책학)	국제보건정책, 국제보건세미나, 국제보건사업 개발 및 평가, 국제보건실습, 국제보건연구방법론
연세대학교 보건대학원	국제보건학과 국제보건전공	국제보건과 사회문화, 국제보건세미나, 국제보건정책, 국제보건과 모자보건, 국제긴급 구호와 재난대응, 국제보건학총론, 국제보건사업의 개발과 평가, 난민 및 강제이주, 비교보건의료제도론, 국제개발협력과 보건의료, 국제보건논문, 국제보건감염학, 국제개발협력과 개발사업평가, 가치기반국제개발협력, 국제보건지도자학, 일차보건의료 ODA연구
인제대학교 보건대학원	병원경영학과 의료관리전공	세계보건학
대국한의대학교 보건복지대학원	보건학과 보건학전공	국제보건특론
가톨릭대학교 보건대학원	국제보건학 전공	국제보건학세미나1 · 2, 국제보건의료사업의 이론과 실제, 국제개발협력과 국제보건의 이해, 국제보건과 인권
충남대학교 보건대학원	없음	국제보건학
아주대학교 보건대학원	국제보건학전공	국제보건의 이해, 국제보건사업의 실제, 국제비교의료제도론, 국제보건연구방법론, 국제보건사례세미나, 북한보건의 이해과 협력
고려대학교 보건과학대학원	환경 및 국제보건학과	국제개발협력 및 국제보건, 국제보건 세미나와 현장실습 1, 국제보건사업의 기획과 평가 모니터링, 국제보건세미나개론, 지역보건과 국제보건, 국제보건 세미나와 현장실습 2, 국제보건 세미나 특론
한양대학교 보건대학원	없음	국제공중보건

보건 ODA의 대부분은 공공기관 및 국제기구에 의해서 지원된다. 약 18% 정도가 NGO 등 민간기구에 의해 지원되며, 2020년 기준, 지역적으로는 북미(60%)에서 사하라이남 아프리카(54%)로의 흐름이 가장 큰 비율을 차지하고 있다.

3) 향후 전망

지구촌의 곳곳에서 여전히 지속되고 있는 기아와 빈곤 문제 뿐만 아니라 전 인류가 직면하고 있는 기후변화, 환경 문제, 재난과 테러, 세계적인 전염병 문제는 세계화 시대를 살아가고 있는 우리가 함께 해결해 나가야 할 공통의 과제다. 또한 2016년부터 시작된 지속가능개발목표(SDGs)는 건강과 보건 뿐 아니라 사회, 경제, 환경까지 아우르는 범 분야적 목표를 제시함에 따라 이를 달성하고 상생을 위해서는 전 세계와 범 분야의 협력과 공동 노력의 중요성은 거듭 강조되고 있다. 또한 개발협력의 범위와 유형의 다양화 뿐 아니라 수행 주체 또한 정부와 기업, 시민사회까지 확대되고 민간의 역할은 더욱 중시되고 있다. 우리나라는 국제사회에 기여하기 위해 ODA 확대를 위한 노력과 지원 비중을 증대시키고 있으며 국제개발협력에 대한 관심과 인식은 증가하고 있다. 더불어 정부 차원에서는 청년층 일자리 창출과 풍부한 지식과 경험을 보유한 중장년층 전문 퇴직 인력이 세계 무대로 진출할 수 있는 방법 찾기에 관심을 기울이고 있다. 국제개발협력 전문기관과 개발 NGO 등에서도 지속가능개발 목표 달성에 기여하기 위해 다양한 역할을 수행할 경험과 전문성을 갖춘 인재를 찾기 위한 수요가 점진적으로 늘고 있다. 그러므로 국제개발협력 분야에 관심있는 사람들은 자신만의 분야별 지식과 경험을 쌓으면서 전문적 역량과 자질을 배양하면서 국제개발협력 분야로의 진출 기회를 모색해 가길 바래본다.

5 국제보건 분야 진로 모색 시 고려할 점

국내의 다양한 국제개발협력 전문 기관이나 개발 NGO의 경우는 기관에 선발된 후 경력을 쌓을 수 있지만 국제기구나 국제 NGO 등에서는 입사 전의 경험과 전문성을 중시하고 있으므로 다양한 인턴십 프로그램과 봉사 등의 기회를 활용한 경험의 축적 등 경력을 쌓기 위한 기회를 포착하고 시간과 노력을 투자하여 준비할 필요가 있다.

국제개발협력은 개인이 지금까지 소속되어 살아온 문화와 환경이나 언어조차 전혀 다른, 대부분은 낯설고 열악한 환경에서 업무를 수행해 나가야 하므로 예측 불가능한 어려운 상황과 다양한 문제들에 직면할 수 있다. 국제개발협력은 막연한 환상과 이상만으로는 수행할 수 없다. 그러므로 자신의 성향과 적성에 대해 깊이 생각하고 개발에 대한 진지한 고민과 열악하고 낯선 환경과 문화에 다양하게 노출될 수 있는 기회를 통해 자신을 돌아보고 공부하는 자세로 준비해 나간다면 시행착오를 최소화할 수 있을 것이다.

국제개발협력 분야에 관심을 가지고 진로를 고민한다면 관련분야의 학습을 통해 개발도상국과 국제개발협력에 대한 전반적인 이해를 높일 수 있다. 국내 대학 및 대학원 교육과정을 통해 공부할 수도 있으며, 한국국제협력단 ODA교육원에서 운영하는 다양한 교육프로그램을 통해 학습의 기회를 가질 수도 있을 것이다. 또한 다양한 기관 홈페이지를 통해 정보를 확인하고 각 종 프로그램 참여를 통해 학습의 기회나 현장 경험의 기회를 축적할 수도 있을 것이다.

요 약

국제보건 분야에 종사하기 위해서는 해당 분야의 지식과 경험을 겸비하고 미래지향적이고 혁신적인 사고를 가지며 다양성을 존중하고 소통할 수 있어야 한다. 국제보건 진로는 국제기구, 한국 정부 및 공공기관, 비정부기구 등으로 나뉘며 의료에 특화된 기관과 다른 영역을 주로 담당하지만 보건의료의 영역을 다루는 기관들로 구분할 수 있다. 최근에는 국제보건파트너십, 만간자선단체, 아카데믹 네트워크, 기업 등도 활발하게 활동 중이다. 국제보건 분야의 진로개발 사례에는 비정부기구의 현장활동가, 공공기관 현지파견근무자, 학계, 국제기구 등 다양하다. 국내외의 보건 분야의 국제개발협력 규모가 지속적으로 증가하고 있고, 국제보건학을 전공할 수 있는 대학원도 늘어나고 있다. 국제개발협력 분야에 관심있을 경우 분야별 전문적 역량과 자질을 배양하면서 경험을 축적해나가면 국제개발협력 분야로의 진출 기회를 모색할 수 있을 것이다.

연습문제

1. 국제보건 분야에서 종사하기 위해 요구되는 자질 중 가장 중요한 부분은 무엇인가? 그렇게 생각한 이유는 무엇인가?
2. 국제보건 분야에서 종사하는 대표적인 인물(WHO 이종욱 사무총장, World Bank 김용 총재 등)을 선택하여 진로 개발 사례를 조사해보자.
3. 국제보건기관으로 제시된 기관 중의 하나를 선택하여 실제로 운영 중인 국제보건 프로그램을 알아보자.
4. 국제보건의료기관에 해당하는 국제기구, 한국 정부 및 공공기관, 비정부기구의 공통점과 차이점을 분석해보자.

참고문헌

건강보험심사평가원 홈페이지 https://www.hira.or.kr/dummy.do?pgmid=HIRAA040003000000
국경없는의사회 홈페이지 https://msf.or.kr/
국민건강보험공단 홈페이지 https://www.nhis.or.kr/nhis/index.do
국제개발협력 입문편, KOICA ODA 교육원
국제노동기구 홈페이지 https://www.ilo.org/pardev/lang—en/index.htm
국제백신연구소 홈페이지 https://www.ivi.int/ko/who-we-are/ivi-in-brief/
국제암연구소 홈페이지 https://www.iarc.who.int/cards_page/about-iarc/
굿네이버스 홈페이지 https://www.goodneighbors.kr/goodneighbors/introduction/introduction.gn

대한민국 ODA 통합홈페이지 http://odakorea.go.kr
메드에어 홈페이지 https://www.medair.org/
세이브더칠드런 홈페이지 https://www.sc.or.kr/
월드비전 홈페이지 https://www.worldvision.or.kr/
유엔세계식량계획 홈페이지 https://ko.wfp.org/overview
유엔아동기금 홈페이지 https://unicef.or.kr
유엔환경계획 홈페이지 https://terms.naver.com/entry.naver?docId=637304&cid=42143&categoryId=42143
질병관리청 홈페이지 http://www.kdca.go.kr/contents.es?mid=a20803000000
케어인터네셔널 홈페이지 https://www.care-international.org/
플랜인터네셔널 홈페이지 https://www.plankorea.or.kr/
한국국제보건의료재단 홈페이지 https://www.kofih.org/
한국국제협력단 홈페이지 https://koica.go.kr/koica_kr/867/subview.do
한국보건복지인력개발원 홈페이지 https://www.kohi.or.kr/
한국보건산업진흥원 홈페이지 https://www.khidi.or.kr/kps
Ablah, E., Biberman, D. A., Weist, E. M., Buekens, P., Bentley, M. E., Burke, D., ... & Spencer, H. C. (2014). Improving global health education: development of a global health competency model. The American journal of tropical medicine and hygiene, 90(3), 560.
Aid spent on health: ODA data on donors, sectors, recipients /devinit.org
Clark, M., Raffray, M., Hendricks, K., & Gagnon, A. J. (2016). Global and public health core competencies for nursing education: a systematic review of essential competencies. Nurse education today, 40, 173-180.
Jacobsen KH(2019). Introduction to Global Health(3rd Ed). Jones & Bartlett Learning.
OECD (2021). Net ODA (indicator). doi: 10.1787/33346549-en (Accessed on 03 August 2021)
Pfeiffer, J., Beschta, J., Hohl, S., Gloyd, S., Hagopian, A., & Wasserheit, J. (2013). Competency-based curricula to transform global health: redesign with the end in mind. Academic Medicine, 88(1), 131-136.

PART

XI

국제보건연구와 국제보건사업 평가

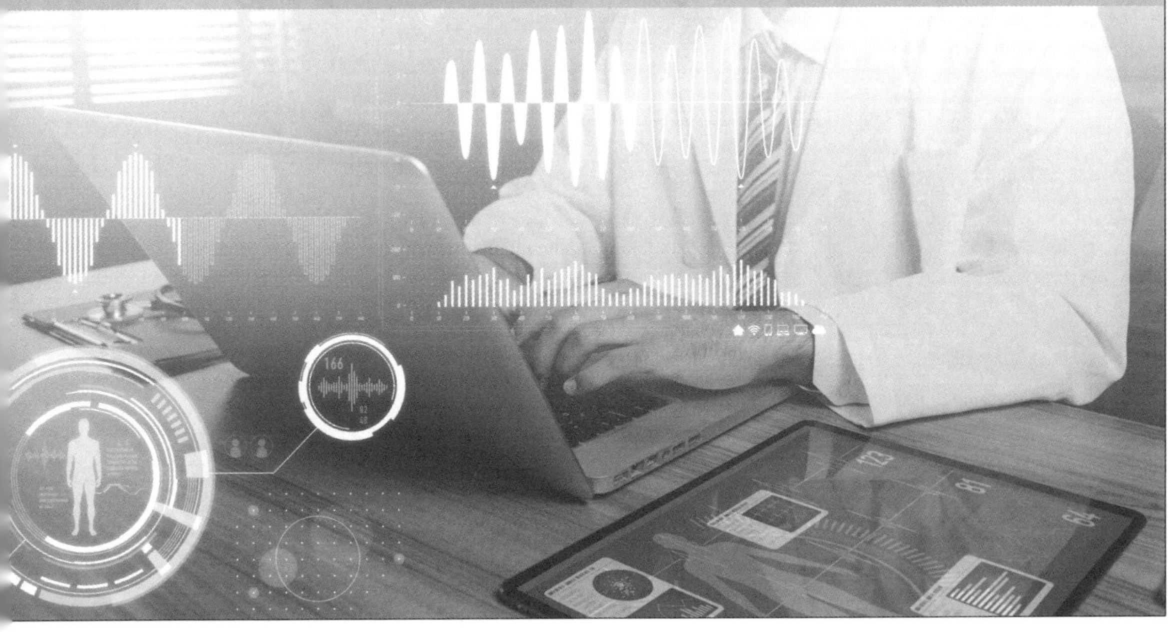

제11장

국제보건연구와 국제보건사업 평가

학습목표

1. 근거기반 국제보건의 개념을 설명할 수 있다.
2. 국제보건사업과 국제보건연구의 관계를 설명할 수 있다.
3. 국제보건사업 현장 중심에서 실행 가능한 연구에 대하여 설명할 수 있다.

약 어

M & E Monitoring and Evaluation
OECD-DAC Organisaton for Economic Co-operation and Development - Development Assistance Committee
CHPS Community Health and Planning Services
MSN Multisectoral nutrition system
CDTI Community-directed Treatment with Ivermectin

1 근거기반 국제보건의 개념과 특성

근거기반 보건학(evidence-based public health)이라는 용어는 의학에서 채택되어 온 근거기반 의학(evidence-based medicine)으로부터 빌려온 개념이다. Brownson (2003)은 근거기반 보건학을 데이터와 정보시스템의 체계적인 이용, 과학적 이론과 프로그램 기획 모델의 적절한 사용을 포함하는 과학적 추론 원칙의 적용을 통해서 보건학 분야에서의 효과적인 프로그램과 정책을 개발하고 실행하며 평가하는 것(Evidencebased public health is the development, implementation, and evaluation of effective programs and policies in public health through application of principles of scientific reasoning, including systematic uses of data and information systems and appropriate use of program planning models)으로 정의하었다. Kohatsu(2004)는 인구집단의 건강을 향상하는 지역사회의 선호와 과학에 기반을 둔 예방대책을 통합하는 과정(Evidence-based public health is the process of integrating science-based interventions with community preferences to improve the health of populations)으로 해석하였다.

근거기반 보건학을 적용하기 위해서는 최상의 과학적 근거, 인구집단의 특성, 가치와 요구도, 자원, 환경적 및 조직적 맥락이 종합적으로 고려되어야 한다. 국제보건은 전 세계 인구의 건강 증진 및 건강 형평성 향상을 위한 연구와 실천을 하는 분야로 다양한 요소를 고려하여 현장에서의 적용을 지향한다(WHO, 2012). 근거기반 국제보건(evidence-based global health)도 이와 유사한 개념으로 과학적 근거에 기반을 두어 최상의 행동 방침을 선택하여 실행하고 과정과 결과를 평가하는 단계별 이행이 필요하다. 따라서 국제보건사업을 수행할 때에도 사업 설계, 수행, 모니터링 및 평가 단계에서 과학적인 근거에 따라 적합한 의사결정을 하는 것이 중요하다(그림 11-1).

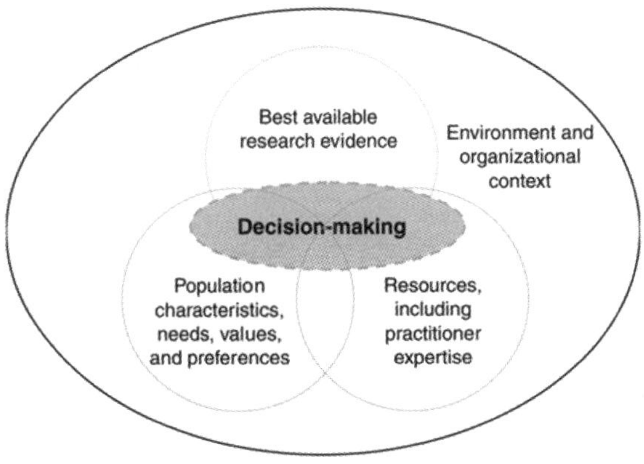

[그림 11-1] 근거기반 의사결정에 영향을 주는 영역

출처: Satterfield et al.(2009). p.382에서 발췌.

2 국제보건사업과 국제보건연구의 관계

1) 국제보건사업의 기획, 수행 및 평가 단계

국제보건사업의 수행 단계는 사업의 기획, 수행, 모니터링 및 평가 단계로 구분된다. 가장 먼저, 사망률, 유병률, 지역사회 특성, 보건의료정책, 사회경제적 특성 등을 조사하며 주된 보건 문제를 파악하고, 보건 문제 해결 방안을 모색하고 사업을 기획하는 단계가 진행된다. 이후 주요 이해관계자 등과 사업에 대한 협의를 거쳐 사업을 수행하는 동시에 계획한 변화가 이루어지고 있는지 모니터링 과정이 진행된다. 사업 수행 단계를 거친 이후에는 초기의 사업 기획대로 사업이 진행되었는지, 사업 활동을 통해 보건 문제가 해결되었는지, 인구집단에서 어느 정도의 건강 수준이 향상하였는지 등을 평가하며 피드백을 통해 개선사항 등을 도출하게 된다.

2) 국제보건사업과 연구수행의 필요성

국제보건사업의 수행은 인구집단의 보건 요구를 사정하여 보건의료에 보건의료 제공자와 이용자 측면의 장애 요인을 파악하고 중재 전략을 통해서 미충족 의료를 개선하고 장기적으로 제도 개선을 통한 역량을 강화하는 것이다. 연구(research)는 '다시 탐색한다'는 영어의 의미처럼 국제보건사업이 수행되는 현장에서 얼마나 많은 사람이 영향을 받는 심각한 문제인지 문제의 크기를 인식하고 현장의 목소리를 들어서 연구의 중요성을 확인하고 문제 해결을 위한 해답을 현장에서 찾는 일련의 과정이라고 할 수 있다.

국제보건 영역에서 보건사업과 연구는 상호보완적인 관계를 나타내며, 국제보건 영역에서 연구의 수행은 새로운 당위성을 부여해준다. 특히 중・저소득 국가에서 수행된 사례 연구들은 네 가지 범주로 분류할 수 있는데, 인구집단의 건강 개선, 정책 설계와 집행을 위한 정보제공, 보건의료서비스 제공 강화 및 지역사회와 수혜자 역량 강화이다(Theobald, et al., 2018). 국제보건사업을 통해 수집된 자료를 가공하여 연구를 수행하고, 이러한 결과가 축적되어 국제보건 분야의 근거를 마련하는 데 이바지한다. 연구를 통해 밝혀진 결과는 향후 연구주제나 보건 문제를 선정하는 데도 영향을 미치고, 사업의 내용 및 방향을 결정하거나, 사업의 효과를 평가하는데 유용한 자료로 활용될 수 있다.

3) 연구수행 절차와 윤리적 문제

연구는 세상을 바라보는 새로운 관점을 발견하기 위하여 체계적이고 치밀하게 특정한 주제를 탐구하는 과정이다. 연구를 수행하는 과정은 다섯 가지 단계로 이루어져 있다. 첫 번째와 두 번째 단계는 연구자가 관심이 있고, 탐구하고자 하는 연구 질문을 확인하고 그 답을 구하기 위한 연구의 접근방법을 정하는 단계이다. 선정된 연구 질문(research question)에 대한 수정이 이루어질 수도 있어서 종종 이 두 단계는 동시에 진행되기도 한다. 연구의 목표와 접근방법이 결정된 이후에는 연구를 설계하고 어떻게 자료를 수집할 것인지 표본추출과 자료수집방법에 대한 계획이나 연구에 사용할 자료 판단과 연구윤리심의절차까지 고려해야 한다. 자료를 수집하는 방법은 주관적인 자가 보고, 관찰 및 생리적 측정방법이 있다. 다음 단계인 자료분석단계는 수집된 자료의 관리와 기술적 통계, 비교분석과 회귀분석 등을 결정해야 한다. 마지막 단계인 결과보고는 연구보고서 작성 목차에 따라 논문을 작성하고 학술세미나에 발표할 기회가 있다면, 진행되고 있는 연구(ongoing research)는 포스터발표(poster presentation)로 이미 종료된 연구는 구두발표(oral presentation)를 신청할 수 있다. 국제보건 분야의 연구를 포함하여 거의 모든 연구에서 이러한 과정을 거친다.

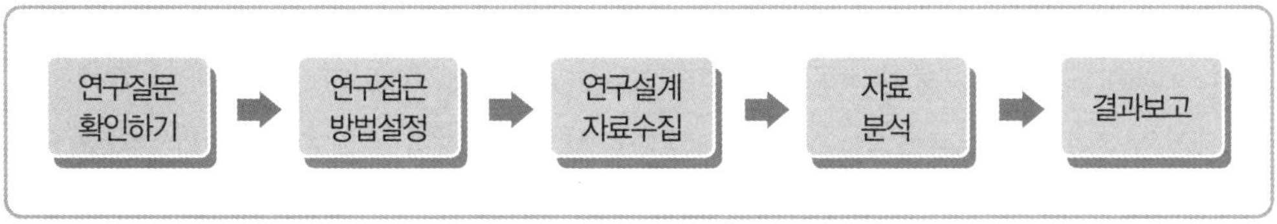

[그림 11-2] 연구수행 절차

출처: Jacobsen KH(2019). *Introduction to Global Health* (3rd Ed). p.9.

과학적 근거는 상당한 사회적 이익을 가져온다. 하지만, 국제보건연구를 수행하는 과정에서 윤리적 문제를 필수적으로 고려해야 한다. 1932년부터 1972년까지 미국에서 아프리카계 미국 흑인 남성을 대상으로 매독의 자연 경과를 지켜보고자 수행하였던 터스키기 매독 연구에서 28명의 사망자, 100여 건의 장애, 19건의 선천적 매독을 초래한 바 있다. 터스키기 연구에 참여한 연구대상자들에 대해서 충분한 설명에 근거한 동의가 이루어지지 않았으며, 효과적인 치료법인 페니실린이 발견된 후에도 접근이 보류되는 등의 윤리적 문제가 발생하였다. 세계 2차대전 기간에는 생의학 연구를 위해 인간 피험자들을 학대하고, 뉘른베르크(Nuremberg) 전범 재판 과정에서 수용소 죄수를 대상으로 생의학 연구를 실시했던 사례 등에서도 윤리적 고려가 배제되었다.

벨몬트 보고서(Belmont report)에서는 인간을 대상으로 하는 연구가 기본적으로 갖추어야 하는 윤리적 원칙을 제시하고 있다. 인간존중(Respect for persons), 선행(Beneficence), 정의(Justice)의 3가지 원칙은 인간 대상 연구를 수행하는 연구자가 필수적으로 고려해야 하는 사항이다. 모든 인간은 자율적 존재로 대우해야 하며, 자율성이 결여된 개인에 대해서는 추가적인 보호를 제공해야 한다. 연구과정에서의 위험은 최소화하고 이득은 최대화해야 하며, 정의의 원칙에 따라 연구를 설계하여야 한다. 연구자료를 수집하는 과정이 특히 연구참여자의 동의와 참여를 요구하기 때문에 연구계획서 및 자료수집 절차를 면밀히 검토하여 연구대상자의 의사를 존중하고, 윤리적 원칙에 부합하는 연구를 수행해야 한다.

4) 연구에 사용되는 자료의 유형

연구자는 자료를 직접 수집하거나 혹은 이미 발간된 자료를 추출하여 자료를 수집할 수 있다. 일차 자료(primary data)는 연구자가 특정한 연구목적을 달성하기 위해 직접 인구집단을 대상으로 설문조사와 신체계측, 관찰 등을 통해 수집한 자료이다. 이차 자료(secondary data)란 다른 목적으로 이미 수집되거나 신고 또는 보고된 이미 존재하는 자료를 연구자가 자신의 연구목적에 맞게 활용하는 자료이다(Jacobsen, 2019, p.18). 이차 자료에는 '인구주택총조사, 국민건강영양조사, 노인실태조사, 건강보험 상병 또는 진료비 청구' 자료 등이 있고 그 밖에 문헌, 학술지, 논문, 보고서와 같이 게재된 자료도 해당한다. 일차 자료는 수집 기간이 길고 상당한 비용이 발생하지만, 이차 자료는 일반적으로 이차 자료보다 상대적으로 수집 기간과 비용이 상대적으로 적다.

5) 표준화된 지표의 선택과 한계

성과지표란 국제보건사업의 목표 달성 여부를 측정하는 척도로서 계량적 혹은 질적으로 나타낸 것을 말한다. 성과지표에 의해 객관적이고 정확한 평가가 어려운 경우에는 사업의 목적 달성에 차질이 발생할 수 있으므로 사업의 목적과 목표에 부합하는 성과지표를 설정해야 한다. 사업의 성과를 제고하고, 예산 활용의 효율성을 향상시키며 발전적인 사업을 수행하기 위한 목적으로 성과를 객관적으로 측정할 수 있는 지표의 활용이 요구된다.

성과지표의 유형은 투입지표, 과정지표, 산출지표, 결과지표로 구분된다. 투입지표는 예산집행과 사업추진 과정상의 문제점 발견과 관련이 있다. 필요한 예산, 인력 및 자원이 계획대로 투입되었는지 평가하는 지표로 예산집행률, 인력 및 자원 투입 여부 등의 지표로 평가할 수 있다. 과정지표는 사업의 중간점검을 가능하게 한다. 사업추진 단계를 세부적으로 나누어 단계별 목표달성 여부를 평가할 수 있다. 산출지표는 예산 및 인력 투입에 비례하여 목표한 산출을 달성했는지를 평가한다. 마지막으로 결과지표는 사업을 통해 얻고자 하는 성과 달성여부를 평가한다. 국제보건사업에서는 주로 건강지표 향상, 보건의료서비스에 대한 접근성 개선 여부, 개선된 보건의료시설을 이용한 지역주민의 수 등으로 결과지표를 평가할 수 있다.

각 사업의 특성과 목표가 달라 표준화된 지표를 국제보건사업에 적용하기에는 한계가 있다. 또한, 사업의 성과 달성 여부에 초점이 맞추어져 모자보건 개선 수치 등 성과지표에 매달리고, 유리한 지표를 부각하고, 그 외 여건을 신경 쓰기 어려운 조건에 놓여 있다는 점도 국제보건사업 평가가 가지는 한계점이다.

3 국제보건연구의 유형

1) 일반적인 연구 유형

국제보건연구는 세계 시민을 대상으로 건강 형평성을 목표로 다학제 접근으로 다양한 연구 유형을 전개한다(Yiu, Solum, DiLiberto, & Torp, 2020, p.2). 일반적으로 보건학이나 사회과학에서 연구설계의 유형을 실험연구설계(experimental design), 준실험연구설계 및 비실험연구설계로 분류한다. 첫째, 실험연구설계의 전제는 표본의 무작위화(randomization), 외생 변수의 통제(control) 및 처치의 조작화(manipulation)이다. 둘째, 준실험연구설계(quasi-experimental design)는 유사실험설계라고도 하며, 표본의

무작위가 되지 않는 설계이고 처치를 반복 시행하는 것으로 설계하는 시계열 설계가 있다. 셋째, 비실험연구설계(non-experimental design)는 연구목적에 따라 특정 모집단을 정확히 묘사할 목적으로 수행되는 서술연구와 단일 집단에서 두 개 이상 변수의 관계를 조사하는 상관관계 연구가 있다.

2) 현장 중심의 실행 연구

국제보건 연구는 국제보건 프로젝트가 수행되는 협력 대상국 사업대상 지역사회에서 연구가 수행되는 경우가 많고 프로젝트 기간 내에 연구가 완료되어야 하는 제한이 있으며, 연구 질문은 현지 보건의료이용의 개선이나 건강 결과에 이바지해야 하며 연구수행 과정에서 현지의 문화나 지역 보건당국의 정책과 조화를 이루어야 하는 특성이 있다. WHO는 중·저소득 국가 지역 보건의료체계 강화의 일환으로 수행되는 다양한 원조 형태의 보건사업들이 실제로 지역 보건정책의 개선에 증거자료로 활용되도록 연구 가이드를 개발하고 적극 활용하도록 훈련 등을 제공해 왔다. WHO가 제안한 현장 중심의 실행 연구가 바로 Implementation Research(IR)이다(Peters, D. H., Tran, N. T., & Adam, T., 2013, p.9).

국제보건연구에서 현장 중심의 실행 연구(Implementation Research, IR)[64]는 국제보건사업이 수행되는 저개발국가 "현실 세계"의 상황을 포함하며, 일반적인 연구 분야에서 고려되지 않거나 간과되는 다양한 요인이 쟁점이 될 수 있다. 현장 중심의 실행 연구(IR)는 국제보건의 특수성을 반영하여 상황별 증거 정보에 기초하여 보건정책입안자와 프로그램 관리자와 보건의료인력 및 국제보건사업 재정지원기관 등의 의사결정자들의 의사결정이 가능하게 하여 이러한 요인들이 이론상 논의만이 아닌 실제 현실에 적용되도록 하여 실시간으로 정책 결정과 프로그램 관리가 가능하게 해준다(Fox et al., 2020, p.2). 현장 중심의 실행 연구(IR)는 현장에서 근무하는 사람들 안에서 수행되기 때문에, 새로운 사고의 출발점은 질문하는 것에서 시작한다. 질문이 들린다면 연구자는 연구자 스

---

64) Implementation research는 Embedded implementing research, Operational research, 행위연구(Action research), 현장연구(Field research), 참여적 연구(Participatory research), embedded research 등 학문 분야별로 다양한 용어로 사용됨. Embedded research에 대하여 Vindrola-Padros el al(2015)는 학계와 현장 기관의 연구자들이 포함되어야 한다고 함. 이 장에서는 Implementing research를 현장 중심 실행 연구라고 표현함.

스로가 흥미롭다고 생각하는 주제보다는 그 질문에 대한 해답을 찾는 것을 연구의 목표로 해야 한다(Peters, Tran, & Adam, 2013, p.8).

국제보건과 관련된 모든 주제를 현장 중심 연구로 수행해야 하는 것은 아니다. 현장 중심의 실행 연구(IR)는 적절한 연구 유형인지를 결정하기 위해서는 첫째, 연구 문제가 기존의 중재와 관련되는 것인지 또는 변화되기 어려운 쟁점인지 파악해야 하고, 둘째, 현장 중심의 실행 연구(IR)는 연구를 수행할 시간이 가능한지 판단해야 하며, 셋째, 주요 이해관계자가 연구결과를 신뢰하고 의사결정에 반영할 정도로 개방적인지 확인이 필요하며, 넷째, 연구를 수행할 수 있는 재정적 인적자원이 있는지 파악해야 한다. 즉 연구의 실행 가능성(feasibility)을 다각적으로 고려해야 한다(Fox et al., 2020, p.7).

3) 국제보건사업 현장과 연구 질문

현장 중심의 실행 연구(IR)에서 적절한 연구 질문을 구성하는 것은 프로젝트를 수행하는 연구자에게 필요한 학습을 제공한다. 국제보건사업이 수행되는 프로젝트별 중재들은 다양한 현장 상황들을 반영하고 있으므로 이해관계자들의 참여가 올바른 질문 구성에 도움이 된다. 현장 중심 연구의 일종인 현장 중심의 실행 연구(IR)는 수행 중인 연구대상자로부터 객관적이지 않기 때문에 엄격한 의미에서 현장 연구의 특성이 결여되었다는 평가를 받기도 하지만, [그림 11-3]에서처럼, 연구 질문은 시간의 경과에 따라 실무 현장과 프로그램 중재의 관련 정도가 변화하는 특성이 있다.

아래 그림에서 제일 좌측부터 첫 번째는 기초과학이나 신약승인과 관련한 임상 1상 또는 임상 2상 연구 또는 질적 연구들로 실제 지역사회 현장과는 직접적인 관련성이 없는 단계이고 국제보건사업의 중재 활동과 관련이 없는 연구들이고 개념의 증명 정도는 '안전한가 또는 그렇게 작용하는가' 정도의 연구 질문으로 충분하다. 좌측부터 세 번째 단계는 관련성은 있으나 연구를 통해서 실제 현실에서도 그렇게 작용할 것인가를 검증하게 된다. 연구 질문은 프로그램의 평균 효과성이고 주로 준실험설계나 관찰연구로 진행된다. 좌측부터 네 번째 단계는 국제보건사업이 수행되는 현장의 인구집단을 대상으로 프로그램의 효과성과 그 변화에 대한 것이 연구 질문이 된다. 프로그램 수행과 관련한 변수들을 평가하는 관찰연구 또는 참여적 연구가 대표적이다. 제일 우측의 마지막 단계는 사업수행 현장에서 프로그램의 변화 또는 수용성을 결정하기 위한 연구를 수행하게 되고 그 전제로서 이와 관련된 연구 질문을 하게 되며, 연구설계는 혼합방법과 준실험연구설계를 주로 사용하고 연구의 변수는 프로그램의 결과와 결정요인이 된다. 예를 들면, 저개발국가에서 HIV 양성인 산모로부터 신생아에게 HIV 수직감염을 감소시키기 위해서 어떻게 하면 Zivoudine 치료를 받도록 보장하느냐는 질문은 아래 [그림 11-3]의 마지막 단계와 관련된 연구 질문이다(Peters et al, 2013, pp.30-32).

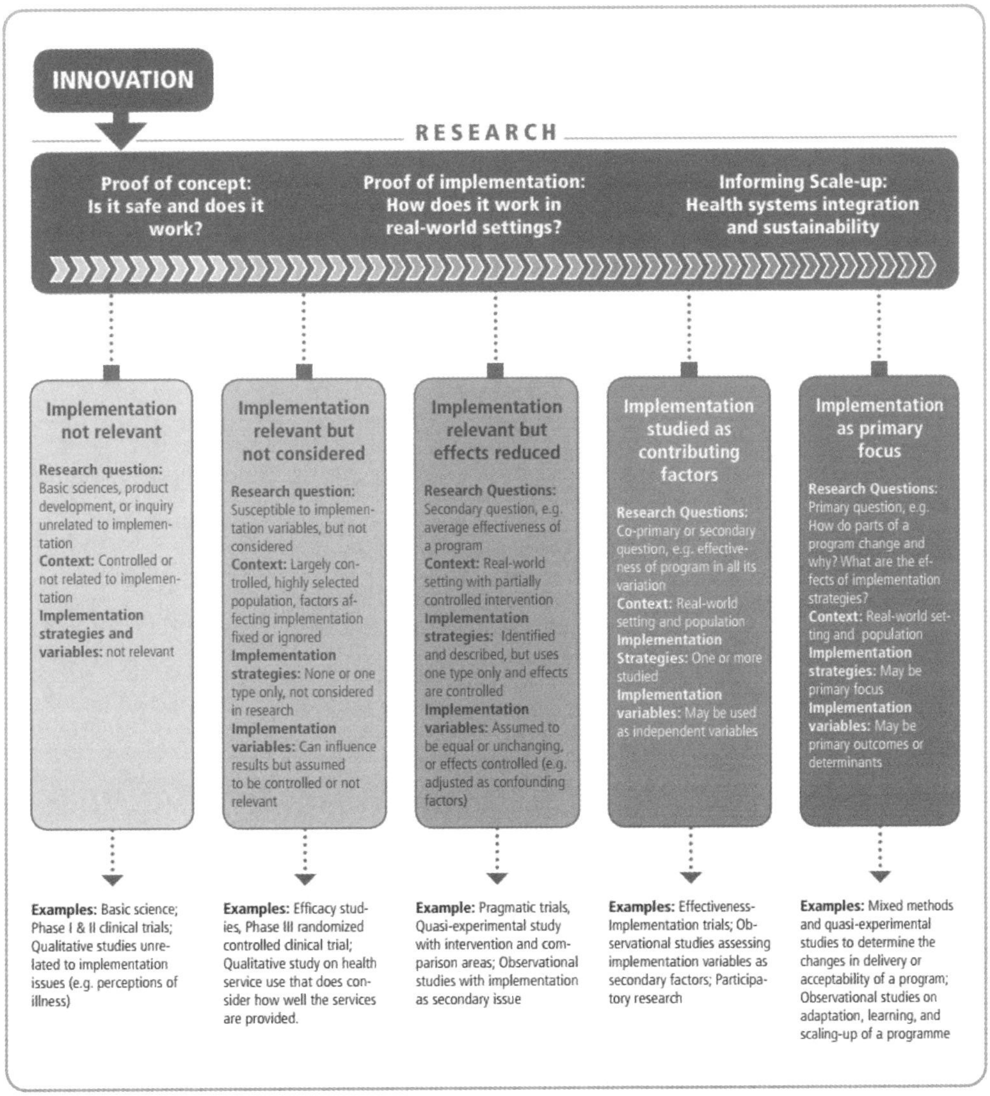

[그림 11-3] Implementation Research의 연속선

출처: Peters et al. (2013). p.31.에서 발췌.

국제보건연구에서 연구 질문과 연구목적은 연구수행 접근인 연구설계 구상과 밀접하게 관련된다. 아래 [표 11-1]에 제시된 것과 같이, 연구의 목적이 탐색(explore)이라는 것은 아이디어나 현상에서 가설을 탐색하거나 특별한 예들을 통해 일반화하려는 연구이다. 연구 질문은 건강 중재의 증진이나 확장을 위해서 책임이 있는 요원들과 가능한 요인들은 무엇인가이다. 질적 연구방법으로 근거이론(grounded theory) 연구, 민속학적 연구, 현상학적 연구, 사례 연구, 주요 정보원 면담 등이 있고 양적 연구방법으로 네트워크 분석과 횡단적 조사연구 및 질적 연구와 양적 연구의 혼합설계연구를 활용할 수 있다.

둘째, 연구목적이 기술(describe)하는 것이라면 현상과 가능한 원인 간 관계를 확인하고 기술하는 것이다. 연구 질문은 주어진 상황에서 발생하는 현상에 영향을 미치는 주요 요인이 무엇인지 기술하는 것이다. 양적 연구방법으로 횡단적 조사나 네트워크 분석, 질적 연구방법으로 근거이론 연구, 민속학적 연구, 현상학 연구, 사례 연구 등이 있고 자료분석이나 질적·양적 연구의 혼합설계연구가 있다, 셋째, 연구목적이 설명(explain)에 있다면 개념이나 발생한 사건이 어떻게 발생하였는지 그들의 관계를 설명하기 위한 이론을 개발하거나 확장하는 것이다. 연구 질문은 중재의 실행이 어떻게, 무슨 이유로 건강 행태, 서비스나 상태에 영향을 미쳤는가이다. 혼합설계연구는 데이터와 분석의 융합을 통한 질적, 양적 탐구 모두를 사용하며, 양적 연구설계로는 상황과 행위자, 하위단위의 실행 범위와 정도에 대해서 반복 측정하거나 확인적 추론을 위한 설계, 효과성 분석 등이 있고 질적 연구설계로는 사례 연구, 주요 정보원 면담을 포함한 현상학과 민속학적 접근, 역사학적 검토 및 참여적 행위연구(participatory action research)가 있다. 연구의 목적이 예측(predict)에 있다면 기존의 지식이나 이론을 사용하여 미래의 사건을 예측하는 것이다. 연구 질문은 미래의 현장에서 수행 가능한 경로는 무엇인가이다. 양적 연구설계는 시뮬레이션, 예측 모델링, 민감도 분석, 계량경제학 모델링 등이 있고 질적 연구설계는 시나리오 구축 연습, 델파이 기법 등이 있다.

4) 국제보건사업의 모니터링과 평가 및 현장 중심 실행 연구의 관계

국제보건사업의 수행 과정에서 수집된 자료들은 사업대상 수혜자들에게 예상했던 목표가 수행되지 않았거나 목표로 한 수혜자에게 도달하지 않았는지를 확인하는 과정 평가(process evaluation)와 기대했던 결과를 실제로 성취하지 않았는지 확인하는 결과 평가

(outcome evaluation)에 활용된다. 현장 중심의 실행 연구(IR)에서는 이해관계자들을 기획과정이나 프로그램 평가 자료 검토에 참여시켜서 프로그램 목표가 왜 달성되지 않았는지에 대한 지식을 도출하고 연구 질문을 형성할 수 있다. 아래 그림에서 모니터링은 현재 진행 중인 프로그램이나 프로젝트가 목표 달성과는 상관없이 일정한 방향으로 진행되는 것을 보여준다. 평가는 미리 정해진 기간 내에서 정책이나 프로그램 또는 중재가 목표들을 기초선, 중간선, 종료선 평가를 통해서 달성 또는 미달성하였는지를 보여주는 것이다. 현장 중심의 실행 연구(IR)는 단기간, 실시간 수행되기도 하는데 정책이나 프로그램 또는 실무가 제대로 가고 있는지 잘못 가고 있는지에 대해서 원인과 방법에 대해서 분석하고 올바른 방향으로 진행될 수 있도록 제시해준다.

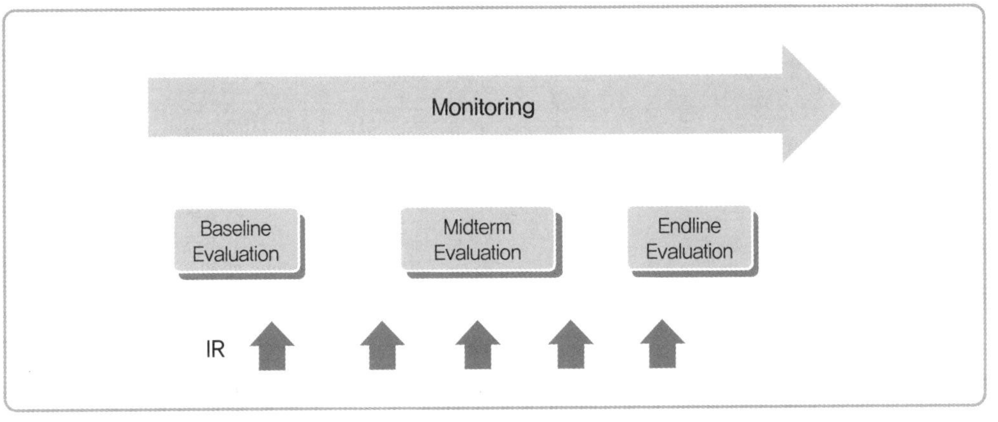

[그림 11-4] 국제보건사업의 M & E와 현장 중심 실행 연구의 관계
출처: Fox et al.(2020). p.13.에서 일부 발췌하여 연구자가 수정 보완함.

위에서 국제보건사업의 수행과 현장 중심 실행 연구를 중심으로 어떻게 연구 질문을 구성하고 연구목적을 설정하고 연구를 설계하는지 살펴보았다. 국제보건연구는 주로 저개발국가에서 프로그램이나 프로젝트의 형태로 수행되지만, 협력 대상국의 주인의식과 지역 보건국의 보건정책과 조화를 이루면서 프로젝트의 수행을 통해서 근거가 도출되고 실시간으로 모든 이해관계자들과 결과가 공유되어 교훈과 추후 활동을 위한 환류가 명확하게 소통되어야 한다. 이러한 측면에서 현장 중심 실행 연구(IR)는 현장 상황을 잘 반영한 연구로서 강점이 있다. 아래 [표 11-2]는 현장 중심 실행 연구를 수행하는데 유용한 정보의 예를 몇 가지 제시하였다.

[표 11-1] 현장 중심 실행 연구의 목적, 연구 질문과 연구 방법의 예

Objective	Description	Research Question	Research Methods and Data Collection Approaches
Explore	Explore an idea or phenomenon to make hypotheses or generalizations from specific examples	What are the possible factors and agents responsible for good implementation of a health intervention? For enhancing or expanding a health intervention	**Quantitative:** Network analysis, Cross-sectional surveys **Qualitative methods:** Grounded theory, ethnography, phenomenology, case-studies and narrative approaches; key informant interviews, focus groups, historical reviews **Mixed methods:** Combining qualitative and quantitative methods.
Describe	Identify and describe the phenomenon and its correlates or possible causes	What describes the context in which implementation occurs? What describes the main factors influencing implementation in a given context?	**Quantitative:** Cross-sectional (descriptive) surveys, network analysis **Qualitative methods:** Grounded theory, ethnography, phenomenology, case-studies and narrative approaches; key informant interviews, focus groups, historical reviews **Mixed methods:** Both qualitative and quantitative inquiry with convergence of data and analyses
Explain	Develop or expand a theory to explain the relationship between concepts and the reasons for the occurrence of events, and how they occurred?	How and why does implementation of the intervention lead to effects on health behaviour, services or status in all its variations?	**Quantitative:** Repeated measures of context, actors, depth and breadth of implementation across subunits; network identification; can use designs for confirmatory inferences; Effectiveness-implementation hybrids; **Qualitative methods:** Case-studies, phenomenological and ethno graphic approaches with key informant interviews, focus groups, historical reviews Participatory action research **Mixed methods:** Both qualitative and quantitative inquiry with convergence of data and analyses
Predict	Use prior knowledge or theories to fore cast future events	What is the likely course of future implementation?	**Quantitative:** Agent-based modeling; Simulation and forecasting modeling; Data extrapolation and sensitivity analysis (trend analysis, econometric modeling) **Qualitative:** Scenario building exercises; Delphi techniques from opinion leaders

출처: Peters et al. (2013). p.55.에서 일부만 발췌.

[표 11-2] 현장 중심 실행 연구에 유용한 정보

내용	웹사이트
Implementation research in health: a practical guide	https://www.who.int/alliance-hpsr/alliancehpsr_irpguide.pdf
Implementation research Toolkit	https://www.who.int/tdr/publications/topics/ir-toolkit/en/
MEASURE evaluation fundamentals of implementation research	https://www.measureevaluation.org/resources/publications/ms-12-55
Statement on advancing IRDS, 2014	https://healthsystemsglobal.org/reports/statement-on-advancing-implementation-research-and-delivery-science/

출처: Fox et al.(2020). p.8.

4 국제보건사업과 국제보건연구 사례

1) 인구집단의 건강 개선

(1) 천연두 박멸 켐페인은 국제보건 박멸 켐페인 중에서 오늘날에도 가장 유일하게 성공적인 사례이다. 새로운 접근 방식은 새로 확인된 사례가 있는 지역을 모니터링하고 신속하게 대응하여 감시 및 통제하는 것이고 천연두 환자 주변으로 저항 고리를 만들어 환자 수를 감소시키는 것이다. 서아프리카 전역에서 성공적인 링 전략(Ring strategy)의 채택은 기니아(Guinea)에서[65] 에볼라가 발생하였을 때 에볼라 백신의 효과를 검증하기 위하여 혁신적인 방법으로 링 전략이 채택되기도 하였다(Theobald et al, 2018, pp.2215-2216).

(2) 신생아 생존 개선 서비스는 여러 저소득 국가에서 대규모로 시행되고 있다. 신생아 사망의 주요 원인은 패혈증이나 심각한 박테리아 감염인데, 정확한 진단이 어려워서 WHO는 패혈증의 경우는 입원과 약 10일 내지 14일 동안 항생제 주사 치료를

65) 기니아 링 전략에 대하여 참조할 내용. Henao-Restrepo AM, Longini IM, Egger M, et al. Efficacy and effectiveness of an rVSV-vectored vaccine expressing Ebola surface glycoprotein: interim results from the Guinea ring vaccination cluster-randomised trial. Lancet 2015; 386: 857-66

권장한다. 그런데 프로젝트 관련 실행연구를 수행한 아프리카와 방글라데시(Bangladesh) 및 파키스탄(Pakistan)의 경우에는 새로운 증거 기반을 구축하여 외래환자 관리를 위한 실행 전략을 WHO 가이드라인에 포함하였다. 새로운 외래기반 가이드라인은 항생제 주사를 이틀간 맞고 나머지 7일은 구강용 항생제 약으로 처방받는 것이다(Theobald et al, 2018, p.2216).

2) 정책 설계

(1) 지역사회 보건기획 서비스(Community Health and Planning Services, CHPS)는 가장 하위 지역 단위에서 공중보건서비스가 제공되는 것이다. CHPS는 가족계획 연구 프로젝트로 시작되었고 지역사회 일차건강서비스로 변혁되었으며 의사결정과정에 포함되었다. CHPS 사례는 성공적인 시범 프로그램이 전국적으로 확장되고 연구와 실험 및 다중 검증과 적응을 거쳐서 증거를 실행에 옮기는 데 필요로 하는 예를 보여준다. 1994년부터 2000년 사이, 가나의 이해관계자는 지역사회 기반 일차의료를 지원하기 위하여 지역 봉사자, 자원, 문화기관 등을 활성화였다. 애초에 CHPS 모델은 간호사들은 지역사회에 파견하여 아동사망률을 50%로 감소시키고 모성사망률을 40%로 감소시키며 5년 이내에 산모 당 한 자녀를 두는 것을 시범으로 하였다. 초창기의 연구에서 얻은 주요 교훈은 거주하는 마을이 아닌 거주하는 구(districts) 단위로 간호사를 배치해야 하고 지역사회 자원을 동원하며, 프로젝트에 대한 공유된 비전을 갖는 등의 교훈들이 있었는데, 2000년 이후 국가 차원에서 CHPS 범위를 확대하였다고 한다(Theobald et al, 2018, pp.2216-2218).

(2) 연구수행은 에티오피아(Ethiopia), 우간다(Uganda), 부르키나 파소(Burkina Faso) 및 말리에서 다분야 영양시스템(Multi-sectoral nutrition system, MSN)을 효과적으로 개발하고 유지하는데 사용되었다. 영양실조는 저소득 국가의 글로벌 질병부담의 주요 원인이고 미량원소 영양실조의 영향을 받는 20억 명 이상의 사람들과 1억 6,100만 명의 어린이들이 만성 영양실조로 고통받고 있다. 영양의 스케일링업(Scaling Up Nutrition) 운동은 정책입안자, 연구자와 프로그램 관리자들 및 비정부기관 활동가들이 전문학술지 Lancet의 모자영양(Maternal and Child Nutrition)의 증거를 합성하는데 함께 할 수 있게 조정하는 기능을 한다(Theobald

et al, 2018, pp2218-2219).

3) 보건서비스 제공 강화

(1) 지역보건시스템 강화를 지원하는 참여적 연구과정의 적용은 질적, 참여적, 양적 연구 등 다양한 범위에서 적용이 되었다. 대표적인 사례로 가나(Ghana), 탄자니아(Tanzania), 우간다(Uganda) 지방에서 지역보건관리팀과 연구자 간 파트너십에 의해 보건인력 역량증진(Improving Health Workforce Performance, PERFORM) 프로젝트가 있다[66]. 각 국가의 세 개 지역(districts)에서 보건시스템의 자료를 사용하여 근태와 업무평가를 하여 인력관리를 하는 것이었고 점차 이들의 역량을 의무물자 보급에까지 확장하였다. 이 프로젝트는 ExpandNet을 적용하면서 스케일업되었고 실시간 모니터링이 가능해졌다. 가나의 PERFORM 사이트는 예방접종의 향상과 직원 이탈이 줄었고 HIB 클리닉의 서비스 질이 향상되는 등 서비스 제공과 보건인력의 성과지표에서 긍정적인 변화를 보였다(Theobald et al, 2018, pp.2219-2222).

(2) 산모를 존중하는 케어

여성에 대한 무시와 학대 및 방치가 시설분만의 장애 요인이며 임신하고 출산한 여성의 인권 침해에 관련된다. 탄자니아와 케냐 연구[67] 결과에 따르면, 학대 유병률과 여러 요인이 학대와 관련된다고 한다. 케냐 연구 연구자와 보건부 관계자 및 프로그램 수행기관들이 동반 관계에 의해 다단계 중재인 법안 마련과 시설기반 보건의료인을 위한 지지적인 상담 훈련에 제공하여 학대를 감소시켰다(Theobald et al, 2018, p.2223).

---

66) Martineau T, Raven J, Aikins M, et al. Strengthening health district management competencies in Ghana, Tanzania and Uganda: lessons from using action research to improve health workforce performance. BMJ Global Health 2018; 3: e000619.

67) 산모를 존중하는 케어에 관한 내용. Warren C, Njuki R, Abuya T, et al. Study protocol for promoting respectful maternity care initiative to assess, measure and design interventions to reduce disrespect and abuse during childbirth in Kenya. BMC Pregnancy Childbirth 2013; 13: 21.

4) 지역사회와 수혜자 역량 강화

(1) 인도 정부는 국가 에이즈 관리 프로그램을 개발하고 성매매 여성근로자(female sex workers)를 주요 인구집단으로 하여 표적 대상에서 HIV를 감소시키기 위해 목표한 중재 활동을 수행하였다. 목표한 중재는 정기 조사와 평가, 연간 감시와 일상적인 프로그램 데이터 모니터링, 정기적인 삼각 측량(triangulated)이다. 2007년부터 2011년 사이에 준실험설계로 대상자들을 관찰한 결과, 젊은 임산부 사이에 HIV 유병률이 높은 지역뿐 아니라 낮은 지역에서도 통계적으로 유의하게 감소하였다(Theobald et al, 2018, pp.2222-2223).

(2) 아프리카에서 온코세라시스(Onchocerciasis)를 통제하는 핵심 요소는 지역사회 주도 치료인 아이버멕틴(Community-directed Treatment with Ivermectin, CDTI)이다[68]. 이 전략은 아이버멕틴 제공과정에서 누가 어떻게 언제 누구에게 분배할 것인지 결정하는 지역사회의 적극적인 참여 전략에 좌우된다. 지역사회 약품 분배자(Community Drug Distributor, CDD)는 성인학습 접근법에 의하여 훈련을 받고 약품의 수령과 기록 유지를 통해 필요로 하는 약품의 재고 관리 등 보건의료체계 강화 과정을 통한 약품 지원을 보장하는 전략들도 역량 강화가 되어야 한다(Theobald et al, 2018, p.2224).

5 향후 과제

국제보건연구는 대상 국가가 고소득 국가로부터 저소득 국가 모두를 포함하기 때문에 연구주제나 연구방법에 있어서 융합 학문적 시도들이 가장 활발히 시도되고 있다(Yiu et al., 2020). 그러나 중·저소득 국가의 지역보건의료체계는 맥락적 조건이 다양하고 이

68) 사업 관련 참조할 내용 Katabarwa MN, Habomugisha P, Eyamba A, et al. Community-directed interventions are practical and effective in low-resource communities: experience of ivermectin treatment for onchocerciasis control in Cameroon and Uganda, 2004-2010. Int Health 2016; 8: 116-23.

러한 현실 세계에서 실제로 일정한 사업대상지역에 국제보건 프로젝트가 수행되어 긍정적인 결과를 도출하였을 때, 여러 이해관계자들과 의사결정을 통해서 점진적으로 다른 지역으로 확대 적용(scale-up)되게 된다. 이러한 측면에서 국제보건연구는 국제보건사업과 불가분의 관계에 있으며 엄격한 통제를 요구하는 실험연구(randomized controlled trial)는 부적합할 수 있다.

지난 20여 년 동안 다수의 문헌에서 implementation research, embedded research, operational research 등의 용어로 사용되었지만, 핵심은 국제보건사업이 수행되는 현장의 맥락을 이해하고 사업 수행의 결과에 대하여 이해관계자들과의 연구 기획단계에서부터 소통이 되어 주요한 결과에 대하여 실시간으로 현장수준의 보건정책 실행에 환류되도록 하는 것이다. 이러한 목적에서 현장 중심의 실행 연구 또는 현장에서의 사업 수행과 더불어 연구를 구현하는 것은 관련된 사람들 모두가 참여해야 하는 것을 전제로 하는 것이다.

Langlois et al(2019)는 보건정책과 보건체계를 증진하기 위해서 중남미 국가에서 수행된 10개의 현장 중심 실행 연구를 분석하여 장애 요인을 확인하였는데, 불충분한 재원과 보건체계와 정보시스템의 분절화, 보건체계 이해관계자들의 역량 한계, 문화적 요인과 시간의 부족 등이었다. 심층 면담에서 도출한 주요 촉진요인으로는 연구의 관련성과 주요 의사결정자의 참여였다.

공적개발원조 사업의 효과성 증진을 위한 원칙인 원조의 조화, 책무성, 주인의식, 결과중심 성과관리 등은 국제보건사업과 국제보건연구가 동전의 양면으로 불가분의 관계에 있음을 의미한다. 궁극적으로는 국제보건연구와 국제보건 실무현장 그리고 연구에 기반한 국제보건의 과학적 지식체 구축에 있어서 현장 중심의 국제보건연구의 정체성을 반영하고 지역 보건정책의 개선을 통해 국가와 글로벌 보건정책 증진에 기여하도록 노력해야 하겠다.

요 약

1. 근거기반 보건학은 데이터와 정보시스템의 체계적인 이용, 과학적 이론과 프로그램 기획 모델의 적절한 사용을 포함하는 과학적 추론 원칙의 적용을 통해서 보건학 분야에서의 효과적인 프로그램과 정책을 개발하고 실행하며 평가하는 것이다.
2. 국제보건사업의 수행 단계는 사업의 기획, 수행, 모니터링 및 평가 단계로 구분된다.
3. 국제보건 영역에서 보건사업과 연구는 상호보완적인 관계에 있다.
4. 연구는 세상을 바라보는 새로운 관점을 발견하기 위하여 체계적이고 치밀하게 특정한 주제를 탐구하는 과정이다.
5. 국제보건 인간대상 연구를 수행하는 경우 인간존중(Respect for persons), 선행(Beneficence), 정의(Justice)의 3가지 원칙을 필수적으로 고려해야 한다.
6. 연구에서 일차 자료(primary data)는 연구자가 특정한 연구목적을 달성하기 위해 직접 인구집단을 대상으로 설문조사와 신체계측, 관찰 등을 통해 수집한 자료이다. 이차 자료(secondary data)란 다른 목적으로 이미 수집되거나 신고 또는 보고된 이미 존재하는 자료를 연구자가 자신의 연구목적에 맞게 활용하는 자료이다.
7. 연구설계의 유형은 실험연구설계(experimental design), 준실험연구설계(quasi-experimental design) 및 비실험연구설계(non-experimental design)로 분류한다.
8. 국제보건연구에서 현장 중심의 실행 연구(Implementation Research)는 국제보건사업이 수행되는 저개발국가 "현실 세계"의 상황을 고려한다.
9. 국제보건사업 수행 과정에서 수집된 자료들은 사업대상 수혜자들에게 예상했던 목표의 달성 정도를 평가하는 과정 평가나 결과 평가에 활용된다.
10. 국제보건사업은 현장에 참여하는 이해관계자들에게 실시간으로 의사결정에 기초가 되는 근거(evidence)를 제시하여 보건정책에 반영되어 의미 있는 결과로 활용되도록 현장 중심 실행 연구와 병행하여 기획되고 활성화해야 한다.

연습문제

1. 최근 10년 이내에 국제보건사업에 관련된 출판된 연구를 2개 이상 검색하여 "연구주제, 연구목표, 연구설계, 연구변수, 자료수집, 분석방법, 주요결과 및 연구의 제한점을 제시하시오.
2. 자신이 관심 있는 연구 질문을 제시하시오.

참고문헌

Aarons GA, Hurlburf M, Horwitz AM(2011). Advancing a conceptual model of evidence-based practice implementation in public service sectors. *Adm Policy Ment Health. 2011 Jan;* 38(1):4-23.

Bamberger M, Mabry L (2020). *RealWorld Evaluation.* SAGE.

Brownson, R. C., Baker, E. A., Leet, Gillespie, K. N. (Eds.) (2003). *Evidence-based public health.* New York, NY: Oxford University Press.

Fox, M. J., McPherson, R., Rosskam, E., & Varallyay, I. (2020). *10 Tips on Implementation Research for Decision Makers in Low and Middle-income Countries.* USAID.

Ghaffar A, Langlois EV, Rasanathan K, Peterson S, Adedokun L, Tran NT.(2017). Strengthening health systems through embedded research. *Bulletin of the WHO* 2017;95:87. doi: http://dx.doi.org/10.2471/BLT.16.189126

Hasnida A, Borst RA, Johnson AM, Rahmani NR, van Elsland SL, Kok MO.(2017). Making health systems research work: time to shift funding to locally-led research in the South. *Lancet Glob Health. Jan;* 5(1):e22-4. http://dx.doi.org/10.1016/S2214-109X(16)30331-X pmid: 27865777

Jacobsen KH(2019). *Introduction to Global Health* (3rd Ed). Jones & Bartlett Learning.

Kohatsu N. D., Robinson J.G., Torner J. C.(2004). Evidence-based public health: An evolving concept. *Am J Prv Med, 27*(5), 417-421.

Langlois, E. V., Mancuso, A., Elias, V., & Reveiz, L. (2019). Embedding implementation research to enhance health policy and systems: a multi-country analysis from ten settings in Latin America and the Caribbean. *Health research policy and systems, 17*(1), 1-14.

Peters, D. H., Tran, N. T., & Adam, T. (2013). *Implementation research in health: a practical guide.* World Health Organization. Geneva, Switzerland.

Satterfield, J. M., Spring, B., Brownson, R.C., Mullen, E.J., Newhouse, R.P., Walker, B.B., Whitlock, E.P.(2009). Toward a transdisciplinary model of evidence-based practice. *The Milbank Quarterly, 87*(2), 368-390.

Theobald, S., Brandes, N., Gyapong, M., El-Saharty, S., Proctor, E., Diaz, T., . . . Elsey, H. (2018). Implementation research: new imperatives and opportunities in global health. *The Lancet, 392*(10160), 2214-2228.

Vindrola-Padros C, Pape T, Utley M, Fulop NJ(2017). The role of embedded research in quality improvement: a narrative review. *BMJ Qual Saf. Jan;* 26(1):70-80. http://dx.doi.org/10.1136/bmjqs-2015-004877 pmid: 27129492

World Health Organization(2012). *Changing mindsets: strategy on health policy and systems research. Report*. Geneva. Switzerland.

Yiu, K. C. Y., Solum, E. M., DiLiberto, D. D., & Torp, S. (2020). Comparing Approaches to Research in Global and International Health: An Exploratory Study. *Ann Glob Health, 86*(1), 47. doi:10.5334/aogh.2799

찾아보기

【ㄱ】
감염 94
감염성 질환 23, 93
강제 이주민 70
건강보험심사평가원 216
건강의 결정요인 22, 28
결과지표 242
결과평등 11
결핵 99
경제 · 사회 · 문화적 권리에 관한 국제협약 13
경제협력개발기구 25
고의적 상해 138
공적개발원조 9
공중보건 비상사태 106
과정지표 242
국가 간 보건 6
국경없는의사회 219
국민건강보험공단 216
국제개발 8
국제개발협력 10
국제노동기구 214
국제백신연구소 210
국제보건 5
국제보건규정 107
국제보건안보구상 108
국제암연구소 211
국제연합 7
굿네이버스 220
근거기반 보건학 237
기회평등 10

【ㄴ】
난민 70
노화 121

【ㄷ】
당뇨병 124
대외경제협력기금 217

【ㄹ】
리더십과 거버넌스 48

【ㅁ】
만성폐쇄성폐질환 123
말라리아 101
메드에어 219
메르스 106

【ㅂ】
보건의료서비스 전달체계 50
보건의료서비스 제공 46
보건의료인력 46
보건의료재정 47

보건의료정보체계 47
보건의료체계 43
보건의료체계 강화 접근 49
보장지수 57
보편적 건강보장 55
비감염성 질환 23, 115
비의도적 상해 138
비전염성 질병의 예방 및 통제에 관한 정치 선언 29

【ㅅ】

사람 중심의 통합적 보건의료서비스 53
사산 161
사선적 접근 58
산출지표 242
상해 137
새천년개발목표 13
성과지표 241
성재생산 건강 157
세계백신면역연합 222
세계보건기구 3
세계은행 212
세계인권선언 12
세이브더칠드런 220
손상 138
수평적 접근 58
식량안보 182
식품영양안보 184
신종플루 바이러스 106
심혈관 질환 121

【ㅇ】

암 질환 122
영양 184
영양(공급) 부족 현황 185
영양불량 184
영양안보 183
원조 효과성 59
월드비전 220
유엔세계식량계획 215
유엔에이즈계획 211
유엔인구기금 213
유엔환경계획 214
의료용품, 백신과 기술 47
이차 자료 241
인도주의와 개발 연계 모델 74
일차 자료 241
일차보건의료 52

【ㅈ】

장애로 인해 손실된 연수 22
재난 69
재정보호지수 57
제국주의 7
조건평등 10
조기사망으로 인해 손실된 연수 22
중등도 혹은 심각한 수준의 식량 불안정에 처해 있는 인구 현황 185
지속가능발전목표 14
지역사회 기반 영양 패키지 사업 198
질병관리청 216
질병부담 22

【ㅊ】

치매 124

【ㅋ】

케어 219

【ㅌ】

투입지표 242

【ㅍ】

평등권 10

【ㅎ】

한국국제보건의료재단 215
한국국제협력단 218
한국보건복지인력개발원 217
한국보건산업진흥원 217
해외긴급구호 79
해외재난 79
현장 중심의 실행 연구 243

【C】

CARE International 219
CBNP 198
community-based nutrition package 198
coverage index 57
COVID-19 107

【D】

DALYs 22
damage 138
diagonal approach 58
Disability Adjusted Life Years 22
Disaster 69

【E】

Economic Development Cooperation Fund 217
EDCF 217
evidence-based public health 237

【F】

FAO 213
financial protection 57
Financing 47
FNS 184
food and nutrition security 184
food security 182

【G】

GAVI 222
Global Alliance for Vaccines and Immunization 222
Global Fund 222
Global Health 5
Global Health Security Agenda 108
GNI 220

【H】

health care delivery system 50
Health in All Policy 31
Health information system 47
Health Insurance Review and

Assessment Service 216
Health services delivery 46
Health System Strengthening 49
Health workforce 46
HiAP 31
HIRA 216
HIV/AIDS 103
horizontal 58
HSS 49

【I】

IARC 211
ICESCR 13
IHR 15, 107
ILO 214
Imperialism 7
Implementation Research 243
infectious disease 93
Injury 137
Intentional injury 138
Internally displaced persons 70
International Agency for Research on Cancer 211
International Covenant on Economic, Social and Cultural Rights 13
International Health 6
International Labor Organization 214
International Vaccine Institute 210
IR 243
IVI 210

【K】

KDCA 216
KHIDI 217
KOFIH 215
KOHI 217
KOICA 218
Korea Disease Control and Prevention Agency 216
Korea Foundation for International Healthcare 215
Korea Health Industry Development Institute 217
Korea Human Rsource Development Institute for Health & Welfare 217
Korea International Cooperation Agency 218

【L】

Leadership and governance 48

【M】

malnutrition 184
MDGs 13
Medair 219
Médecins Sans Frontières 219
Medical products, vaccines, and technologies 47
MSF 219

【N】

National Health Insurance Service

216
NCDs 115
NHIS 216
Non-Communicable Diseases 115
nutrition security 183

【O】
ODA 9
OECD 25
Official Development Assistance 9
Organisation for Economic Co-operation and Development 25

【P】
People-centered integrated health service 53
PHC 52
PHEIC 15, 106
Plan International 221
Political Declaration on the Prevention and Control of Non-communicable Diseases 29
PoSFI 185
PoU 185
Prevalence of Moderate or Severe Food Insecurity 185
Prevalence of Undernourishment 185
primary data 241
Primary health care 52
Public Health Emergency of International Concern 106

【R】
Refugee 70

【S】
SARS 106
SDGs 14
secondary data 241
sexual and reproductive health 157
Social Determinants of Health 28

【T】
Three delays 167

【U】
UDHR 12
UHC 55
UN 7
UN Children's Fund 212
UN Environment Program 214
UN Food and Agriculture Organization 213
UN Population Fund 213
UN World Food Programme 215
UNAIDS 211
UNEP 214
UNFPA 213
Unicef 212
Unintentional injury 138
United Nations 7
United Nations Programme on HIV/AIDS 211
Universal Health Coverage 55

UN식량농업기구 213
UN아동기금 212

【W】
WFP 215
WHO 3
World Bank 212
World Health Organization 3
World Vision 220

【Y】
Years Lost due to Disability 22
Years of Life Lost 22
YLD 22
YLL 22

【3】
3지연 모델 167

공저자 소개

강 선 주

간호사이며 간호학박사, 법학박사이다. 국군간호사관학교를 졸업하고 연세대학교에서 간호관리학 석사와 법학사, 서울대학교에서 간호학박사 및 대전대학교에서 법학 석사와 박사학위를 취득하였다. 현재 연세대 보건대학원 글로벌보건학과 감염병대응 전공지도교수로 재직하며 베트남, 라오스, 캄보디아, 필리핀, 키르키즈스탄, 우즈베키스탄, 세네갈, 탄자니아, 에스와티니, 페루 등 다수의 국가에서 ODA 프로젝트와 평가 등을 수행하였다. 국제보건의료학회, 국제개발협력학회, 한국의료법학회 등 이사 및 (사)국제한인간호재단 김모임포럼 실행위원장을 맡고 있다.

김 명 선

간호사이며 연세대학교 보건대학원 보건학석사를 취득하였다. 십여 년간 임상간호사로 재직한 후 한국국제협력단(KOICA) 해외봉사단(페루)을 거쳐 에콰도르, 에티오피아, 방글라데시, 키르기즈스탄, 베트남, 가나 등 다수의 국가에서 국제개발협력(ODA) 사업을 수행하였으며, ODA 사업의 기획 및 평가 전문가로 참여하고 있다.

김 시 우

연세대학교에서 치위생학부를 졸업하였고 보건학 박사학위를 취득하였다. 이후 연세대학교 의료법윤리학연구원에서 박사후과정을 지내며 보건 분야 ODA 사업 및 연구에 참여하였으며, 현재는 서울대학교 의학연구원에서 선임연구원으로 재직 중이다.

김 혜 랑

전북대학교 간호학 학사, 경희대학교 동서의학대학원 의학영양학 석사와 박사, 중앙대학교 간호학 박사를 취득하였으며, Johns Hopkins Univ. School of Nursing에서 박사후연구원을 하였다. 탄자니아, 페루, 베트남, 캄보디아, 키르기즈스탄, 중국 등에서 ODA 프로젝트 수행 및 평가 전문가로 활동하고 있다. 현재 전주비전대학교 간호학부 조교수로 재직 중이다.

노 다 솔

경영학, 법학 학사를 졸업 한 후 이화여자대학교에서 Global MBA를 전공하였으며, 연세대학교에서 보건학 박사를 수료하였다. 현재 연세대학교 의료법윤리학연구원에서 연구원으로 보건분야 ODA 사업 및 연구에 참여 중이다.

이 동 현

보건학박사이다. 연세대학교에서 보건학 석사와 박사 학위를 취득하였으며 현재 연세대학교 의과대학 의료법윤리학과에서 박사후과정 및 의료법윤리학연구원 전문연구원으로 재직 중이다.

이 명 근

의사이자 예방의학 및 산업의학 전문의이다. 연세대학교 대학원에서 보건학 석사와 박사 학위를 취득하였다. 연세대학교 의과대학 및 보건대학원에서 강의, 세계보건기구 서태평양지역사무소 자문관, 의료법인 강화병원 원장, 캄보디아 보건부 자문관, 존스홉킨스대학교 보건대학원 연구교수, 연세대학교 보건대학원에서 특임교수로 근무하였다. 현재는 고신대학교 보건대학원에서 석좌교수로 재직 중이다. 한국국제협력단의 베트남 후에병원 역량강화사업, 페루 찬차마요 병원사업, 몽골 WHO 사업평가 등을 수행한 바 있다.

이 유 리

연세대학교에서 간호학과 정치외교학을 전공하고 동대학원에서 보건학 석사와 보건학 박사 학위를 취득하였다. 세계보건기구 서태평양지역사무처, 한국국제보건의료재단, 연세대학교 보건대학원에서 연구교수로 근무하였으며 현재는 명지전문대학 보건의료정보과에서 조교수로 재직 중이다.

이 자 경

이화여자대학교 건강교육과 이학사, 마콤웨스턴 일리노이대학원 지역사회보건학 석사, 앤아버미시건 보건대학원 행동과학과 보건교육 보건학석사, 죤스홉킨스메디컬인스티튜트 School of Hygiene&Public Health에서 행동과학과 보건교육/보건커뮤니케이션 보건학박사를 취득하였다. 미국 홉킨스 CCP 연구원으로 ODA사업 기획, 수행, 평가업무를 담당했으며 국내에서는 한국보건사회연구원, 인구보건복지협회와 패커드 재단 지원으로 한국을 포함한 NGO, 정부, 산학 기관들 대상 7개국 가족계획 사업 ODA지원에 대한 중간 평가를 맡았다. 코이카 민간협력 사업으로 기초/모자보건 9개 사업에 대한 종료 평가를 리드하였으며 현재 서아프리카, 동남아시아 중동지역, 동아프리카, 서남아시아, 중남미 지역의 모자보건 사업 형성평가와 연차 평가, 종료 평가에 보건교육/거버넌스 분야 전문가로 참여하고 있다.

이 훈 상

시카고대학교에서 경제학을 전공하고 연세대학교 의과대학에서 의학을 전공한 의사이다. 존스홉킨스 보건대학원에서 보건학석사, 연세대학교 의과대학에서 보건학박사를 취득하였다. 현재 Right Foundation 전략기획이사(CSO)이며 연세대학교 보건대학원 겸임교수이다. 2008년 질병관리본부 예방접종관리과 책임연구원으로 재직하였고 이후 KOICA 보건전문관 및 가나사무소 보건 ODA 전문가를 역임하고 질병관리청 국제협력 기본계획 수립에 참여하였으며 현재는 KOICA 보건분야 전문위원회 위원으로 활동 중이다.

정 혜 진

인디애나주립대에서 커뮤니케이션 학사, KDI 국제정책대학원에서 정책학 석사 학위를 취득하였으며 연세대학교에서 보건학박사를 수료하였다. 이후 한국국제보건의료재단(KOFIH) 아프리카중남미팀에서 가나, 탄자니아, 에티오피아, 우간다, 남수단, DR 콩고 등 사업 담당 후 가나 사무소장을 역임하였다. 현재 이종욱스쿨 팀장으로 교육훈련 사업을 총괄하고 있다.

최 영 순

간호사이며 충남대학교에서 지역사회보건간호를 전공한 보건학 박사이다. 국어국문학, 심리학을 전공한 작가이며, 한국교원대학교 교육학 박사과정 중이다. 2014년 NGO 아프리카아시아희망연대(AASH) 설립 이후 2021년까지 남아프리카 에스와티니에서 에이즈 미혼모 가정에 단백식품을 공급하는 사업을 진행하였다. 2022년부터 미술치료상담전문가로서 인간중심상담이론과 로고떼라피 이론 기반 미술치료상담사 양성 교육과정을 운영하고 있다. 한국에서는 국민건강보험공단 건강보험연구원 연구위원 및 센터장과 한국보건복지인재원 교수를 역임하였다. 현재, 연세대학교 보건대학원 국제보건 전공 겸임교수이다.

국제보건총론 값 20,000원

2023년 8월 10일 제1판 1쇄 발행
2025년 1월 23일 제1판 2쇄 발행

공 저 자 : 용태순 · 김소윤 · 강선주 · 김명선
김시우 · 김혜랑 · 노다솔 · 이동현
이명근 · 이유리 · 이자경 · 이훈상
정혜진 · 최영순

발 행 인 : 주 영 일
발 행 처 : **계 축 문 화 사**

서울특별시 종로구 통일로12길 16-17
우편번호 03029
TEL : 735-2257 · 738-9746
FAX : 723-9025
E-mail : gyechuk@hanmail.net
홈페이지 : http://gyechuk.co.kr
1973. 10. 31 등록번호 제300-1973-8호
ISBN 978-89-5629-730-9 93510